JN218773

こどもセルフケア看護理論

編集　**片田範子** 三重県立看護大学理事長, 学長

医学書院

こどもセルフケア看護理論

発　行　2019 年 9 月 30 日　第 1 版第 1 刷©
　　　　2022 年 6 月 1 日　第 1 版第 2 刷
編　集　片田範子
発行者　株式会社　医学書院
　　　　代表取締役　金原　俊
　　　　〒113-8719　東京都文京区本郷 1-28-23
　　　　電話　03-3817-5600（社内案内）
印刷・製本　三美印刷

本書の複製権・翻訳権・上映権・譲渡権・貸与権・公衆送信権（送信可能化権
を含む）は株式会社医学書院が保有します.

ISBN978-4-260-03929-1

本書を無断で複製する行為（複写，スキャン，デジタルデータ化など）は，「私
的使用のための複製」など著作権法上の限られた例外を除き禁じられています.
大学，病院，診療所，企業などにおいて，業務上使用する目的（診療，研究活
動を含む）で上記の行為を行うことは，その使用範囲が内部的であっても，私的
使用には該当せず，違法です. また私的使用に該当する場合であっても，代行
業者等の第三者に依頼して上記の行為を行うことは違法となります.

JCOPY 〈出版者著作権管理機構　委託出版物〉
本書の無断複製は著作権法上での例外を除き禁じられています.
複製される場合は，そのつど事前に，出版者著作権管理機構
（電話 03-5244-5088，FAX 03-5244-5089，info@jcopy.or.jp）の
許諾を得てください.

執筆者一覧

編集

片田範子　三重県立看護大学理事長, 学長

執筆（五十音順）

有田直子　高知県立大学看護学部講師

石浦光世　関西医科大学看護学部助教, 小児看護専門看護師

及川郁子　東京家政大学家政学部・短期大学部保育科教授

片田範子　三重県立看護大学理事長, 学長

勝田仁美　甲南女子大学看護リハビリテーション学部特任教授

加藤令子　関西医科大学看護学部教授

河俣あゆみ　三重大学医学部附属病院, 小児看護専門看護師

栗林佑季　兵庫県立こども病院, 小児看護専門看護師

鍬田晃子　熊本市民病院, 小児看護専門看護師

小室佳文　東京医科大学医学部看護学科教授

近藤美和子　埼玉県立小児医療センター, 小児看護専門看護師

笹山睦美　高知医療センター, 小児看護専門看護師

佐東美緒　高知県立大学看護学部准教授

添田啓子　埼玉県立大学保健医療福祉学部教授

髙谷恭子　高知県立大学看護学部准教授

田村恵美　埼玉県立小児医療センター, 小児看護専門看護師

田村佳士枝　埼玉県立大学保健医療福祉学部准教授

手塚園江　聖路加国際大学大学院看護学研究科博士後期課程, 小児看護専門看護師

中野綾美　高知県立大学看護学部教授

西川菜央　関西医科大学看護学部助教, 小児看護専門看護師

沼口知恵子　常磐大学看護学部教授

橋倉尚美　社会医療法人愛仁会高槻病院副看護部長, 小児看護専門看護師

原　朱美　関西医科大学看護学部准教授

眞鍋裕紀子　太陽の門福祉医療センター看護部長

山﨑麻朱　千葉県こども病院, 小児看護専門看護師

研究者一覧（五十音順）

2014（平成26）年度　計23名
研究代表：片田範子
研究分担者：及川郁子，勝田仁美，加藤令子，添田啓子，中野綾美
研究協力者：犬山知子，小野智美，河俣あゆみ，小室佳文，櫻井育穂，佐東美緒，
高谷恭子，武内紗千，田村佳士枝，西田志穂，西脇由枝，原朱美，
前田浩江，眞鍋裕紀子，松本宗賢，三宅一代，沼口知恵子

2015（平成27）年度　計28名
研究代表：片田範子
研究分担者：及川郁子，勝田仁美，加藤令子，添田啓子，中野綾美
研究協力者：有田直子，犬山知子，小野智美，勝本祥子，河俣あゆみ，小林京子，
小室佳文，櫻井育穂，佐東美緒，沢口恵，高谷恭子，武内紗千，
田之頭恵里，田村佳士枝，西脇由枝，西田志穂，沼口知恵子，原朱美，
松本宗賢，眞鍋裕紀子，三宅一代，望月浩江
特別招聘：Nola Schmidt

2016（平成28）年度　計25名
研究代表：片田範子
研究分担者：及川郁子，勝田仁美，加藤令子，添田啓子，中野綾美
研究協力者：有田直子，犬山知子，小野智美，勝本祥子，河俣あゆみ，小口祐子，
小林京子，小室佳文，櫻井育穂，佐東美緒，沢口恵，高谷恭子，
武内紗千，田之頭恵里，田村佳士枝，眞鍋裕紀子，沼口知恵子，
原朱美，松本宗賢

2017（平成29）年度　計27名
研究代表：片田範子
研究分担者：及川郁子，勝田仁美，加藤令子，添田啓子，中野綾美
研究協力者：有田直子，犬山知子，勝本祥子，河俣あゆみ，小口祐子，
小林京子，小室佳文，櫻井育穂，佐東美緒，沢口恵，高谷恭子，
武内紗千，田之頭恵里，田村佳士枝，西垣佳織，眞鍋裕紀子，
沼口知恵子，長谷美智子，原朱美，古谷佳由理，望月浩江

2018（平成30）年度　計15名
研究代表：片田範子
研究分担者：及川郁子，勝田仁美，加藤令子，添田啓子，中野綾美
研究協力者：有田直子，河俣あゆみ，小室佳文，佐東美緒，高谷恭子，田村佳士枝，
沼口知恵子，原朱美，眞鍋裕紀子

こどもセルフケア看護理論の発刊にあたって

　本書は，2014年から5年をかけて取り組んだ文部科学省科学研究費助成事業基盤研究A「オレムのセルフケア理論を基盤とした『こどもセルフケア看護理論』の構築」を基盤として書かれているものである。ここに到るまでを紐解くと，1980年代に看護の対象別看護の教科書がさまざまな出版社から発刊された頃から始まる。筆者が関わった『標準看護学講座29 小児看護学　第2版増補』（小沢道子・片田範子　編，金原出版，1999年）の中にオレムのセルフケア不足理論を用いて小児看護を説明し，こどもを看護する際に親または養育者が不可欠であり，こどもの成長発達を考慮し，こども自身の力の発達と親または養育者がそれを認知し補完する役割を担うこと，その双方が看護の対象であることを記述した。そこから，本書で随所に出てくる「卵の図」が始まっている。卵の図はこどもが自立するまでにはセルフケアの核を持ち，それが次第に自分でセルフケアをできるようになる現象と，こどものセルフケアが親または養育者から「補完」されるという言葉に落ち着くまでの過程において，本研究の共同研究者でもある及川郁子氏との問答があった。この時期は日本での看護学修士課程の教育が始まった時期であり，理論基盤を意識した看護学の発展期でもあった。

　本書はオレムのセルフケア不足理論を基盤としているが，理論の前提として自分自身で自らのケアを行える人の存在が基底にある。『オレム看護論―看護実践における基本概念　第2版（原著第3版）』（小野寺杜紀　訳，医学書院，1988年）において成長発達する人々も対象にしていることが書き加えられているとはいえ，常に成長発達するこどもは自分自身のケアを1人ではできない年齢層に属し，身体的・精神的に十分に発達しているのに常に「セルフケア能力」が「不足している」と評され，ひとりの人間としてその存在が認められていないのではないか，という違和感を研究者は抱いていた。同様に，臨床でこどものケアに携わる看護職からもセルフケア不足とセルフケア能力の捉え方がわかりづらいと繰り返し質問された。

　一方で，小児看護をする上で，看護の対象はこども自身とその親または養育者であることは認識されており，その二者をどのようにケア対象としてみていくことができるかが問われていた。オレムのセルフケア不足理論における二者に対応する論理は，こどもの主体性を維持しながら，親または養育者への関わりの必要性も見据えるために重要であった。

そのため，オレムのセルフケア不足看護理論を見直し，こどもを看護する上でこの理論が使えるかどうかの確認を行い，「こどもセルフケア看護理論」として概念の整理・定義を行った。同時にオレムがセルフケア不足看護理論を活かす上で必要とした「セルフケア理論」と看護の実践を引き出す「看護システム理論」も検討し，これら3つの理論の統合体として「こどもセルフケア看護理論」として提案することとした。こどものセルフケア能力の「不足」についても，こどもセルフケア看護理論の中では補完するケアとして再定義を加えた。詳細については各章で述べている。

　こどもセルフケア看護理論は新たな理論開発ではなく，既存のオレムのセルフケア不足看護理論を基盤とした上での理論開発として位置付けた。人が自分をケアする能力を持ち，学習を通してその能力をさらに適したものへと変化させ，意図した行為として実施することができる存在であることを，こどもセルフケア看護理論においても理論の前提としている。

　第1章「こどもの力を引き出す看護を創り出すために」では，「こどもセルフケア看護理論」を実践で活かすために必要な概念の整理を行った。前半ではこどもが住んでいる社会を概観し，親または養育者の存在の意味を思考し，こどもセルフケア看護理論を実践で活用する際に，特におさえておきたい基本的知識体系となる理論についても述べている。「こどもセルフケア看護理論」は看護実践に至る筋道を示しており，知識を実践で用いることによって生きた理論となり，実践される看護がこどもや親または養育者と共に築かれる。

　後半では，本書で初めてオレムの世界に入る方々にオレムの基本的な考え方を概観してもらえるよう説明を加えた。その上で，オレムの考え方を尊重しながらもこどもの場合に引き寄せて，こどもの存在の意味を研究者がどう捉えたかを説明した。そして最後に，こどもセルフケア看護理論の目的と概念を整理した。

　第2章「こどものセルフケア」では，こどものセルフケア，ケアを必要とする要因，こどものセルフケア能力とその発達，セルフケア要件について，こどもに特徴的な考え方を述べている。

　第3章「こどものセルフケア不足」では，こどものセルフケア不足，親または養育者との関係性について，新たな言葉の定義がなされている。

　第4章「こどもへの看護支援」では，こどもへの看護活動にどのように理論を取り込み考えるのか，アセスメントや必要な支援をどうデザインするかを説明している。こどもにとって必要なセルフケアをこども自身のセルフケア能力と親または養育者の補完するケア能力と提供される補完的ケア，それでも必要となるセルフケア看護の総和を動的に判断していくプロセスにも言及する。

第5章「こどもと家族」は，こどもに必要かつ影響を与えるセルフケア要因の1つである親を含めた家族についての説明に充てた。家族理論自体が，こどもセルフケア看護理論を実践していくときに必要となる知識の1つでもあるが，こどもが生きていく上で他者の力を必要とする存在である以上，家族への関わりはこどもへの看護において重要な部分となる。そのため，家族をどのように捉えるのか，また，こどもセルフケア看護理論において，この知識をどう実践に活かすのかを含めて述べている。

第6章「こどもセルフケア看護理論の活用事例」では，小児看護専門看護師（以下，小児看護CNS）にこどもセルフケア看護モデルを読んでもらった上で行われた実践事例を挙げ，こどもセルフケア看護理論をどのように実践につなげていくかを提示している。

付章「こどもセルフケア看護理論の構築に向けた取り組み」では，理論構築に至るプロセスを中範囲理論の開発方略に沿って示した。

本書の各章の執筆を担った著者は，それぞれが「小児看護」と呼ばれる看護実践の体験を持ち，その後教育研究者として，こどもの主体性を活かす看護実践に関わり続けた人達であり，それぞれが開拓してきた研究領域を持つ。また，実践の活用事例については小児看護CNSに執筆を依頼した。小児看護実践では，こどもと親を対象とするのは当然のことであり，目新しいことではない。

しかし，看護の現場，そして社会の中で，こどもたちへの大人の対応には依然としてこどもの主体性を無視した発想がその行動に存在し続けているように見える。2019年現在，毎日のようにこどもの虐待，親の育児力の崩壊が報道されている。氷山の一角といわれているが，氷山が如何に大きくとも世界を覆いつくしている訳ではない。社会が子育てをすることに含まれる脆弱性と，そこに共存するしなやかさのバランスを今一度見直す時期を迎えている。看護が必要とされる場は病院の中だけではなく，その人々が生活を営む場にシフトされている。子育てにおいても，こどもを育てる責任を担う親または養育者がこどものセルフケア能力の存在を信じ，親または養育者として自らの責任をどう具体的に考えられるのか，看護だけではなく支援する方々にも，こどもセルフケア看護理論を使ってもらえるのではないかと望むものである。

本書の作成に到る過程では，医学書院の編集者，特に染谷美有紀氏と北原拓也氏に草稿からご協力をいただき，書としての構成や表現，提示の仕方など丁寧に指導していただいた。本作りの専門家からのご協力は，我々に大いなる学びを提供していただいた。執筆者としての共同研究者や研究協力者は同志としてこれまで，そしてこれからも，こどもセルフケア看護理論の見

直しや発展を共にできることを感謝し，期待している。また，執筆者でもある河俣あゆみ氏と原朱美氏の働きは特筆すべきと思う。一連の研究の流れでは研究費獲得の素案作りから，獲得後の研究の事務局の主幹を担い，多数の研究者の連絡の要となった。本書においても編集の補助を大いに担っていただいた。本書は看護職が執筆しているが，こどもへの支援をする職にある方々には，更なる発展を協働していただけることを願っている。

　最後に，本書が看護職はもとより，こどもとその親または養育者，ご家族へも届き，忌憚のないご意見をいただけたら幸いである。こどもがのびのびと育ち，自由と人としての尊厳を認め合える社会人への移行支援に本書が少しでも寄与できるよう祈念している。

2019年8月

編集　片田範子

目次

執筆者一覧 iii
研究者一覧 iv
こどもセルフケア看護理論の発刊にあたって v

第1章 こどもの力を引き出す看護を創り出すために

A. こどもを看護するということ 2

1. こどもがこどもらしくいられる社会 [片田範子] 2
1) こどもの成育環境 2
2) こどもがこどもらしくいられる成熟した社会へ 3

2. こどもと養育者 [勝田仁美] 3

3. こどもを理解するために必要な理論 [勝田仁美] 5
1) こどもの成長発達のあり様を知り判断することに関する知識やツール 5
2) こどもの発達を踏まえてこどもの反応の意味を理解するための理論 6
3) こどもが葛藤したり不安を抱いたりすることを理解するための自我や防衛機制（精神力動論） 7
4) 状況の変化に関連した体験を理解する理論 8
5) こどものストレス等への対応・調整する能力を使ってケアに活かす理論 8
6) 家族の理解を助ける理論 9

4. こどもセルフケア看護理論によって何が変わるのか [片田範子] 9

Column 実践現場におけるオレムのセルフケア不足理論導入の効果 [添田啓子] 14

B. こどもセルフケア看護理論の基盤となるオレム看護理論 [勝田仁美] 18

1. オレム看護理論の基本的な考え方 18
1) オレム看護理論 19
2) セルフケア理論 19
3) セルフケア不足理論 21
4) 看護システム理論 21
5) 治療的セルフケア・デマンド 22

C. こどものみかた [原朱美・片田範子] 23

1. 年齢にみるこども　23

2. 基本的なこどもの捉え方　24
   1) こどもは，人格と権利を持つ存在である　24
   2) こどもは，自らを発達させることができる存在である　25
   3) こどもの生きる力（「生きている力」と「生きていく力」）に着目する　25

3. こどもを考える上で必要な用語と表現　26

D. こどもセルフケア看護理論の構造と目的 ［片田範子］　28

1. こどもセルフケア看護理論の構成　28

2. こどもセルフケア看護理論を活用する意義　29

第2章 こどものセルフケア

A. こどものセルフケア ［加藤令子］　32

1. こどものセルフケアとは　32
   1) こどもセルフケア看護理論でのセルフケアの定義と特徴　32
   2) こどものセルフケア概略図の説明　32
   3) こどもの成長発達と生活　33
   4) こどもの成長発達とセルフケア能力の発達　35
   5) こどものセルフケア能力の発達とセルフケア　35
   6) こどものセルフケアの発達に必要なこと　36

B. こどものセルフケアにおける 基本的条件付け要因 ［沼口知恵子］　39

1. 基本的条件付け要因とは　39

2. こどもセルフケア看護理論における基本的条件付け要因　39

C. こどものセルフケア能力とその発達 ［及川郁子・眞鍋裕紀子］　47

1. こどものセルフケア能力　47

2. こどものセルフケア能力の発達とセルフケア　48

3. セルフケア能力の2側面　49

4. セルフケア能力の形式の構造　49
   1) 基本となる人間の能力と資質　50
   2) 力（パワー）構成要素　52
   3) セルフケア操作能力　54

Column 学童期の糖尿病をもつ患者が自己管理責任を学ぶための
準備状況の評価に関する事例とその解説 ［及川郁子・眞鍋裕紀子］　56

D. こどものセルフケア要件 ［小室佳文］　58

1. こどものセルフケア要件の特徴　58
2. セルフケア能力とセルフケア要件　58
3. セルフケア要件の充足　59
4. こどもの普遍的セルフケア要件　59
5. こどもの発達的セルフケア要件　62
   1) こどもの発達を促進する条件の提供　63
   2) こどもの自己発達　64
   3) こどもの発達の阻害　65
6. こどもの健康逸脱に対するセルフケア要件　65

第3章 こどものセルフケア不足

A. こどもにおけるセルフケア不足 [河俣あゆみ]　68
1. こどもにおけるセルフケア不足　68
2. 「依存」から「補完される」とする考え方　68
3. こどもにとって補完されるケア　68

B. こどもと親または養育者の関係 [原朱美]　70
1. こどもと親または養育者の関係　70
2. こどものセルフケア不足を補完する力とは　71

第4章 こどもへの看護支援

A. こどもセルフケア看護理論における
看護実践の構造と内容 [添田啓子]　76
1. 「こどもに必要なセルフケア」　77
2. 「こどものセルフケア能力」と，こどものセルフケアを補完する
「親または養育者のケア能力」　77
3. 「看護者の能力」　78

B. こどものセルフケア能力を引き出す
看護の役割 [添田啓子]　79

C. こどもセルフケア看護理論における
看護システムの基本構造 [添田啓子]　80
1. 看護システムの目標　80
2. 看護システムの基本構造　80

D. こどもセルフケア看護を構成する要素 [添田啓子]　81

1. 看護範囲の決定と看護することについての合意　81
2. こども（ケアを受ける本人）,ケアを提供する者,
   その役割の明確化　82
3.「こどもに必要なセルフケア」の確定　82
4. こどものセルフケア能力と可能な行動の確定　82
5. 親または養育者の,こどものセルフケアを補完する
   ケア能力と可能な行為の確定　83
6. 看護として行うケアの確定　83
7. こどもセルフケア看護の計画策定　83

E. こどもセルフケア看護の アセスメントの概要 ［添田啓子］ 84

1. アセスメントの実施　85
2. 家族システム要因　85

F. アセスメントと看護として行うケアの確定 ［添田啓子］ 86

1.「こどもに必要なセルフケア」の確定　86
2. こどものセルフケア能力と可能な行動の確定　88
   2-1) こどものセルフケア要件を満たす力のアセスメント　88
   2-2) こどものセルフケアを行う力のアセスメント　89
   2-3) こどものセルフケアの限界のアセスメント　97
   2-4) こどものセルフケア能力とセルフケアの限界を合わせたアセスメント
   　　100

3. 親または養育者がこどものセルフケアを
   補完するケア能力と可能な行為の確定　100
   3-1) 親または養育者のこどものセルフケア要件を
   　　満たす力と可能な行為のアセスメント　101
   3-2) 親または養育者のこどものケアを行う力のアセスメント　101
   3-3) 親または養育者のケアの限界のアセスメント　104
   3-4) こどものセルフケアを補完する親または養育者のケア能力,
   　　ケアの限界を合わせたアセスメント　107

4. セルフケア不足：看護として行うケアの確定　111
5. こどもセルフケア看護の計画策定　112

G. 援助方法と看護システムのタイプ ［田村佳士枝］ 113

1. 援助方法　113
2. こどもへの看護システムのタイプ——3つの基本型　113
   1) 全代償的看護システム　114
   2) 一部代償的看護システム　117
   3) 支持・教育的（発達的）看護システム　117

H. こどもセルフケア看護の実践 [田村佳士枝] 119

I. こどもセルフケア看護の評価 [田村佳士枝] 120

J. こどもセルフケア看護の
設計の例 [田村佳士枝・添田啓子・近藤美和子] 121

　1）基礎情報 121
　2）既往歴 121
　3）現病歴 121
　4）情報とアセスメント 122
　5）セルフケア不足のまとめ 126
　6）こどもへの支援：看護計画 126

第5章 こどもと家族

A. こどもへのケアと家族へのケア [中野綾美] 130

B. こどもセルフケア看護理論における
家族のみかた [中野綾美] 131

C. こどもセルフケア看護理論における
家族の位置付け [中野綾美] 132

D. こどもセルフケア看護理論における
家族へのケア [髙谷恭子・中野綾美・佐東美緒・有田直子] 134

　1. 家族システム要因のアセスメント 134
　　1）家族システムの5つの特性からのアセスメント 134
　　2）家族の多面的なアセスメント 138

　2. こどもセルフケア看護理論における家族へのケア 145
　　1）こどものセルフケアを補完する親または養育者へのケア 145
　　2）家族システムを調整するケア 145

E. 家族システムを調整するケアと
こどものセルフケアを補完する
親または養育者のケア [髙谷恭子] 152

　1）家族のシステムの変化を時間軸で捉える 152
　2）家族システムをアセスメントする 154
　3）家族システム要因のアセスメントに基づき，家族ケアを考える 155

Column　健康な家族システムの図式化 [中野綾美] 161

Column　家族発達理論の考え方——家族の発達段階と発達課題 [中野綾美] 162

xiii

第6章 こどもセルフケア看護理論の活用事例

事例の前に──実践から見る看護者に必要な力・親または養育者に求める力 166

1. 実践から見る看護者に必要な力 [河俣あゆみ] 166

2. 実践から見る親または養育者に必要な力 [原朱美] 167

事例1 [新生児・乳児期] こどもの在宅移行時の呼吸状態の安定化を図るセルフケア能力を高める支援 174

事例2 [新生児・乳児期] NICUに入院中の終末期にあるこどものセルフケアへの支援 179

事例3 [幼児期] 障害のあるこどもの発達に応じた親子関係を育む支援 183

事例4 [幼児期] 周術期で痛みや処置による恐怖感のあるこどもへの支援 188

事例5 [学童期] 複雑な疾患を抱え，セルフケア能力を発揮することが難しいこどもへの支援 192

事例6 [学童期] 外来での医療的ケアを必要とするこどもへの支援 196

事例7 [学童期] こどもからのSOSを支援する看護の役割 201

事例8 [思春期] 中途障害により新たな生活の再構築を必要とするこどもへの支援 206

事例9 [思春期] 病棟での回復期の離床に向けたこどもへの支援 210

事例10 [思春期] 入退院を繰り返しながら成長してきた慢性疾患を持つこどもの自立に向けたセルフケア能力を獲得するための支援 215

付章 こどもセルフケア看護理論の構築に向けた取り組み

1. 研究の全体像 [原朱美・河俣あゆみ] 220

2. 理論構築のプロセス [原朱美・河俣あゆみ] 220

   1) 概念に基づく看護介入の開発と概念の定義 220

   2) 類似点と相違点の特定 222

   3) 介入の臨床的思考と研究を通した検証 224

   4) 研究結果の統合とテーマの発見 224

   5) ケアプロセスの異なるポイントで，異なる患者と家族のグループに提供される臨床観察とより多くの臨床観察，研究とその統合 225

   6) パターン，テーマ，相違点の発見 228

   7) さまざまなステージにおける研究結果の伝達 230

用語解 232

索引 236

デザイン：守屋圭

第 **1** 章

こどもの力を引き出す
看護を創り出すために

A. こどもを看護するということ

1. こどもがこどもらしくいられる社会

1）こどもの成育環境

こども[注1]の育つ環境や健康状態は，国の文化的背景や時代に大きく影響を受ける。2016年度に示された指標（厚生労働統計協会，2018）によると，生後4週未満で亡くなるこどもの割合を示す新生児死亡率（出生千対0.9）や1歳未満で亡くなる乳児死亡率（出生千対2.0）は，いずれも欧米諸国と比べても低率となっており，母子保健の高い水準を保っている。一方，少子化は依然として改善されず，きょうだいや同年齢のこども同士の交流の機会が減少するなどコミュニケーション能力への影響や社会体験が希薄化すると危惧されている（日本学術会議，2011）。さらに，1986年以降こどもの運動能力，体力は低下し，肥満や糖尿病などのリスクにつながり，貧困や虐待，いじめや不登校の問題，生活時間や活動・遊びの変化など日本のこどもが育つ環境は看過できない課題が山積するきわめて危機状況におかれている（日本学術会議，2013）。

こどもと大人との違いは，日々の生活の中で経験する出来事が，成長発達につながることであろう。昔から日本では，子宝を願い，あるいは神様からの預かりものとして，帯祝いに始まり，誕生後も名前を決めて神棚や床の間に飾るお七夜，お宮参り，お食い初め，初節句などこどもの健やかな成長を願う多くの通過儀礼がある。そこには，祖父母をはじめとする世代間の交流や家族の生活の中にこどもの居場所が守られていた。都市化や過疎化によってこどもを取り巻く環境が変化し，交通手段や遊び場のなさが都会・過疎地双方に生じ，遊べないこどもの存在が報告されている。

こどもが自分の成長発達に見合ったこどもらしい生活を送るためには，食事や運動・遊びなど日々の生活が保障されることが重要であり，こどもの将来に大きく影響するといわれてきたが，子育てを担う側にとっても，こどもを健康に育てることが困難な時代を迎えている。

日本の子育て環境の改善に向けて新たな施策も進んでいる。社会生活を円滑に営む上での困難を有するこども・若者を地域において支援するためのネットワーク作りを目指す「子ども・若者育成支援推進法」（平成21年法律第71号，平成22年4月1日施行）（内閣府，2009）・「成育過程にある者及びその保

注1）小児看護の対象は，健康である／なしに関わらず「小児」と表現されるが，「小児科」や「小児病棟」，「小児喘息」など，主に医療分野で多用される用語である。一方，一般社会においては「幼子」「こども」「子ども」「子供」など，同じ対象であっても，いろいろな表現が使用される。本書では，こどもに看護を行う時，行われようとしていることが自分のこととして感じ取れるよう，できる限りこども本人が気付くような表現の仕方が望ましいと考え，「こどもの日」にならい「こども」と表現することとした。

護者並びに妊産婦に対し必要な成育医療等を切れ目なく提供するための施策の総合的な推進に関する法律」（略称：成育基本法）（平成30年法律第104号）が制定された。

2）こどもがこどもらしくいられる成熟した社会へ

こどもがこどもらしく育つ環境を整えるためには，もはや家族だけでは対応しきれない。国民1人ひとりが社会の中で現状に即した子育てシステムの構築を目指し，成熟した社会に転換することが望まれている。

このような社会において，こどもに関わる専門職は，福祉や教育関係者から保健医療専門職まで多岐にわたるが，看護職は出生前から思春期まで，健康な状態から疾病や障害を有する状態・亡くなるこどもまで関わる場を持っている。健康診査の場や外来のように点として関わる状況であったとしても，そのこどもの状態を把握し経過に即して成長を見守ることができる専門職でもあり，多くの場においてこどもと親または養育者を対象とし，その環境にも働きかける。

こどもの居る場所が多岐に渡ることから，看護者[注2]に何ができるのかは，それぞれのこどもや親または養育者が持つさまざまな課題に柔軟に取り組んでいく看護職が出てきている。育児支援や子育て相談，病児保育や家庭療養児支援などを起業して取り組んでいる仲間もいる。多様な社会ニーズに合った支援の在り方を考える取り組みである。こどもセルフケア看護理論はこどもを中核にしてその親または養育者まで包括したケアデザインを描くことができることから，看護の場を特定せずに使える枠組みではないかと考える。

[注2] こどもを看護する専門職として，看護師・保健師・助産師，学校に勤務する看護師なども考えられるため，本書ではそれらを総称して看護者とした。

2. こどもと養育者

こどもにとって親は，自分を守り成長を助け，基本的信頼を築く上で，手を貸してくれる存在である。民法（第877条）では親が子を扶養する義務が規定されており，教育基本法（第10条）でも家庭教育について，「父母その他の保護者は，子の教育について第一義的責任を有するものであって，生活のために必要な習慣を身に付けさせるとともに，自立心を育成し，心身の調和のとれた発達を図るよう努めるものとする」と記されている。親とは親権のもとにこどもの健康と安全を守るとともに，こどもの成長発達を育む養育者として責任を持つ人である。親や家族の形態は近年非常に大きく変わってきており，血縁に関わらず，ひとり親家族，再婚同士の家族，里親家族，こどものいない夫婦の養子縁組など多様化している。養育には，父母その他の保護者のほか，保育士，教員，養護教諭などもこどもに日々関わる支援者としての社会的役

割を担っており，こどもの健康や成長発達に大きな影響を与える。

親子関係の理論

親子関係では，ボウルビィ(John Bowlby)の愛着理論が有名であるが，生後1年間のこどもと養育者との相互作用の中で授乳や抱っこなど適切にこどもの欲求が満たされたかどうかによって，親子の絆の在り方が異なり，愛着スタイルが安定型と不安定型に分類される(Bowlby/黒田実郎，大羽，岡田，黒田聖一，1969/1991)。

また，マーラー(Margaret S. Mahler)は，分離−個体化理論において，親のこどもに対する関わりの重要性を述べている。3歳頃の個体化の時期には母親を心的表象として捉え，こどもが自我を発達させるプロセスには，その時期に見合った養育者の適切なフィードバックが大きく影響していることを述べている(Mahler, Pine, & Bergman/高橋，織田，浜畑，1975/2001)。

こどもは成長とともに，こどもにとっての重要他者は母親から親へ，家族へ，そして学齢期から思春期になると，友人へと移行する。幼少の頃に育んだ親子の間で築かれた基本的信頼は，将来も含めた人との関係において揺るぎのないものへとつながっており，青年期に適切な友人を得ることにも影響してくる。適切な養育や信頼できる親または養育者の存在はこどもが「人」との間で信頼を形成していく上で重要な基盤となっている。

日本における子育て

鯨岡は，「母親の『纏わりつく愛』や『呑み込む愛』は，その表向きのあたたかい，依存心を包み込む好ましさにも関わらず，父親の強権に劣らず，青年たちの真の自由と自立を阻む一面を持っていたと言わねばならない」と述べ，戦後，父親の強権を否定する中で母親のそれらは否定されず自立という重要な価値をねじれたものにしていったことを述べている(鯨岡，1999, p.32)。

米国では18歳になれば親元を離れることは常識で，それまでに，こどもが自立できるよう経験をさせるといわれている。日本では，こどもに対し，何でも「してあげる文化」は愛情という名のもとに現在でも多くみられる。

米国のような幼少期からの自立性を重視した子育てとは異なり，こどもが親に甘える，親はこどもから甘えられるという相互関係を通して，お互いの愛情を確かめ合ったり，精神的安心を得たりする。「甘え」は日本文化独特のものであるともいわれている。また，こどもは親による適切な育児によって，依存と自立のバランスのとれた大人へと成長していく。健全な自立として，手助けが必要な時に適切にヘルプを出し，他者に依存できる能力を持つことも重要である。

これらは，本来は，小さい時から発達段階に合わせ家庭の中で練習が始まるはずのものである。親がこどもの発達段階を考えながら自立度に合わせ，敢

えて手を出さずに見守ったり，自分で考えたり意思決定する経験を促したりして，少しずつそのバランスを変化させていくことが重要なのである。

日々の親との関わりの質は，こどもが自立・自律できる大人に成長できるかどうかに大きく影響を与えるものであり，何より大切に育まれなければならない。

以上のように，こどもと親または養育者は，愛着を形成し基本的信頼を得て，養育者はこどもの将来を見据えて真の自立性を養えるよう，発達段階ごとにその能力が高められるように関わっていくことが求められる。その際に，こどもの自由と自立を阻まない環境としての親または養育者の存在や関わり方は，いつもこどもに影響を与える要因として重要といえる。

3. こどもを理解するために必要な理論

こどもセルフケア看護理論を前提として行なった実践の中で，優れた実践家達が行う看護援助は，こどもの権利を守ることを基本とし，こどもの中で何が起こっているのかを理解し，こどもの反応の意味を理解する時やこどもの置かれている状態をアセスメントする時，看護介入する時に，さまざまな知識（理論）を活用しており，それらが伴って初めてこどもセルフケア看護理論による看護実践が意味ある実践となっていた（オレムのセルフケア理論を基盤としたこどもセルフケア看護理論の構築全体会議，2017）。ここでは，こどもが体験していることや言動の意味などを理解するために活用可能ないくつかの基盤となる理論等について紹介する。

まず，小児看護では欠かせないこどもの成長発達のあり様を知り判断することに関する知識やツールを挙げる。次に，こどもの認知発達を踏まえてこどもの反応の意味を理解するための理論やこどもが葛藤したり不安を抱いたりすることを理解するための自我や防衛機制，状況の変化（危機）に関連する，こどもの内面の理解を助ける知識（理論）を挙げる。また，こどものストレス等への対応・調整する能力を使ってケアに活かす理論と，最後に，こどもを取り巻く親や家族の理解を助ける理論について述べる。それぞれの知識（理論）の詳細については，各参考書を繙いていただきたい。

1) こどもの成長発達のあり様を知り判断することに関する知識やツール

心理社会的発達段階（エリクソン Erik Erikson）

乳児から老年期までの8段階の心理社会的発達段階を提唱し，心理社会的危機を，2歳頃までは「基本的信頼対不信」，幼児期前期では「自律性

対恥と疑惑」，幼児期後期では「自主性対罪悪感」，おおよそ学童期頃は「勤勉性対劣等感」，青年期では「同一性対同一性の拡散」と表している。例えば，幼児期前期において，すでに自我が芽生え，失敗してしまう恐れとも葛藤しながら経験を積み重ねて自律性が身に付くが，それにより，次の段階である幼児期後期では自主性につながる意思が獲得されていく。

デンバー発達評価法

こどもの身体機能や，認知，社会性の発達はどこまでできているのかを評価する方法の1つとして，デンバー発達評価法がある（正式な評価をするには訓練が必要）。90%通過率を示すなど個人差が示されており，社会性，言語，運動の3領域に分かれ，運動では歩くなど体幹の粗大運動や，手の精緻な動きなど微細運動の評価ができるよう示されている。生活能力はこれら3つの領域が統合されたものになるが，どこに助けが必要かを捉え，推定していくプロセスに役立つ。

例えば，おもちゃの片付けを手伝う（社会性）行動は1歳半で十分可能であるが，指でおもちゃを持ったりすることや，歩いて行って片付けるという粗大運動も必要であり，片付けるという親の行為を真似ることをしながら意味をつかみ，それを称賛されて身に付けていく。ピアジェ（Jean Piaget）は，模倣行動について，乳幼児期のこどもが行う模倣とその認知が，言語を話す以前の時期のコミュニケーションに欠かせない行動として捉えている。こどもは，さまざまな模倣を繰り返し，積み重ねていくことで，物事の認識を深めていく。

カウプ指数，ローレル指数

成長面では，カウプ指数（幼児期）やローレル指数（学童期）などの，こどもの平均的な発達がどこまでできるようになっているかを平均値で出したものや体重と身長とのバランスからの発育の評価も大切である。発達が遅れているように見えても低出生体重児で生まれたこどものキャッチアップを考慮すれば問題ないと判断でき，どのような発達であるから，その能力を伸ばし，どこの部分に看護支援を必要とするのかなどの指標ともなる。

2）こどもの発達を踏まえてこどもの反応の意味を理解するための理論

こどもを理解する上で基本的に欠かせないことは，発達段階を知った上でこどもの反応の意味を読み取ることであろう。

愛着理論，母子相互作用論，自我発達理論，分離-個体化理論

新生児・乳児期では愛着理論（ボウルビィ）（p.4）や，母親とこどもとのやり取りは母子相互作用論（バーナードKathryn E. Barnard）で述べられており，また，その時期の親とこどもの関係性における基本的信頼がその後の人との関係性に影響を与えることが知られており，成長してからのこども理解にも役立つ（エ

リクソンの自我発達理論）。3歳までのこどもをさらに理解できる分離−個体化理論（マーラー）（p.4）では，母親とこどもが練習期や再接近期を経て対象恒常性として，母親像が内在化され心の中に自分を支えてくれる母親像ができ，安定して母親のもとを離れて遊ぶことができるようになり，自我を発達させることが説明されている。親とこどもの関係性やこどもの反応を，こういった理論を通して見ていくことで，親子の反応の意味していることの理解が深まる。

認知発達理論（ピアジェ Jean Piaget）

認知発達では，言語を発する前からのこどもが物事を理解していく様子をシェマ[注3]という抽象的表現を用いて説明し，感覚や動きを通して吸収するこどもの認知発達へ続くあり様を表している。経験の中で，シェマに対し，同化（取り入れ）と調節（作り変え）を繰り返して，新しい認識が生まれており，こどもが体験するすべてが学習という形で認知発達につながり，また，体験する心地良さも負の感情もこどものシェマに影響を与え，こどもの人格をも作り上げていく。こどもたちは，言葉の獲得やこれまでの体験により感覚的に捉えてしまう。認知発達の途上であるからこそ，幼児期後期や学童期前期に「自分が入院したのは，自分がちゃんとお母さんの言うことを聞かなかったからだ」などと捉えることもしばしばあり，正しい説明や，こどもが表す疑問などにはきちんと向き合うことが大切である。

[注3] こどもが自ら形作る知的活動や理解パターンのこと。

3）こどもが葛藤したり不安を抱いたりすることを理解するための自我や防衛機制（精神力動論）

防衛機制

こどもが，入院や母子分離，検査や処置などの不安や恐怖の気持ちを，言語化して表現することは難しい。また，そのような気持ちであることを自分で意識化することも発達段階によっては困難である。何らかの言語や態度で示したとしても，直接的にそれを意味しているわけではないことも多々あり，周りの大人には伝わりにくい。

例えば，母親の面会を待ち望んでいた高学年のこどもが，久しぶりに面会に来た母親に，「別に来なくてもいいのに!」と言ったりするのは，精神力動論でいう防衛機制の「否定」と呼ばれるものであり，もともと抑圧されていた思いを否定的な形で表現するのである。また，入院中に親に十分抱っこしてもらえなかった幼児が，排泄の自立ができていたのに，退院後にはオムツに戻って赤ちゃん返りをしてしまったりするのは，防衛機制の「退行」であり，甘えの取り戻しが作用している。

4）状況の変化に関連した体験を理解する理論

移行理論（メレイス Afaf I. Meleis）

　こどもはもともと親からの保護を受けて成長していくものであり，そこから自立した成人に至るまでの体験はこどもにとって毎日，初めて体験する世界や環境であり，こどもはその変化していく状況に適応していくことが求められる。6歳になれば学校という未知の体験をする。それは，移行理論でいう発達的移行と，「小学生になる」という役割の移行を体験しているといえる。健康管理が母親の役割遂行により成り立っていることをこどもは意識せずにきて，これまで母親の指示に従うだけで問題なくきた良い健康状態も，登下校や遊びに行くなど，自分自身で病気や怪我・事故を予防するという役割移行（役割理論と移行理論）が求められようになる。

　しかし，それは過程であり役割を十分納得している訳ではないので，こどもなりの不安と緊張が起こると考えられる。また，親にとっても，自分が管理していれば安心できるが，重要な健康管理の一部をこども自身に任せなければならないという役割移行の体験をすることであり，心配が絶えない。もし，こどもが病気になり，全くイメージのないまま治療のため病院という場所に泊まらなければならない時（状況的移行），それに対し何の説明もない場合や，こどもの納得が得られていない場合など，状況的危機にさらされる（危機理論）。もちろんすべてのこどもが状況的危機に陥るわけではない。そこには，移行理論で述べられているように，入院という体験の意味やその後の見通しをつける情報提供をし，"入院する自分"として受け止め，頑張ろうとする力を引き出せるようにすることにより，移行における危機を最小限にすることができる。単に入院して「よく泣く子」「不安が強い子」などと決めつけず，こどもの立場から状況を理解し，その時のこどもの思いや考え，感じていることを理解することが重要である。また，その移行の状況や危機をうまく乗り越えていくには，こどもの力を引き出し，発揮できるような周りの大人の支援が必要となる。

5）こどものストレス等への対応・調整する能力を使ってケアに活かす理論

ストレス−コーピング理論（ラザルス Richard S. Lazarus）

　こどもだからといって，不安や嫌なことに遭遇した時に，ダメージを受けるだけの存在ではなく，また，何も対処する能力がないわけではない。こどもなりの対処をしているのである。例えば，泣いて苦痛を知らせる，不安から逃れたくて母親に抱きつく，採血の時に針は見ないようにする等，対処する手段は多く持たないかもしれないが，彼らなりの反応を示して対処しようとしている。そのような反応を理解できていると，「訳のわからないこども」ではなく，こどもの対処する力を使いながら進めていくと看護の支援の方向性が見えてくる。

社会的学習理論（バンデューラAlbert Bandura）

こどもが長期の病気療養で自分に自信をなくしてしまったときも，承認やチャレンジへの支援をして，成功体験を重ね自己効力感を取り戻していけるようにする援助も大切である。このように，こどもの力を高めていく方法など，理論を使って看護者が知識を増やすことで，こどもや親への支援が確実で豊かなものになる。

6）家族の理解を助ける理論

家族エンパワーメント理論

家族は，社会の最小単位であり，複数の人間の集合であるが，こどもは一個人として，また，親子というシステムとして，関係性を育みながら生活をしている。家族員の個々の状態や，親の子育てに関連した考え方やパターンは，家族ダイナミクスや世代間の影響も受ける。

例えば，虐待を受けて育った母親が，自分のこどもをまた虐待するといったことがいわれており，家族の背景の理解につながる。そして，家族のあり様や力関係や能力を分析することで，キーパーソンが誰で，こどもの言動にどのように影響を与えているのかなどをアセスメントしていくことで，看護する幅が広がる（家族エンパワーメント理論）。こどもは，親または養育者による保護が必須であるが，家族のあり様は，まとまりのある家族，機能不全家族とさまざまで，家族としての役割や機能の調整に対する看護者の働きかけがこどもの成長発達や生きる力をつけていく上で大きな役割を果たすこともある。

このような家族のアセスメントにより，こどもの力を高めるための家族への支援の方向性が見えてくる。こどもは家族の一員であり見守られ支えられて初めて成長するが，ひとりの人格のある，能力を持つ存在として意識することが重要である。

最初にも述べたが，ここで例として挙げた知識や理論は一部である。こどもの発達・体験や反応の意味・こどもの持つ力などから統合してこどもを捉える際，理論を活用することで適切な理解とケアにつなげることができる。

4. こどもセルフケア看護理論によって何が変わるのか

こどもセルフケア看護理論は，こどもと親または養育者を対象とした看護を行う際に実践で使われることを目指し，オレムのセルフケア不足看護理論を発展させたものである。その特徴となる要点を以下にまとめた。

> 看護者は，こどもを第一義的なケア対象と捉え，人格を持ち発達の只中にいる存在と意識する。親または養育者の存在も必然不可欠であり，その双方を同時に看ることがこどもを看護することになる。

　こどもが看護の主な対象である実践の特徴は，身体的・精神的・心理社会的発達の段階にあるこどもに即した看護を実践するだけではなく，親または養育者のこどもをケアする能力を高める支援も必要となる。オレムのセルフケア不足看護理論は，基本的にすべての人は自分でセルフケアできることを望んでいるのを前提とし，多くの成人はセルフケアを行える存在であるとする。

　これまでにも述べてきたが，こども達の多くが親または養育者にセルフケアの一部を常に支えられながら生きている存在であるため，こどもが学習によってセルフケア能力を向上させ，その技術を習得していく状況と親または養育者が補完するケアの質と量を変更できることが，この期間のダイナミックなプロセスである。

　成長発達するこどものセルフケア能力は継続的に変化するが，その速度は一定ではない。親または養育者もこどもも初めての相互作用に直面し，こども固有の変化を親または養育者が見出し，ケアを必要とするこどもの微妙な状態の変化に合わせて補完する内容を補正する。これが，日常的な親または養育者によって補完されたこどものセルフケアの充足状態となる。この微妙に補完する能力とそれを調整する力を発揮しなければならない親または養育者とこどもの状況に，こどもセルフケア看護理論は着目する。

　こどもに着目すると同時に，こどもの親または養育者に求められる補完する調整力が通常の育児としてこどものセルフケア不足を支えることとなる。保健領域の看護においては，この二者のセルフケア能力を同時に把握し，正常に成長し続けられる環境にこどもがいられるのかどうかを確認し，必要な保健指導やガイダンスなどを行うことにつながる。

注4) ある条件や状態において必要とされる要件。

　しかし，こどもが身体的に不自由であったり，障害や傷病を持った場合に通常の生活リズムとは異なったデマンド[注4]が生ずる場合は，その原因と影響因子に着目し，脅かされているセルフケア能力のひずみへの対応を必要とする。親または養育者がこの急変するこどものデマンドに即応が難しくなる可能性が生じる。通常のこどものセルフケア能力にひずみが生じていることを意識し，そのひずみに親または養育者が対応できているかどうかを一義的に看護職は把握し，看護システムの適切な作動を開始する。

　詳細については，第4章で看護システムの介入ポイントなどがモデル化されている(p.115)ので参照していただきたいが，こどもと親または養育者を同時に見極めながら看護を行うという発想は，暗黙のうちに「小児看護」では身に付

けられてきたと思われる。しかし，こどもセルフケア看護理論を用いて，こどもと親または養育者の相互作用，それぞれに影響を及ぼす要因を明らかにするという実践の方向性が明確になることで，こどもが発揮できるセルフケア能力の存在とそれに影響を与えている要因を探り，こどもの能力に即した介入方法を思考し施行することが可能となる。

　また，健康状態を脅かされているこどもにとって必要な親または養育者の存在と，その存在があるがゆえに補完されるこどものセルフケアへの対応と方向性もアセスメントでき，必要に応じて看護者の介入の必要性が見出される。こどもと親または養育者の近くに存在し，その状態を把握することは看護行為として必要とされる。

> こどもと親または養育者が主体的に保健・医療を受けようとしているという意識を持ち，専門職はそれに応える責任があり，求められているものを意識することで，双方が協力関係を築くことができる（契約）。

　保健領域であれ，医療領域であれ，看護者がこどもと親または養育者に遭遇する場合は，こどもと親または養育者の双方が看護ケアを求めている場合が多い。例えば，母子保健法で定められている乳幼児健康診査の場であったり，状態の変化のために受診となった場合においても，専門家の必要性があるがゆえに来訪している訳である。オレムの看護システム理論においては，双方が契約として意識する。日本においてはこの受診行動がそのまま契約の一部として理解されているところがある。お互いが何を求めて場を共有し，そこにいる専門職が当事者であるこどもと親または養育者とどういう関係を持つのかという明快な相互理解を促すためにも，どのような状態だから受診しているのかという当事者の発言を確認することと，専門職の責務として取る行為とその責任性について説明し，理解してもらう必要がある。これがオレムが勧める，お互いの役割の確認とその責任についての理解を深めることにつながる。

> こどもを人格を持ったひとりの人間としてみると同時に，今を生きている発達途上の人間であると意識することは，その人の持てるセルフケア能力を認め，それを実施しようとする力を信じることにつながる。

　こどもを対象とする看護を実践する中で，こどもは何もわかっていない／できない存在であるという趣旨の意見を耳にすることがある。そのたび，「こどもは，認知と情動と行動を統合させて我慢することができるが，幼児期のこどもは発達の未熟性，あるいはストレス過重などの状況によってうまくいかない場

合がある。多くの場合，大人に誤解されている」という自身の研究結果
（Katada, 1990）を想起する。

　例えば，採血や検査の時間を事前にこどもと約束していても，その時間にな
ると逃避行動を取って逃げ回ったり，泣いて暴れたりすることがある。周囲の
大人は「せっかく約束しても同じだ」と感じ，言うことを聞かないと判断してしま
う。しかし，こどもにしてみれば，予期せぬ事態への恐怖や，以前経験した耐
えられない痛みや不安がコントロール能力を上回って身体が反応してしまう
行動なのである。

　こどもが体験している世界を理解し，こどもの持つ力に気付き，引き出すこ
とができるのか。つまり，周囲の大人がこどものセルフケア能力を信じるよう
転換することが，こどもを主体とするケアにつながるのではないかと考えてい
る。

> 看護の方向性を示し，こどものセルフケアの発達の可能性，親または養
> 育者のこども理解を促し，それぞれの役割を意識しながら，こどものセル
> フケア能力の発達を実感することに資する。現実的に看護がどのように
> 関われるかを示すことによって，その限界を共有できる。

　本書で用いられる用語は第2章に具体が述べられるが，こどものセルフケア
看護理論においては，こどものセルフケアとセルフケア不足と補完するケア，そ
して，看護職が関わる限界を明確にしながら，必要なケアを組み立てる。それ
ぞれが行うケアではあるが，こどもに必要なケアとしての総和を意識し，誰
が何を担うかなどをお互い理解し協力することが先述した契約となる。

　必要なケアが明らかにされる際にも，そのケアをデザインし分担を決める際
にも，看護職として日々研鑽を続け，こどもを理解し，状態を把握し，その状
態に合ったケアの構築は理論そのものの理解とはまた異なり，理論を活用し
て実践する際に必要な知識群があって，それらを日々更新していく倫理的責
任が看護師にはある。身体論，発生論，発達論，病態論，相互作用論など，
看護学カリキュラムで学んだ知識体系そのものである。その知識が質・量共
に身に付き，その活用方法を学んで行われるのが専門職としての看護であり，
担う役割であり，社会に期待されるものである。看護は，個別の対象それぞ
れに合う看護をデザインする必要があるため，状態やケア方法の適切性の見
極めが課せられる。その柔軟な想像力とこどもに合ったケアの創造が求めら
れる。

> こどものセルフケア看護において直面するのは，そのこどものニードに基

づいて関わりを要請される専門職の多様性である。専門職としての看護
は，そのこどもと家族にとってどのような専門職が必要であるかを判断し，
その専門職の職域によってチームが組まれる時代であり，多職種の中で
の働き方を看護師として実践することとなる。

こどもにとっての必要性は，状況によって，誰がリーダーとなるかの決め手
となるはずである。こどもの生活を支える保育士や教員，栄養士や，理学療
法士，作業療法士，同僚看護職，複数診療科の医師など発達状態によって
もチームに必要なメンバーは異なる。また，実際の職場での専門職の利用可
能性も関わってくる。それぞれの職責を学び合い，効率的に，有効にこども
の生活を豊かにできるような働きをしたいものである。その際にこどもセルフケ
ア看護理論は，こどもへ向かう信念の在り方，看護としての関わり方の基本
的考え方を伝え，どのように看護が行為を選択することになるのかを説明する
こととなる。

こどもセルフケア看護理論を用いることによって，アセスメントから導き出
されるケア内容まで一貫したケア方法が展開され，蓄積されたケアから
得られるものは，方法論の多様性とその適用性の判断，アウトカムとして
期待されることの個別性を導き出す。こどもや家族によって，理論の適
用が多様な対象へのアプローチの選択肢の幅を広げ，必要な技術革新
を先導することになる。

筆者らは実践で本理論が活用されることを第一義的に考え，研究のプロセ
スにおいて実践者と討議を繰り返し，臨床での試行を経てこどもセルフケア
看護理論の考え方を提案した。そして，理論を基盤にして看護実践を行うこ
とで，「こども自身の持つ力を丁寧にアセスメントできた」などの評価を得た。
臨床で各々のこどもにとって一貫したケア方法が展開され，得られた結果を
再考することにより，方法論の多様性や理論の適用性の判断が考察された。

こどもセルフケア看護理論の構築に関わった実践者と教育研究者からは，
オレムの理論を活用することによって「看護者の視点からこどもの持つ力を中
心とする主体の転換」「こどもの将来に向けた目標思考への転換」さらには
「問題解決思考の医療モデルから対象を全人的に捉える看護モデルへの変
換につながる」など，看護実践の核が明らかに変化した意見が聞かれた(オレ
ムのセルフケア理論を基盤としたこどもセルフケア看護理論の構築全体会議，2018)。
対象とするこどもの持つ力に自ら迫っていく姿勢こそ，こどもの最善を知る努
力につながり，こどもの権利を保障し尊厳を守る実践を創り出すのではないか

と考えた。添田氏による下記のコラムには，この実践の具体例が述べられている。

Column

実践現場におけるオレムのセルフケア不足理論導入の効果

　埼玉県立小児医療センターは，看護の質向上を目的として，2007（平成19）年度より看護部と埼玉県立大学保健医療福祉学部看護学科小児看護学領域との合同プロジェクトにより，オレムのセルフケア不足理論の実践への導入を組織的に研究として行っている。ここでは，理論を導入したことによる効果の例として，手術室看護師の認識の変化と看護の変化を紹介する。

導入のプロセス

　導入の初期は，オレムのセルフケア不足理論の学習をしながら，理論と日常の看護実践とのつながりを確認するワークショップを実施した。その際，手術室から参加した看護師Aさんは「手術室は全身麻酔下で手術中であり，治療が中心で看護はないと思っていた」と話していた。手術室の合同プロジェクトメンバーは，自分の看護を振り返り，手術室の看護場面でのオレムセルフケア不足理論を使った考え方を紹介した。「これまでは医療安全の視点で患者誤認を予防するためこどもの氏名を確認していた。同じ氏名を確認する行動でも，オレムのセルフケア不足理論の視点で考えると，手術室入室時に「お名前教えてくれるかな?」「○○くん，今日はどこを直しに来たの?」と言ってこどもと関わることで，こどもの手術に向かう姿勢や手術部位の理解を確認し，こどもが手術に向かう力を引き出すことができる」と理論につながる看護をワークショップで紹介した。このワークショップに参加したことで，手術室看護師Aさんは「ワークショップに参加し，看護をしている実感を得られた」と話していた。

　その後，理論導入の検討段階で，手術室では手術に向かうこどもの不安について，オレムのセルフケア不足理論を取り入れた看護計画を作成した。

　実践段階では，不安の強い患児の事例，繰り返し手術を行うこどもの事例について，こどもの力を引き出すための看護の検討を重ね，

看護をする上で不足している情報を得ることで，こどもへの看護支援が変わるため，術前訪問での情報収集がいかに大切か再確認していた。また，術後訪問でこどもが頑張れたことを認めることも大切と確認していた。さらに，電子カルテになり術前の訪問前に得られる情報はたくさんあるが，精神面に関しては実際に会って話す中で得られる情報も多いため，言葉ではわからない本音を読み取るなどアセスメント能力を高める努力が必要であると部署の活動が報告された。

導入後の変化

導入から10年が経過した現在，手術室看護師は，術前訪問で得た情報を麻酔科医と術前に情報共有し意見交換を行うようになった。「麻酔科医とこどもの情報を共有することで，手術室入室時にこどもとどのようなコミュニケーションをすれば，こどもの精神的支援ができるか検討している。こどもの希望は，本人の頑張りを最大限引き出せるよう，できる限りかなえられるように対応し，こどもによっては親同伴で入室をするなどの方法を実践している」という。このような実践により手術室入室に際し，こどもが落ち着いた状態で入室し麻酔導入することができると確認でき，前麻酔薬を投与する必要がない事例が増えたとのことである。

上記の手術室における看護の変化は，オレムのセルフケア不足理論を組織的に導入したことによって得られた看護実践と関連する部署の医療の変化である。ベナーは『看護ケアの臨床知―行動しつつ考えること』で，ICUで麻酔覚醒時の不穏状態に対して，鎮静をかけずに落ち着かせる熟練した看護師の技について記述している(Benner, Hooper-Kyriakidis, & Stannard/井上，1999/2005)。上記の手術室入室時に落ち着いて入室でき，前麻酔をかけずに済む看護師の関わりは，熟練した看護師の技と同様の看護の関わりであると考える。ベナーの記述した熟練した看護師の技は，個人の看護師の経験の積み重ねの中で獲得されていくものであり，それを他のスタッフに伝承することは簡単ではない。オレムのセルフケア不足看護理論を施設で組織的に導入し，熟練した看護の技と同様の看護実践の変化が組織として得られたということは，理論導入の効果であり，理論の持つ力であるといえる。

（続く）

引用・参考文献
・Benner, P., Hooper-Kyriakidis, P. L., & Stannard, D.(1999/2005). 井上智子(監訳), ベナー　看護ケアの臨床知―行動しつつ考えること(pp.370-378). 医学書院.
・埼玉県立小児医療センター, 埼玉県立大学小児看護学領域. オレム推進連絡会議報告書　平成20年度
・埼玉県立小児医療センター, 埼玉県立大学小児看護学領域. オレム推進連絡会議報告書　平成27年度
・埼玉県立小児医療センター, 埼玉県立大学小児看護学領域. オレム推進連絡会議報告書　平成30年度

・日本学術振興会科研費基盤研究(C)21592814の助成を受けて実施
・日本学術振興会科研費基盤研究(C)25463484の助成を受けて実施
・日本学術振興会科研費基盤研究(C)16K12154の助成を受けて実施

引用・参考文献
・Bandura, A.(1979/2012). 原野広太郎(監訳), 社会的学習理論(オンデマンド版)―人間理解と教育の基礎. 金子書房.
・Bowlby, J.(1969/1991). 黒田実郎, 大羽　蓁, 岡田洋子, 黒田聖一(訳), 母子関係の理論 I　愛着行動(新版). 岩崎学術出版社.
・Fine, J. M. B.(2002/2004). 片田範子(訳), キャスリン E. バーナード―親-子相互作用モデル. In A. M. Tomey, & M. R. Alligood(Eds.). 看護理論家とその業績(第3版)(pp.494-509), 医学書院.
・Frankenburg, W. K.(2009/2009). 公益社団法人日本小児保健協会(監修・編). デンバー発達判定法. 日本小児医事出版社.
・Katada, N.(1990). Gaman as a Preschooler's Method of Coping During Hospitalization. 第20回日本小児看護学会会長講演集.
・小島操子.(2013). 看護における危機理論・危機介入(第4版)―フィンク/コーン/アグイレラ/ムース/家族の危機モデルから学ぶ. 金芳堂.
・鯨岡　峻.(1999). 関係発達論の展開初期―「子ども-養育者」関係の発達的変容(pp.17-32). ミネルヴァ書房.
・厚生労働統計協会(編).(2018). 国民衛生の動向2018/2019. 厚生の指標8月増刊, 65(9), 69-78.
・Lazarus, R. S.(1990/1990). 林峻一郎(編・訳). ストレスとコーピング―ラザルス理論への招待. 星和書店.
・Mahler, M. S., Pine, F., & Bergman, A.(1975/2001). 高橋雅士, 織田正美, 浜畑　紀(訳). 乳幼児の心理的誕生―母子共生と個体化. 黎明書房.
・増野園恵.(2016):概説 Transitions Theory/トランジション理論. 看護研究, 49(2), 104-113.
・Meleis, A. I.(2010). Transitions Theory-Middle-Range and Situation-Specific Theories in Nursing Research and Practice. Springer.
・Meleis, A. I.(2010/2019). 片田範子(監訳), 移行理論と看護―実践, 研究, 教育. 学研メディカル秀潤社.
・内閣府.(2009). 子供・若者育成支援施策の総合的推進. 子ども・若者育成支援推進法. https://www8.cao.go.jp/youth/wakugumi.html(2019年8月15日アクセス)
・Newman, B. M., & Newman, P. R.(1975/1988). 福富　護(訳), 新版　生涯発達心理学―エリクソンによる人間の一生とその可能性. 川島書店.
・日本学術会議心理学・教育学委員会・臨床医学委員会・健康・生活科学委員会・環境学委員会・土木工学・建築学委員会合同子どもの成育環境分科会.(2011). 我が国の子どもの成育環境の改善にむけて―成育方法の課題と提言　平成23年4月28日. http://www.scj.go.jp/ja/info/kohyo/pdf/kohyo-21-t123-1.pdf(2019年8月15日アクセス)
・日本学術会議心理学・教育学委員会・臨床医学委員会・健康・生活科学委員会・環境学委員会・土木工学・建築学委員会合同子どもの成育環境分科会.(2013). 我が国の子どもの成育環境の改善にむけて―成育方法の課題と提言　平成25年3月22日. http://www.scj.go.jp/ja/info/kohyo/pdf/kohyo-22-t169-3.pdf(2019年8月15日アクセス)

・野嶋佐由美（監）．中野綾美（編）．（2005）．家族エンパワーメントをもたらす看護実践．へるす出版.

・岡田光世．（2000）．アメリカの家族．岩波書店.

・Orem, D. E.（2001）．Nursing-Concepts of Practice（6th ed.）．Mosby.

・Orem, D. E.（2001/2005）．小野寺杜紀（訳），オレム看護論—看護実践における基本概念（第4版）．医学書院.

・オレムのセルフケア理論を基盤としたこどもセルフケア看護理論の構築全体会議．（2017）．第7回会議録.

・オレムのセルフケア理論を基盤としたこどもセルフケア看護理論の構築全体会議．（2018）．会議録.

・オレムのセルフケア理論を基盤としたこどもセルフケア看護理論の構築全体会議．（2018）．第5回会議録.

・成育過程にある者及びその保護者並びに妊産婦に対し必要な成育医療等を切れ目なく提供するための施策の総合的な推進に関する法律（略称：生育基本法, 2018）．https://www.jpeds.or.jp/uploads/files/20181210seiikukihonhouanyoukou.pd（2019年8月15日アクセス）

A. こどもを看護するということ　17

B. こどもセルフケア看護理論の基盤となるオレム看護理論

　こどもを看護することは成長するこどもたちを理解し，その成長に合わせて親または養育者がこどもに必要なケアを調整できるように支援することであり，それはオレムのセルフケアに焦点を当てた看護支援と親和性が高いと捉えた。しかし，オレムのセルフケアで表現されている用語を用いた説明をしていくとき，こどもをケアする場合に，用語の意味が伝わりにくく，成長するこどもを大人と比較して捉えようとすると，すべて未熟な存在となってしまう矛盾が生じた。また，「依存的ケアエージェント」と訳されていたdependent-careについての理解はどういう位置付けなのかわかりにくいという実践者からの意見があった。

　これらのことから，オレムのセルフケア理論を精査し，その本質をこどもを看護する人たちにわかりやすく説明できるようにすることで，オレムのセルフケア理論が精錬されると捉え，また，それをこどもセルフケア看護理論と呼ぶこととした。そのため，ここではまず，こどもセルフケア看護理論が前提とするオレムのセルフケア理論を説明することから始めた。どのようにオレムの理論をこどもに適用するかという観点も付記し，その際に用いる例示にはこどもと親を対象としたものを用いている。

1. オレム看護理論の基本的な考え方

　ドロセアE. オレム（Dorothea E. Orem, 1914～2007）は米国メリーランド州で生まれ，看護師となったが，30歳代半ばからインディアナ州で州全体の一般病院の看護の質を向上させる作業をし，1959年アメリカカトリック大学の教員となり，看護とセルフケアに関する概念を開発することを続けた。そして1970年に大学を辞め，1971年にコンサルタント会社を設立し，1971年に最初の著作 "Nursing: Concepts of Practice"（『オレム看護論─看護実践における基本概念』）を発刊した。そして，現在第6版まで発刊されている（日本語訳では第4版）。

　オレムは，ナイチンゲール（Florence Nightingale）はじめ，複数の看護理論家達の理論も広く活用し，象徴的相互作用論の概念を使って，患者と看護者との関係，および社会的，また文化的な価値観がセルフケアの実践や看護の

ケアにおいて，いかに重要であるかを説明している。発達理論では，一生を通じてセルフケアが必要であることや，発達課題を達成するためにはセルフケアが重要であることを指摘している（Underwood/南他，2003）。

オレム看護理論では，実際に看護者が何をやっているのか，やっているが語られていないことは何かが記述され，それを説明するために，看護の枠組みや言語が生み出された。最初の頃は，成人の看護についての妥当性が示されてきたが，第6版では，小児に関しての記述例も多く見られる。

1) オレム看護理論

オレム看護理論は，日本語では用いられる言語が独特で難しいと捉えられてしまうこともあるが，対象者の力を引き出して活かしながら看護ケアを展開することをベースにして日本においても広く活用されており，できる限り平易に説明していく。

オレムは，この看護理論は，一般看護理論であると述べているが，3部から構成されている。つまり，「セルフケア理論」「セルフケア不足理論」「看護システム理論」である（Orem/小野寺，2001/2005，p.133）。2つ目の「セルフケア不足理論」がこの理論の根幹を成すものである。「セルフケア理論」によって，人々はどのような能力を現在持っているかを検討し，「セルフケア不足理論」により，看護する上で必要なことが何であるかを見極めて，それを満たすためにどのような不足があるかを明らかにし，「看護システム理論」により看護介入の枠組みと方法を述べ，患者と看護者との関係性を説明しつつ，看護の提供を通じていかに支援されるか，を示す構成である。

2) セルフケア理論

セルフケア理論の中心的な考え方について，オレムは「セルフケアとは，生命を維持する物質および条件を供給・保持するために，生命にとって不可欠な諸条件と矛盾しない規範の中で身体的・心理的機能と発達を保つために，そして，機能と発達を統合するために，個々人が自己と依存者（依存的ケア）のために意図的に遂行しなければならない人間の調整的機能である」（Orem/小野寺，2001/2005，p.134）と述べ，セルフケアは，学習されなければならないとしている。そして，セルフケアを「成熟しつつある人々および成熟した人々が，機能的・発達的調整のための既知の要件を充足することにより，自分自身の生命と健康な機能，持続的な個人的成長，および安寧を維持するために開始し，遂行する諸活動の実践」と定義している（Orem/小野寺，2001/2005，p.479）。

人間はセルフケアの行動を行う時に持っている，また，必要なこととして，

一般化できることを，セルフケア要件（self-care requisites）と呼んで，それには3つあるとしている。「普遍的セルフケア要件」「発達的セルフケア要件」「健康逸脱に対するセルフケア要件」である。

「普遍的セルフケア要件」は，空気や水・食物の摂取などの共通のニードがあり，それらの生命を支え生活する要件を充足しバランスの維持ができなければ成立せず，また，それらが危険の予防や正常性を促進できるよう機能的に統合されることにおいて，人間として共通している。

「発達的セルフケア要件」は，胎児から成熟した人に至るまで人間は発達しており，主としてその成長発達過程を助ける要件をいい，自分の発達に意図的に参与し，人間の発達に好ましくない影響を及ぼすことについての知識も必要である。ライフサイクルや個人にとっての成長発達のあり様は多様で個別的なものである。

「健康逸脱に対するセルフケア要件」は，遺伝的であったり，障がい，疾病などにより，正常な形態機能的な統合や安寧が欠けていることに対し，予防や，それらの機能を拡大させたり調整したり，結果としてある状態をコントロールしたり，軽減したりするために必要な要件のことである。そこには，当然行われる治療の状況も含まれてくる。

これら3つの要件は，バラバラではなく，例えば心疾患を持って生まれたこどもが自らの心臓を動かし生きていくに当たって，循環の障害があるが，普遍的な要件は共通で酸素，水分などさまざまな細やかな調整が必要であり，母子同室によりそのこどもなりの心身の成長や発達の促進が考えられ，健康逸脱では，状態の悪化を防ぐためのケア方法や薬物の適切な投与や，こどもの負担を軽減した哺乳の仕方や水分出納など，それぞれの要件を関係させて整えていく必要がある。また，そこには，親は付き添ったほうが良いのかなど，社会・文化的な要因も関連してくる。

では，「セルフケア能力」とは何であるのか。オレムは，「生命過程を調整し人間の構造と機能の統合性および人間的発達を維持，増進し，安寧を促進するセルフケアに対する個人の継続的な要求を充足するための複合的・後天的な能力である」（Orem/小野寺，2001/2005，p.236）としており，成長とともにセルフケア能力自体が発達し，生活経験や，家庭や学校で受ける教育等によっても変化するものである。そして，セルフケア能力は，人間がもともと持っている遺伝的要素や社会環境，経験・学習等により影響を受けて来ている「基本となる人間の能力や資質」がある。さらに，セルフケア能力をうまく使ったり活かしたりすることができる能力が必要となるので，能力を活用し発揮することを「セルフケア操作」と呼んでいる。セルフケア能力を持つ対象（「セルフケア・エージェント」と呼ぶ）にとって，セルフケア操作を可能にするために必要な力を「力

（パワー）構成要素」と称して10項目挙げている（Orem／小野寺，2001/2005，p.244）。つまり，この10項目の力を操作し，活用することで，セルフケア能力を持つ対象となり得る。

3）セルフケア不足理論

セルフケア不足理論（セルフケア欠如の理論とも呼ぶ）は，いつ，どのような時に，どのような看護が必要かを説明するものである。前述した対象となる人の現在のセルフケア能力をアセスメントし，彼らに必要とされるケアすべて（治療的セルフケア・デマンド，p.22参照）を抽出した時に，何が不足しているかを明らかにするプロセスである。セルフケアを行うことで必要なケアを持続的・統合的に満たそうとする時に，満たし切れない部分がセルフケアの不足である。例えば，病気で発熱したこどもが，いつもは自分で歯磨きできるが，状態を判断して，今日は母親が歯磨きを代行するとする。しかしこどもは自分で口を開け，促されれば自分で口をゆすぐことができるとする。こどものセルフケア能力は細かく具体的に査定され，親が手伝って歯ブラシで磨いて点検する部分がセルフケア不足の部分である。また，親のほうも，看病で眠れておらず体調を崩してしまっている時には，親自身のセルフケア能力も下がっている（不足）といえる。入院中であれば，親ができない時は看護者がこどもの歯磨きを支援する。

自分で自分のケアができない場合，他者にケアを依存することが必要となる。その必要なケアを引き受けて責任を持って実施する人が依存的セルフケア・エージェントであり，他のケア提供者とは異なった責任が生ずる。親とこどもの関係性においては，親がその子の扶養義務を有し，こどものセルフケア能力の不足を補っていく責任が生じる。米国においては，扶養される存在を"dependent"と表現し，こどもは親の"dependent"となる。オレムの「依存的セルフケア・エージェント」はこの扶養義務を持つ人であり親または養育者をさす。

4）看護システム理論

看護システム理論とは，前記のように必要とされるケアのすべてを見た時に，セルフケア能力を判断して，その不足を満たすために看護者が援助を行うことである。

こどもの場合は，こどものセルフケア能力不足と親または養育者の能力（依存的ケア・エージェンシー）から考えて，看護者による援助の必要性が生まれた時に始まる。看護者がどのように捉えて，どのような援助方法を展開するか，援助するかを示したものである。セルフケアの看護システムには，対象者また

はクライエントと看護者の対人相互作用的なものがあり，オレムは，その社会的な関係を「契約的関係」と述べており，自立した一個人として対象を尊重してみていくと同時に，援助は一定期間であり，また直接であったり間接的であったりし，セルフケアが不足している状態の時のみで，そこに看護援助の必要性が発生し，専門職とて援助にあたる。それにより，対象者またはクライエントと看護者は，その関係性に合意した上で支援が行われ，こどもの場合も了承を得ることが自明である。

看護システム理論の援助方法として，オレムはその人に代わって行動すること，その人を指導し方向付けること，その人を身体的・心理的に支持すること，現在，あるいは将来必要とされる行動が取れるように発達を促進するための環境を提供すること，その人を教育すること，を挙げている（Orem/小野寺，2001/2005, p.320）。また，基本的な看護システムのバリエーションとして，3つの型「全代償的看護システム」「一部代償的看護システム」「支持・教育的（発達的）看護システム」を挙げて表現し，全代償というのは，対象者は何も行動を起こさず，治療的ケア・デマンドを満たすために対象者のセルフケア能力を補完してサポートすることを意味する。

5) 治療的セルフケア・デマンド

治療的セルフケア・デマンドは，対象者によって満たすことが求められるすべてのことであり，生活・治療・心理社会的安寧などの総和的なもので，「治療的セルフケア・デマンド（therapeutic self-care demand）」と名称が付されているが，治療的というのは，日本語でいうところの，薬剤や手術といった治療のことのみを指すのではない。オレムはこれを，「現在の条件と状況のもので明らかになった個人のセルフケア要件のすべてを，特定の時点であるいは特定の期間にわたって充足するために必要とされる方策の総和」と定義している（Orem/小野寺，2001/2005, p.481）。

引用・参考文献
・Orem, D. E.（2001/2005）．小野寺杜紀（訳），オレム看護論―看護実践における基本概念（第4版）．医学書院．
・Underwood, P. R.（2003）．P. R.アンダーウッド論文集/南 裕子（監），野嶋佐由美，勝原裕美子（編），看護理論の臨床活用看護理論の臨床活用―パトリシア・R・アンダーウッド論文集．日本看護協会出版会．

c. こどものみかた

　オレムのセルフケア不足看護理論において，「子どもは発達するにつれ，セルフケアを含むさまざまな形の意図的行動に携わるための基本的能力と資質を発達させる」（Orem/小野寺，2001/2005, p.214）等，こどもについての記述も散見されるため，こどもを対象とする看護実践においても活用できる理論であるといえる。しかし，こどもは発達途上の存在であるため，適切に周囲の支援を依頼し，治療内容の選択や必要な支援等を手に入れることは困難である。オレムのセルフケア不足看護理論において，こどもの特徴を踏まえて焦点を当てた記述は明確ではなく，実践の特徴も詳細に述べられてはいない。

　よって，原文と日本語訳を比較しながら，こどものセルフケアおよびこどものセルフケア不足の考え方をはじめとする定義や考え方を再検討することが不可欠であると考えた。また，理論構築に先立ち，看護の対象となるこどもがどのような存在であると考えるのかを明らかにしておくことも重要であると考えた（オレムのセルフケア理論を基盤としたこどもセルフケア看護理論の構築全体会議，2015）。

　以下に，こどもを捉えるにあたって，基本的な考え方について述べる。

1. 年齢にみるこども

　オレムも，こどもの看護は，いくつかの点で成人の看護とは異なる。成人，新生児，幼児，こども，青年といった患者の年齢は，患者の健康や疾病状態に関係なく，看護にとって重要な意味を持つ（Orem, 2001, p.375）と述べている。一般的に，小児科の対象年齢は中学生（14〜15歳）までとされてきたように，さまざまな定義がある。そのため，本書においては，障がいの有無に関わらず，人は何かしら他者と共存して生きていくという前提から，誰かの助けを借りても，その人がその人らしく生きていくことができる年齢ということで，こどもを「誕生から18歳未満」と捉えていくこととした。

　しかしながら，胎児診断・治療や不妊治療などを受けたこどもたちの誕生が今後も増加していくと予測されている。また，オレムは，発達に関係する出来事などが認められるライフサイクルの段階は胎児の段階および誕生の過程から始まること（Orem/小野寺，2001/2005, p.214）と明記しているが，本書では胎児の段階については，さらに検討を深めるべき課題とさせていただいた。

2.基本的なこどもの捉え方

こどもがどのような存在であるのかを考えることは，看護を実践する上で誰もが真摯に考えなければならない。スイスの生物学者ポルトマン（Adolf Portmann）は，他の動物が生まれて間もない時期から立つ・歩く・しがみつくなどできる状態であることと比べ，人間は自分の身体を動かすことさえ手助けを必要とする未熟な状態で生まれてくるため「生理的早産」と捉え，生後間もなく続く乳児期を「子宮外胎児期」と表現した。そのため，生きていくために必要な「食べる」「動く」など基本的な生活行動を周囲の大人が世話をすることが求められる。

しかしながら，こどもを生物学的な存在と捉えるだけでは十分ではない。新生児期に睡眠時や授乳後などに両口角が収縮して頬が上がり，笑っているように見える「生理的微笑」を認める。周囲の大人は，この微笑によってこどもが自ら「笑った」と捉え，日々の育児の疲れを忘れ，こどもへの愛着が高まるといわれている。新生児期のこどもであっても，周囲の大人の関心を引き付ける相互作用を引き起こせる力を持つ存在であると捉えることが，こどもを理解する上で欠かせないのではないかと考える。

こどもに必要な支援を考える時，できる／できないなど〈今できていないこと〉に着目するだけでは，成長発達していくこどもに必要なことはわからない。しかし，さまざまな状況にあるこどもを看護する際に前提となる考え方を以下に示す。

1) こどもは，人格と権利を持つ存在である

こどもは，親または養育者が親権を持つ。この親権という言葉は歴史的に親がこどもに対して持つ一方的な権力と理解されていた。日本の民法820条では「親権を行う者は，子の監護及び教育をする権利を有し，義務を負う」と規定している。子に対する義務は，誰が負うものであるかという議論が続いたが，戦後になってようやくこどもに対する親の義務ではないかといわれるようになった。

注1) 1989年に国連総会で採択され，日本は1994年に批准。

その後，児童の権利に関する条約[注1]において，こどもは，人としての権利を持ち，年齢や成熟度に応じてその権利を行使しうる存在であると明記されている。オレムも「乳幼児や児童は，彼らを取り巻く事項を経験し，理解しようとする存在であり，彼らにふさわしいアプローチのみ耐えられる存在であると受け止めるべきである」（Orem/小野寺, 2001/2005, p.339）と述べているように，こどもは，親または養育者に付随する（所有する）者・モノではなく，ひとりの人間として人格と権利を持つ存在であると考える。

しかしながら今日でも，貧困やいじめ，虐待，紛争など困難な状況に置かれているこどもが世界中に多数存在する。こどもが人間としての人格と権利を持つ存在である一方，時代の影響を受けやすい存在であることも忘れてはならない。

2）こどもは，自らを発達させることができる存在である

　児童の権利に関する条約の前文では「児童は社会において個人として生活するため十分な準備が整えられるべき」とし，「身体的及び精神的に未熟であるため，その出生の前後において，適当な法的保護を含む特別な保護及び世話を必要とする」と明記されている（外務省, 2019）。同様にオレムも「乳幼児，小児，および青年を含む看護状況では，患者は責任ある成人のケアと指導下にある依存者の役割を続ける」（Orem/小野寺, 2001/2005, p.345）と表現している。

　先に述べたように，人間は，生後数年の間，生きるために必要な食べること・動くこと・環境を整えることなどに手助けを必要とする存在である。そのため，こどもは，生きるすべを持つ大人と比較した場合は未熟な存在と表現されることが多い。しかし，こどもは，周囲からの手助けを受けているだけでない。

　誕生から親をはじめとする人・社会・モノなど環境との相互作用の中で，こども自ら日常生活の体験（学習・遊び）を通して学び・体得し，それぞれのこどものペースで生きていく力を発達させることができる存在であると考える。そのため，周囲の大人は，こどもの力を発揮できるような環境を整えることが求められるのである。

3）こどもの生きる力（「生きている力」と「生きていく力」）に着目する

　オレムの前提では，こどもは成長するとともに，意図的行為としてのセルフケアや生活全般の行動や行為をできるようになるために，基本的能力と資質を発達させると捉えている。こどもの持つ能力の根底にある力を考えた際，まず，こどもが生きる力を持っていることを前提とし，それは，「生きている力」と「生きていく力」が合わさって「生きる力」になると考え，以下の通り検討した。

①生きている力

　こどもは，新生児や重い障がいや疾患のあるこどもを含めて，こども自身が持つ力を発揮して生きている存在である。つまり，呼吸をする・消化する・眠る・脈が速くなるといった身体活動や反射・サインなどの反応を示す力を持っている。これらの反応・サインをこどもが今ここに存在するための「生きている力」であると考えた。

②生きていく力

こどもは，生きる力を，認知や自我の発達とともに生活の中でのさまざまな体験を通し，変化させていく。こどもは，今はできなくても，成功や失敗をしながら，将来必要となる「生きていく力」も持っていると考えた。

例えば，先に述べた「生理的微笑」は周囲の大人の反応を引き起こすことを繰り返すことにより，こども自身が親または養育者といった特定の相手を認識し，強い結びつきを示す「人見知り」へと変化するようになり，さらなる愛着行動を引き出すことにつながる。また，出生直後の新生児は第一啼泣により，胎内で行われていた胎児循環から肺循環へ転換する力を持っている。生後間もない頃には啼泣時にチアノーゼを呈することもあるが，やがて呼吸を調整しながら母乳やミルクを飲むことができるようになっていく。1日に何度となく繰り返されることにより，こどもの「呼吸する」力を発達させていく。

こどもはどの年齢においても何もできない存在ではない。こどもが持つ「生きている力」と「生きていく力」に着目して考えると，こどもが主体となる実践につながると考える。今ここに存在するこどもが成長発達の途上にあることを忘れず，行っている支援がこどもの将来にとってどのような影響を及ぼすのか，あるいは，どのようなことを期待して行っていくのか，こどもを対象とする私達だからこそ，常にこの視点を持ち続けておくことが不可欠であると考えている。

3. こどもを考える上で必要な用語と表現

オレムはセルフケアを意図的行為であると述べており，成長発達の途上にあるこどもに適用できるのか検討する必要があった。

①行動・意図性のある行動・行為

行為は，明らかな目的観念または動機を有し，思慮・選択・決心を経て意識的に行われ，善悪の判断の対象となるものとして使われる一方，行動は，人間や動物が示す全体的で観察可能な反応や行いと意味づけられている。こどもは，認知発達途上であり，どの段階から意図を明確に持って行うようになるかの判断が難しいため，こどもの反応やサイン反射を含む意図が明確ではない行いを「行動」と表記した。

また，オレムは意図的行為（deliberate action）を「行動を通じて，現時点では存在しない状況・状態をもたらそうとする意図をもち，またそのことを自覚している個々の人間が遂行する行為をさす」（Orem／小野寺，2001/2005, p.61）と定義している。

こどもの行動は，生得的な身体反応や反射が経験を通して繰り返されるこ

とにより，少しずつ，目的を意識しているように受け取られる行為へと変化するため，やがて，意図的行為につながる行動であるが，異なる表現が必要と考え「意図性のある行動」と表現し，こどもの意図性のある行動とは，「こどもが目的を達成するために行う意思があるように受け取られる意図的行為に発展しうる反応や行動」と定義した。

②成熟

こどものみかたにおいて，「（前略）少しずつ生きていく力を発達・成熟させていく途上にある存在である」ことや「（前略）未来に向けた『生きていく力』を発達・成熟させていく」と表現した。成熟は，身体的な発達・発育だけでなく生きていくための技術・活動の質的変化も含まれると考え，「体や心の成長とともに，持っている能力を広げていくこと」と定義した。

③自立・自律

自立とは「他の援助や支配を受けず自分の力で身を立てること，ひとりだち」（新村，2008）であることを意味する。こどもは他者から適切な支援を受けて自立するという前提にあるため，こどもの自立とは，こどもが他人や社会など周囲からの手助けを受けながらも，その成長発達に伴って徐々に自分の能力（『生きている力』と『生きていく力』）を拡大させ，自分の生活を営んでいくことができるようになることと考えた。

一方，自律は「自分で自分の行動を規制すること，外部からの制御から脱して，自分の立てた規範に従って行動すること」（新村，2008）という意味をもつことから，社会との関係性の中での責任を伴い，自分でコントロールできるようになる意味を持つ。したがって，こどもの自律とは，こども自身が自分の行動について，成長発達に従って徐々に，規則や基準などを基にして考えて行えるようになることと考え，双方の違いに留意し使用することとした。

引用・参考文献
・外務省．（2019）．児童の権利条約（児童の権利に関する条約）．
　https://www.mofa.go.jp/mofaj/gaiko/jido/index.html（検索日2019年8月15日）
・向坊 隆．（1979）．子ども（東京大学公開講座30）．東京大学出版会．
・新村 出（編）．（2008）．広辞苑（第6版）．岩波書店．
・Orem, D. E.（2001）．Nursing-Concepts of Practice（6th ed.）．Mosby, 2001.
・Orem, D. E.（2001/2005）．小野寺杜紀（訳），オレム看護論—看護実践における基本概念（第4版）．医学書院．
・オレムのセルフケア理論を基盤としたこどもセルフケア看護理論の構築全体会議．（2015）．第1回会議録．
・Portmann, A.（1956/1961）．高木正孝（訳），人間はどこまで動物か—新しい人間像のために．岩波書店．

D. こどもセルフケア看護理論の構造と目的

こどもセルフケア看護理論の目的はこどものセルフケア（定義はp.32）に着目し，こどもの主体性を守り，こどものセルフケア能力を十分に引き出す看護を導くことである。それと同時に親または養育者がこどものセルフケアを補完できるように支援することも含まれる。

1. こどもセルフケア看護理論の構成

　理論の基本的な構成は以下の通りである。オレムが展開した3つの看護理論は，「B. こどもセルフケア看護理論の基盤となるオレム看護理論」（p.18）で述べたように，「セルフケア不足看護理論」を説明するための「セルフケア理論」と「セルフケア不足理論」，看護実践の方法を導き出す「看護システム理論」で構成されている。こどもセルフケア看護理論においても，この3つの理論で成り立つ構成［図1-1］は適用したが，全体像として「こどもセルフケア看護理論」とした。「こどものセルフケア」はこども自身だけでは充足されにくいものであるが，こども本来が持つ分化されない能力の時から学習を通してセルフケア能力が充実し身に付き行為へと変わるコアとなる考え方である（第1章「C. こどものみかた」p.23を参照）。

　こどものセルフケア不足について，成長発達期にあるこどもは，それぞれの発達段階において十分にその能力を持つのにも関わらずセルフケア「不足」とされており，こどもを看護する看護者が，日本語の「不足」という言葉の解釈に

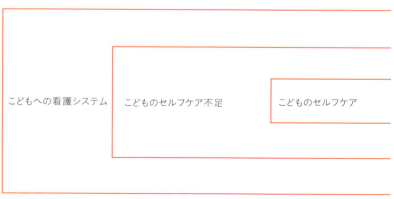

［図1-1］こどもセルフケア看護理論の構成

人格を持った人間としての存在とは異なった響きを感じ，こだわりを持ったことに始まる。

しかし，事実としてこどもは1人では生活することが困難な存在であり，そのこどもの養育者である大人が責任を持って養護することが義務付けられる。それゆえ，不足は不足とするが，親または養育者が行うケアを「こどもに必要なセルフケアを補完するケア」と呼ぶことにした。第4章に述べられている「こどもへの看護システム」(p.115)は，こどもと親または養育者が看護を必要とする場合の看護師が策定した計画や一連の意図的行為（看護支援）を指す。

2. こどもセルフケア看護理論を活用する意義

こどもは大人と比較すると未熟と捉えられる存在であるが，こどもにとってみれば年齢相応に成長発達している場合がほとんどである。発達途上にあるこどものセルフケアは，こどもの養育に責任を持つ親または養育者が補完することが不可欠であり，こどものセルフケア能力は，発達し成熟に向かう。

また，セルフケア能力と共にセルフケア行動も行為へと変化する一方，セルフケア能力が発達途上にあるこどもの養育に責任を持つ親または養育者が補完するこどもに必要なセルフケアは，こどものセルフケア能力と行動の変化に応じて徐々に減少していく[図1-2]（詳細は第2章以降を参照）。

筆者自らの経験でも，こどもができないことを親または養育者や他の支援者によってケアされている時，それぞれの能力自体を見ることなく，漠然とこどものセルフケアが満たされていると判断していた。しかし，こどもセルフケア看護理論によって実践を導くプロセスにより，こども自身のセルフケア能力が存分に発揮できているか，また，こどものセルフケア能力に応じたケアが補完されているかを考え，伝えることができる。さらに，子育てに困難さを抱える家族を理解し，支援する方略を検討することが可能となる。図1-2がさまざまな状態の基本形となるが，第2章と第3章において詳細を示す。

こどもセルフケア看護理論の活用により，看護の専門性と責任が明確にな

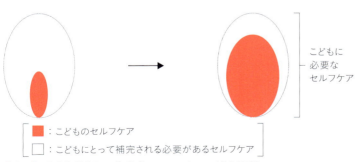

[図1-2] こどもと親または養育者のセルフケアの補完関係

り，親または養育者が果たすべき役割についても伝えることができるようになる
と考えている。また，看護における活用を発端とし，こどもが生活する場でさま
ざまな立場にある人々と考え方を共有することにより，こどもの豊かな育ちにつ
ながることを期待している。

第 **2** 章

こどものセルフケア

A. こどものセルフケア

1. こどものセルフケアとは

1) こどもセルフケア看護理論でのセルフケアの定義と特徴

オレム看護理論でのセルフケアの定義（p.18, 第1章Bの「1. オレム看護理論の基本的な考え方」）を基に，こどもセルフケア看護理論では，こどものセルフケアを，「生きていくためにこども自身が自分のために意図的に遂行しなければならない，人間の調整機能を発達させる中で身につける能力と行動を含めた自発的行為である」と定義する。

こどものセルフケアの特徴として，こどもは当初生きるために，生まれながらに備わっている生きる力により行動する。その後，こどもは成長発達する中で学び，意図性を持つ自発性のある行動へと発達させる。その発達を経て，継続的で複雑であり，かつ，意図的な自発性のある行為へと発達させる。このように，こどものセルフケアは成長発達に応じて発達していくことが特徴である。さらに，こどものセルフケアは，こども自身の状況や置かれた環境等により，一時的に停滞や後退することが生じることも特徴である。こどもは成長発達段階にあり，多くのことを養育者や周囲の人々に依存しながら生活している。そのため，こどものセルフケアは，まずは自分自身のために意図的に遂行できるようになっていくことが特徴であり，他者をケアすることも学ぶ。

2) こどものセルフケア概略図の説明

こどものセルフケアを図2-1に示す。以下に図の概要について説明する。

こどものセルフケアは，その土台に「こどもに生まれながら備わっている生きる力」があり，「こどもの成長発達」「セルフケア能力の発達」が学習を通じて循環し，生活する過程で遂行され，こども自身の意図性も育みながら，セルフケア能力が発達し続けるものである。このプロセスでの重要な点は，こどもが成長発達することだけでセルフケア能力が発達するのではなく，学習を通じて初めてセルフケア能力が発達することである。同様に，セルフケア能力が発達することは，学習と遂行を通して初めて意図的な行為であるセルフケアの発達となる。

つまり，こどもは学習と遂行によりセルフケアを発達させることにより「こどもの成長発達」が促進され，それにより「セルフケア能力の発達」が促される。

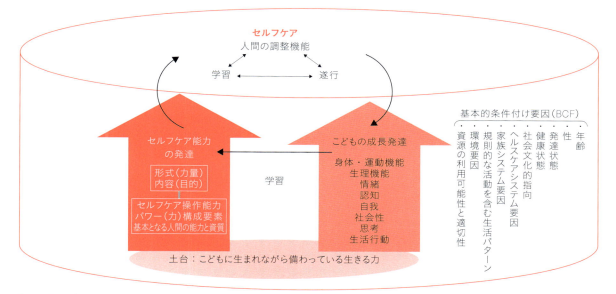

[図2-1] こどものセルフケア

　この循環が，意図的に人間の調整機能であるセルフケアを発達させるためのプロセスである．特に，このプロセスにおいてこどもは，人間としての生活領域を拡大しながら，親または養育者や他者との関わりを通して，道徳性や社会の規則などの"なすべきこととなすべきでないこと"を学ぶ．

　また，基本的条件付け要因（p.39）がさまざまに組み合わさって，自分自身や自分の環境に生じる条件や状況に応じた行為の獲得に影響する．特にこどもの場合，成長発達する中でセルフケアを発達させるため，基本的条件付け要因の中の年齢や発達状態は重要な要因である．家族システム要因は，日々の生活を通して直接こどもと関わるため，こどものセルフケアと密接に結びつくことになる．こどもは道徳性や社会の規則を身に付けることが重要な時期であり，社会文化的志向や環境要因もこどもが成長発達する場（例：国・地域）により異なるため，こどものセルフケアには重要な要因となる．

3）こどもの成長発達と生活

　こどもには，ヒトに備わっているプログラムに則り成長していく身体（諸臓器を含む）・運動機能や生理機能がある．この成長発達に応じて親または養育者や周囲の人々はこどもの日常生活に関わり，その生活への関わりを通し学習することで，こどもは情緒，認知，自我，社会性，思考，生活行動（食事・睡眠・排泄・清潔・衣服の着脱・遊び・学習など）を発達させる．そのため，こどもの成長発達は生活と密接な関わりを持つものである．食べる行動・行為の発達を例として，こどもの成長発達と生活との関連を示す．

［例］食べる行動・行為におけるこどもの成長発達と生活との関連

　食べることには，消化器官の形態の発達，消化酵素の発達，腸内細菌の形成，歯・口・顎という口腔の形態的な成長や機能的な発達が関与する。

　新生児は「こどもに生まれながら備わっている生きる力」により，哺乳を空腹感により開始する。哺乳行動には4つの反射（探索反射，捕捉反射，吸啜反射，嚥下反射）が関わっている。初期の哺乳の中止は満腹感ではなく，乳汁の分泌減少や疲れのためである。生後3か月頃になると満腹感は視床下部にある満腹中枢で感受されるようになる。生後3〜4か月には反射を抑制し哺乳をコントロールする能力がつく。

　この行動のプロセスを経て，こどもに食べる行動の始まりである離乳が開始される。食べる機能を発達面からみると，首がすわりヘッドコントロールができること，哺乳に関する原始反射が消失すること，顎や歯槽骨が発達し，口腔の容積が広がること，乳汁以外を消化・吸収できるように器官が発達することが必要である。また，日常生活の中で目にする周囲の人達の食事光景を見て食べ物に興味を示すことが必要となる。

　獲得した食べる機能が，「自分で食べる」という意図性を持つ自発性のある行動に結びつくためには，空腹を感じる力，食べる意思や食欲，食事のために必要な手の動き，家族や関わる人々との関係性（基本的信頼），食事をする環境（食べる時の安心感，楽しさ）が整っている必要がある。

　成長するにつれてこどもの生活の場は広がり，周囲の人々（保育者，教師，クラスメート，隣人，友人，遊び仲間など）から，多くのことを学び，食べることが意図的な行為となる。

　食べるという行為には，周囲の人々との関わりの中で必要となる，食べること・食べたことへの感謝の気持ちを表すあいさつ（「いただきます」「ごちそうさまでした」）やお祈り，食べる場のルールを守る（座って食べる，自分の物を食べる，食べ物を投げつけない，など）という，社会文化的志向を取り入れた道徳性や社会の規則を身に付ける必要がある。

　さらに，食事前・後の手洗い，歯磨きを行うという健康的に成長発達ができるよう日常生活の中で必要とされる食事と関わる清潔習慣を身に付け，発達させる。

　以上のように，食べる行動・行為の発達は，こどもの成長発達に応じた家族や周囲の人々の日々の生活の中での関わりを通し，こどもが学習することで

発達するものである。

4）こどもの成長発達とセルフケア能力の発達

　こどもの成長発達とセルフケア能力の発達はイコールではない。こどもの成長発達とセルフケア能力の発達との関係を，食べるという生活行動・行為における食べ物の識別や手の活用から説明する。

[例] 食べ物の識別や手を使い食べるセルフケア能力の発達

　食べる行為には，手が大きく関与している。こどもは成長発達するプロセスで，手の運動を獲得していく。新生児は両手を握りしめており，その手に触れるとさらに強くにぎりしめる。生後2か月頃には，自分で握ったり広げたりするようになるが，これらは不随意運動である。その後，こどもは必要な時に手を握る随意運動を覚える。ヒトが手を自由に操ることができるのは，神経が手と脳の間の仲立ちをして，脳が外部からの情報を受け入れて指令を出し筋肉を収縮させるためである。

　こどもの食べる行為は，親または養育者から食べさせてもらうことから始まる。こどもは食べるために口を開き，食べ物を噛み，飲み込むという食べ物を食べさせてもらい食べることを繰り返し学習することで，何が食べ物であるのかを認識する能力，食べ物の見た目や味で自分が食べることができる物や食べることができない物を区別する能力を発達させる。

　また，手の動きが発達し随意運動である5本の指を曲げることで食べ物を自分で「つかむ」，その後には数本の指先で物を「はさんで持つ」ことができるという認識を発達させる。周囲の人々の食べる状況を見て学習することで，食べるためには道具（スプーン，フォーク，箸）を必要とすることを学び，自分の手の動きから自分にどの道具が使えるのかという道具を選択する能力，また，どのように使うのかという使い方の知識に関わる学習を繰り返すことで発達させる。

　このように，食べ物の識別に必要なセルフケア能力や手を使い食べるために必要とするセルフケア能力は，成長発達をしながら，何度も繰り返し学習することにより発達していくものである。

5）こどものセルフケア能力の発達とセルフケア

　前述のように，こどもは成長発達する中で自分に必要なセルフケア能力を発達させる。そして，こども自身が生きていくために意図的に遂行しなければならない人間の調整機能であるセルフケアを学習と遂行を繰り返し行うことで

発達させる。セルフケア能力の発達とセルフケアの発達との関係を食べるという生活行為における道具の活用や食べ物の選択から説明する。

> **[例]食べるための道具の活用や食べ物の順番・量，食べられる物を考え食べるというセルフケア**
>
> こどもは成長発達する中で随意運動である5本の指を曲げて食べ物を「つかむ」という能力を発達させ食べ物をつかむことで食事を行い，スプーンやフォークを握る能力をも発達させることで，物を使い食事をすることを学ぶ。その後には，数本の指の爪先で物を「はさんで持つ」能力，そして，日本人はお箸を持つ能力を発達させる。これらの手を使い食べるというセルフケアは，何度も練習（学習）することを通して脳へ情報を送り，筋肉などの働きを調整して食べるために必要なセルフケアを発達させていく。
>
> 自分自身の手を使い食べる能力を獲得したこどもは，準備された食べ物を自由に食べることができるようになる。自由に食べる学習を通して，こどもは何を先に食べることが自分にとって食べやすいのか，また，いつ水分をとることでスムーズに食べ物を飲み込むことができるのか等について学び，食べる順序やタイミングなどのセルフケア能力を発達させる。また，こどもは，自分がどれぐらいの量を食べることで満腹になるのか，自分が食べると皮膚が痒くなるものや，下痢をしてしまうもの等についても学び，自分が食べても大丈夫なものを選択するセルフケア能力を発達させ，食べ物を選択して食べるという，意図的な行為を行う。この意図的な行為をさらに学習しながら，こどもは食生活としてのセルフケアを発達させる。

6）こどものセルフケアの発達に必要なこと

こどものセルフケアは，身体，運動機能や生理機能の成長発達，また，情緒，知識，認知，自我，社会性，思考等の発達が基盤となり発達するものであり，こどもはセルフケアを日常生活の中で発達させていく。こどもの発達過程においては，セルフケアに必要な技術の獲得が優先される時期があるが，獲得した技術を継続的かつ意図的に実施できるようにするためには，その技術獲得の目的を理解した行動につながるような支援が必要となる。

継続的で，より複雑な行為へと発達させるためには，①日常生活の中で発達させるセルフケアの必要性を理解し，行動すること，②自分自身や自分の置かれた状況に応じた行動ができるという自覚を持つこと，③知識を学び活用するだけではなく，物事を行う時の動機付けを維持し，それを行うために必要

な技術も維持すること，および，④セルフケアの種類を広げ，遂行するために必要な技術を獲得すること，が必要となる。

①日常生活の中で発達させるセルフケアの必要性を理解し，行動できること

[例]歯磨きの目的を理解した行動の獲得

こどもの歯磨きは歯が萌出し始めた時から行われ，初めは親または養育者が歯ブラシで歯磨きを行う。その後，こども自身が歯磨きを行い，親または養育者がこどもの歯磨きが終わった後に確認をし，磨き残しがある部分を磨くというプロセスを踏み，こども自身が歯磨きを行えるようになる。このプロセスの中で，親または養育者は歯の磨き方に関わることが多い。しかし，こども自身が虫歯にならないためには食後に歯間の食べ物のカスをなくすことの必要性を理解し，自発的な歯磨き行動を獲得すること。

②自分自身や自分の置かれた状況に応じた行動ができる自覚を持つこと

[例]腎臓病のこどもの水分・塩分制限

腎臓病のこどもの場合は，食事や間食において，水分量や塩分を多く含む食べ物が制限される。そのため友達と一緒におやつなどを食べる時には，友達と同じ内容の物を食べることができず，水分や塩分のコントロールを必要とする時がある。そのコントロールは自分自身で行う必要があり，行うことができるという自覚をこどもも自身が持つこと。

③知識を学び活用するだけではなく，物事を行う時の動機付けを維持し，それを行うために必要な技術も維持すること

[例]手洗い

幼稚園で食事の前の手洗いの必要性と方法を学び，手洗いを行うということだけではない。手洗いを行うことが，自分の目標であるサッカーの試合に出場し優勝するために必要な体調管理につながることをこども自身が理解することで，手洗いの動機付けが維持される。それにより，感染予防のために必要な手洗いの時期と確実な方法（使用する石鹸，手洗いの方法・時間など）を用いて，手洗いを続けること。

④セルフケアの種類を広げ，遂行するために必要な技術を徐々に獲得していくこと

[例]自分が食べたい食べ物を食べることとそれを食べるための技術の獲得

食べやすいように刻まれたステーキを食べていたこどもが，刻んでいない1枚のままのステーキを自分で食べたいと思った。ステーキを食べるために，フォークとナイフなどのように使うことで，食べやすいようにステーキ

A．こどものセルフケア　37

を切ることができるのかを自分で考え, フォークとナイフの使い方の練習を繰り返すことにより, 徐々に上手く使えるようになっていくこと。

引用文献
・Orem, D. E.(2001/2005). 小野寺杜紀(訳), オレム看護論—看護実践における基本概念 (第4版). 医学書院.

参考文献
・東 洋, 柏木恵子, ヘス, R. D.(1981). 母親の態度・行動と子どもの知的発達—日米比較研究. 東京大学出版会.
・小林昭夫. (1988). 消化器系の発達〔発達小児科学2〕, 新・育児顎読本(pp.55-59). 日本評論社.
・久保田 競. (1982). 手と脳—脳の働きを高める手. 紀伊国屋書店.
・Orem, D. E.(2001). Nursing-Concepts of Practice(6th ed.). Mosby.
・洲鎌盛一. (2005). 小児の摂食・嚥下障害 病態生理, Journal of Clinical Rehabilitation, 14(12), 1080-1085.

B. こどものセルフケアにおける基本的条件付け要因

1. 基本的条件付け要因とは

　基本的条件付け要因とは，セルフケア実施能力に影響を及ぼす，もしくは必要なセルフケアの種類と量に影響を及ぼす，ケアの受け手の内的・外的要因をいう。これらの要因には，人間の状態，文化的要素，環境状況，社会，文化的状態などを含んでいる。基本的条件付け要因には，**表2-1**の10の要因がある（Orem/小野寺，2001/2005, p.228）。

　上記の要件には，一定の影響を及ぼすものと，急激に変化する影響を及ぼすものがある。これらの要因の変化は，ケアの受け手にのみ影響するのではなく，ケアを提供する側の用いる手段やケアの内容にも影響を及ぼす。さらに，要因間でも相互に作用しあう特徴がある。

2. こどもセルフケア看護理論における基本的条件付け要因

　こどものセルフケアは，「生まれながら備わっている生きる力」を土台として，成長発達，セルフケア能力，セルフケアが，生活の中で学習されながら循環し，発達し続けるものである（p.33[図2-1]）。セルフケアの獲得には，こども自身のセルフケア能力とそれを補う親または養育者の補完が必要である。こどもにおける基本的条件付け要因は，こども自身のセルフケアの獲得に影響を及ぼすが，親または養育者が補うセルフケアの内容や量にも影響を及ぼす。

　例えば，「食べる行為」は，こどもの探索反射や吸啜反射等により開始する。さらに親または養育者がこどもの啼泣などに合わせて授乳をすることで，こど

[表2-1] オレムの基本的条件付け要因

①年齢	⑥ヘルスケアシステム要因
②性	⑦家族システム要因
③発達状態	⑧規則的な活動を含む生活パターン
④健康状態	⑨環境要因
⑤社会文化的指向	⑩資源の利用可能性と適切性

[Orem, D. E.(2001/2005). 小野寺杜紀（訳），オレム看護論—看護実践における基本概念（第4版）(p.228). 医学書院.]

もは哺乳による満腹感を学習し，やがて意図的に自分で食べるという行為を身に付けていくことができる。こどもの吸啜力が弱い場合には，親または養育者が哺乳に用いる乳首の開口部の広いものを用いて授乳するなど，こどもの状態を補うことが必要となる。そうすることで，吸啜力が弱いという身体的な状況があったとしても，補完されることで満腹感を学習できる。

このように，生活に必要な行為は，もともと備わっている生得的な能力を基盤に，健康状態，社会文化的志向，こどもを補完する親または養育者の日常的な関わりや環境などの影響を受けて学習される。

こどもセルフケア看護理論における基本的条件付け要因は，オレム看護理論と同様であるが，以下にこどもにとって特徴的な内容について項目ごとに説明する。

①年齢，③発達状態

こどもの年齢は出生からの期間を表し，成長発達を含む対象のありように大きく影響する。また発達状態には，在胎期間も影響することがわかっている。

こどもは，年齢や発達状態によって獲得している身体的機能が異なり，それにより親または養育者が補うケアの内容・方法が異なる。こどもの発達には，ある経験や刺激が与えられたとき，その効果が最もよく現れる臨界期がある。この時期の関わりは特に有効に発達に寄与し，逆にこの時期を逃すと獲得に非常な時間を要する特徴がある。

例えば，離乳食では，生後6か月をめどにつぶしがゆを少量摂取するところから開始し，徐々に食形態を変え，量を増加する。12か月頃には常食を摂取できる能力を獲得する。何らかの理由で生後6か月に離乳が開始できなかった場合，離乳の完了までに数年を要することもある。このようにこどもの発達には，最も獲得しやすい時期がある。

現在の発達状態は，その後の成長発達やセルフケアの学習や遂行に影響を与えるため，セルフケアの獲得のためには，発達状態の把握は必須である。こどもの成長発達およびセルフケアに関連する生活行動は，ある一時点での評価だけではなく，経時的に評価する必要がある。年齢からおおよその発達状態を予測することはできるが，デンバー発達判定法や遠城寺式乳幼児分析的発達検査法などを用いて，客観的に評価をする必要がある。

さらに，発達状態を捉える指標として，エリクソンが唱えた各発達段階に特有の課題がある。乳児期の課題は基本的信頼，幼児期早期は自律性，遊戯期は積極性，学童期は勤勉性，青年期は自我同一性である。例えば，学童期に病気で長期入院するこどもは，生活環境が変わり，生活の中心が治療になってしまう。そのことにより，それまでの学校生活で得られていた勤勉

性を獲得する機会を逸してしまうリスクが生じる。入院中であっても，治療を考慮した1日の過ごし方のスケジュールをこどもと計画したり，入院生活でも何か役割を持ったり，達成感を感じることができるよう調整したりすることで，入院中であっても発達課題に取り組めるよう工夫することが必要である。

こどもの発達状態を知ることは，こどものセルフケアの発達を促すうえで，支援する内容，方法の検討のために重要である。

②性

性別は，男女で表現される。性別には，生物学的性別と社会的性別の2つがあり，生物学的性別は主に遺伝子によって決定され，社会的性別は，性の自己認識，性役割などによって規定される。

幼少期は，生物学的性別を基に，親または養育者から男の子，女の子として養育される。集団生活の中でも先生などの大人による関わりや，こども同士のやり取りの中で性別を意識する場面が増える。そのような中，排泄・衣服の選択や着脱，遊びなどの生活行動を発達させるため，性別はセルフケアの獲得過程に影響を与えている。

年齢が上がるにつれ，こどもは社会的性別も意識するようになり，自己の性や性役割などを意識するようになる。性認識は，3～5歳頃より家庭内の親子関係の中で，意識するようになるといわれるが，近年はひとり親家庭や同性婚，養子縁組など家族構成や関係性が多様化しており，必ずしも父親や母親の影響から性役割を認識するとは限らない状況がある。

また，中には幼児期より性別違和のこどもがいることも示されている（大滝，2016；康，2017）。思春期には，二次性徴の発現に伴い身体的に大きな変化が起こり，心理的にも不安定になりやすい特徴がある。思春期以降，性別違和のこども達は，心身のアンバランスが生じやすく，その違和感がトランスジェンダー，性同一性障害として表現されることもある。そのような性別違和は，こども自身の振る舞いや衣服の選択などの生活行動のそのものに影響を与え，セルフケアの獲得にも影響することがある。

④健康状態

こどもの健康状態は，成長発達およびセルフケア能力の発達に影響を及ぼす。先述したように，こどもの成長発達には臨界期があるが，健康状態の悪化により効果的に関わることのできる時期を逸することもある。しかし，健康状態の回復により，成長発達が再びみられるようになることも多い。

［健康状態悪化の場合］

健康状態が悪化している場合，疾患や障がいがある場合，どのような疾患によって身体的にどのような状態であるか，また日常生活にどのような変化が生じているか，こども自身が行っていた生活行動に変化はあるかなど，健康状

態とその影響を知ることはこどものセルフケア能力を知り，補うために重要である。

例えば，今まで着替えは1人でできていたが，喘息発作など一過性の健康状態の悪化により，できない状態になり支援が必要になることがある。そのような場合には，健康状態が回復すると，また自分でできるようになっていく。しかし，喘息発作を起こしている時も，楽な姿勢を自ら取ろうと工夫したり，薬剤を吸入して状況を改善しようと試みたり，セルフケアができている部分もあることを把握する必要がある。

[生まれながらに疾患や障がいを有する場合]

こどものセルフケアは，「生まれながら備わっている生きる力」を土台として発達していくが，生まれながらに疾患や障がいを有する場合には，「生まれながらに備わっている生きる力」が影響され，成長発達やセルフケアの獲得過程に影響することもある。たとえ疾患や障がいを有していても，個々のペースで成長発達し，セルフケアを獲得していけるよう，親または養育者もしくはケア提供者の支援がより重要となる。

何らかの障がいにより発達が遅れ，着替えをするための行動が未獲得である場合には，着替えに必要な行動についてどこまでできているかを把握し，身体的な状態を見ながら，徐々に獲得できるように個に合った支援を続けていく必要がある。

[健康状態による精神的変化]

さらに，こどもは，健康状態によって精神的に変化することがある。すでに獲得した能力や行動でも，体調の変化に伴い支援が必要な状況が生じることがある。

例えば，トイレトレーニングが完了したばかりのこどもが，疾患により入院したことで，尿意を教えることがなくなり，オムツへの排泄に戻ってしまうことは，年少児の退行現象としてよく見られる。その場合には，退行の原因と考えられる身体的な状況の回復と精神的な苦痛の緩和を待って，緩やかにトイレトレーニングを再開することで，再びトイレに自ら行くことができるようになる。

学童以降では，健康状態によってイライラしたり，ふさぎ込んだり，家族や看護者に強く当たったりすることがある。入院が長期に及ぶ慢性疾患のこどもでは，身体的な苦痛だけでなく，今まで自分でできたことができない無力感や病気になる前の自己イメージの崩れ，今後への不安などから，精神的に不安定になることがある。親または養育者，ケア提供者に依存的になることもある。こどもの精神的状態を把握し，治療の見通しを持てるよう関わりながら，身体状況に合わせて自分でできることはなるべく行ってもらう関わりをすることで，こどもの達成感を維持し，可能な範囲でセルフケアの維持を図ることができ

る。

　また，内服等を続けながら長期療養する場合，自分の健康状態の維持や管理に関連したセルフケアは，年齢に応じてこども自身が行っていけるよう，親または養育者もしくはケア提供者が関わる必要がある。

⑤社会文化的指向，⑨環境要因

[生態学的モデル]

　こどもは周囲の環境に大きく影響を受ける。ブロンフェンブレンナー（Urie Bronfenbrenner）は，こどもを取り巻く環境を生態学的モデルとして示し，こどもを直接的に取り巻く環境を「ミクロシステム」，家庭と学校間や家庭と病院間などのこどもを取り巻く相互関係のシステムを「メゾシステム」，その外側に，教育，政治，マスメディアや親の職場などを指す「エクソシステム」，さらにその外側に文化や価値などの「マクロシステム」があり，こどもの生活は，ミクロシステムからの直接的な影響だけでなくより広いシステムから間接的に影響を受けていることを示している（Bronfenbrenner/磯貝，福富，1979/1996）。

　例えば，食べるという行為の獲得について，こどもの月齢や嚥下機能の発達に合わせ，親または養育者によって離乳のためのケアが開始される。同時に通園している保育園等においても同様に離乳のためのケアが行われ，こどもは食べる行為を徐々に獲得していく（ミクロシステム）。その間，家族と保育園では，こどもの食べる行為に関する情報交換が行われ，両者がこどもの食べる行為の獲得状況に応じた関わりを継続することができる（メゾシステム）。その食べる行為の獲得のためのケア内容は，厚生労働省の「授乳・離乳支援ガイド」（厚生労働省，2019）など国の方針を受けて随時更新され（エクソシステム），さらには日本の食文化の中で，離乳食のメニューにお米が用いられるなど（マクロシステム），本人や家族の意識に関係なく環境の影響を受けながらセルフケアの獲得をしていることになる。

[社会文化的指向]

　文化には，文化の成員に物の考え方やどういう場合にどう振舞うかといった行動の準則を表示する機能，意味構成機能，成員に一定の行動をとるように動機付ける機能，特定の事象や行動に特定の感情をもよおさせる機能があるといわれている（箕浦，1990，p.58）。

　近年は，日本国内でも他国で育った多くのこども達が生活しており，こどもが持つ文化的背景が異なることも珍しくない。穀物を食べる習慣がない文化や豚肉は一切に食さないなどの文化的背景を持つ場合には，上記の離乳食の進め方も大きく異なってくる。こどもを支援する者は，ある文化の一般的な特徴を理解するだけでなく，個人や家族員それぞれの自己概念と価値体系の中に内在化した文化的要素を知った上でケアを提供する必要がある。

［日本の文化的特徴］

　日本人には，対人関係の文化的な特徴として，他者を準拠点として，自分の行動を決める特徴がある。それに対し米国人は，自己が行為の基本単位であり，意思決定を担う主体であるため，自己の意思・感情を準拠点として対人行動が決められていく（箕浦，1990, p.19）。セルフケアの獲得には，意図的な自発性のある行動を生活の中で学習しながらセルフケア能力を高めていくことが必要なため，他人との同調を重んじたり，家族の中でも個の意思よりも全体の意思を重んじる傾向にある日本的な文化の中では，こどもの自発的な行為が育ちにくいことが懸念される。親または養育者そしてケア提供者がこどもの自発的な意思を表出しやすい環境を意識的に創出すること，またこどもの自発的な意思を尊重できる子育ての在り方を推奨していくことが必要であると考える。

　例えば，採血を行う場合，こどもの年齢に応じてその必要性を伝え，こどもが納得した上で，どちらの腕から採血するかを選択してもらう。また，こどもの病気に関する説明を親または養育者のみにするのではなく，こども自身にも理解できるように説明し，自分の思いを表出する場を設けるなど，看護者が意図的にこどもの自発性，主体性を育てる関わりをしていく必要がある。

［人的環境］

　こどもにとって重要な人的環境として，友人などの重要他者の存在がある。集団生活をしているこどもにとっては，その存在がとても重要になる。例えば，慢性疾患で入院しているこどもが，学校の友人との手紙のやり取りを原動力にして治療や療養生活に向き合うなど，親または養育者やケア提供者ではない，重要他者の存在がこどもを支え，セルフケア行動にも影響を及ぼすことがある。

⑥ヘルスケアシステム要因，⑩資源の利用可能性と適切性

［こどもに関わる法律］

　日本のヘルスケアは，母子保健法，児童手当法，育児・介護休業法，予防接種法，学校保健法，児童虐待防止等に関する法律，少子化対策基本法等さまざまな関連法規があり，健康なこども達が健全に成長発達できるようこれらの法律がこども達の健康を保証している。

　一方，児童福祉法や次世代育成支援対策推進法，結核予防法，精神保健及び精神障害者福祉に関する法律は，疾病や障害のあるこども達への支援が規定されている法律である。

　対象となるこども達がどのようなシステムを活用しているか，また活用できていないかという視点で，現在のこどもの健康を支えるシステムを把握する必要がある。上記のような法律は，年々変化している。こどもに関わる専門職は，

関連する法律に関して，最新の知識を常に持っている必要がある。

[こどもに関わるヘルスケアシステムおよび資源]

こどもが活用するヘルスケアシステムおよび資源には，自治体や医療機関で行う健康診断や，発達相談などがある。健康問題がある場合には，さらに治療で通っている医療機関，リハビリテーション施設などが追加されるかもしれない。近年では，地域包括システムが重要視されており，こどもが利用する1施設だけにとどまらず，地域の医療機関や学校，保健・福祉機関などと共同してこども達の健康を支えていくシステムができつつある。こどもに関わる専門職が，こども達の周辺にどのようなヘルスケアシステムがあり，それらがこどもにどのように機能しているか，またどの程度活用されているかを把握することは，こども達の医療状況を把握するために重要である。

さらに，親または養育者およびケア提供者は，こどもの健康回復，維持・増進のために利用可能な資源は何かを把握する必要がある。特に年少児においては親または養育者が資源に関する情報や知識を持つことができるよう，専門家がこどもにとって有用な資源の情報を提供できなければならない。

そのうえで，親または養育者，ケア提供者は，活用している資源が現状のセルフケアにどのような影響を与えているかをアセスメントし，将来に向けて有効な資源の活用を定期的に検討しながら，セルフケアの発達を目指していく必要がある。

⑦家族システム要因

こどもにとって家族は，最も直接的な環境として重要なものである。家族は，個人の集まりではなく，相互に影響し合いシステムを形成している（第5章p.134）。オレムは，家族を集団として捉え，個人は家族集団内の文化的基準を学習し，セルフケア習慣を学習すると述べている。

⑧規則的な活動を含む生活パターン

こどもは，幼児期より基本的生活習慣を身に付け，その中でセルフケア能力を発達させていく。基本的生活習慣は，人がその文化の中で生活していくために必要な基本的なセルフケア行動である。こどもは，周囲の模倣からその行動を身に付けようとし，身体的，心理社会的な発達に伴って，行動を獲得していく。さらにこどもはその行動の意味も徐々に学習し，生活する社会に合ったセルフケア行動を身に付けていく。こどもがセルフケア行動を身に付け，習慣化・パターン化した行動となっていくためには，親または養育者からの学習が必要である。学習のスタートは模倣であるが，こどもが模倣しやすいように親または養育者がモデルを示すなど，ある程度意図的な関わりが必要である。望ましくない生活パターンを持っている場合，もしくは，一定の生活パターンを持っていない場合には，健康問題や発達上の課題，さらには問題行

動等につながるリスクもある。

　また，こどもには，朝6時に起きて，朝食を食べ，身支度を整えて，7時半に学校に行く。16時に学校から帰ると週3回は習い事，帰宅後に夕食を食べ，お風呂に入って21時過ぎに就寝する，などのおおよそ規則的な生活のパターンがある。近年，日本では，こどもの遅寝の問題が言われており，その影響として食生活の乱れや，肥満，学力の低下などへの影響も指摘されている（鏡森，濱西，関根，2003；橋本，三沢，2012）。健康問題との関連も含め，こどもの生活パターンの把握は重要である。

　こどもをアセスメントする際には，発達状態に合わせ，どのような生活行動が身に付いているか，どのような生活パターンを持っているかを把握し，より望ましい生活を送ることができるよう，年齢に合わせてこども自身，親または養育者への支援することが必要である。

引用文献
・Bronfenbrenner, U.(1979/1996). 磯貝芳郎，福富護(訳)，人間発達の生態学─発達心理学への挑戦(pp.3-46). 川島書店.
・橋本和幸，三沢元彦. (2012). 小学生の睡眠習慣および食事習慣と学力の関連・小学生の睡眠・食事習慣と学力の関連，了徳寺大学研究紀要，6, 37-50.
・鏡森定信，濱西島子，関根道和. (2003). 小児期からの総合的な健康づくりに関する研究. 医報とやま，1328, 5-7.
・康　純. (2017). 性別に違和感がある子どもたち─トランスジェンダー・SOGI・性の多様性(pp.26-35). 合同出版.
・厚生労働省「授乳・離乳の支援ガイド」の策定について.
　https://www.mhlw.go.jp/shingi/2007/03/s0314-17.html(検索日2019年8月15日)
・箕浦康子. (1990). 文化のなかのこども. シリーズ人間の発達6，東京大学出版会.
・大滝世津子. (2016). 幼児の性自認─幼稚園児はどうやって性別に出会うのか(pp.165-198), みらい.
・Orem, D. E.(2001/2005). 小野寺杜紀(訳)，オレム看護論─看護実践における基本概念(第4版)(p.228). 医学書院.

参考文献
・土居健郎，キャサリン・ルイス，須賀由紀子，松田義幸. (2005). 甘えと教育と日本文化 幼児・初等教育の将来─日米比較の観点から. PHP研究所.

c. こどものセルフケア能力とその発達

1. こどものセルフケア能力

　こどものセルフケア能力は，出生の頃から備え持っている力を土台として，幼児期，学童期，思春期と時間の経過とともに，身体が大きくなり，機能も発達していく中で周囲の環境や人との関係，自分自身の意思や意欲によってさまざまな力を獲得し発達させていく。

　こどもは生まれた時からセルフケア能力が備わっているが，発達途上にあるため，自分自身が生活する文化・社会的状況においてセルフケアを実践，継続していくには，ある一定の期間，親または養育者の存在が不可欠となる。そして，親または養育者の力を借りて，こどものセルフケア能力では満たされない部分を補っていく。通常，こどもにとって補完される必要があるケアを行う能力は，こどもがセルフケアを継続するうえで援助を必要とするこどものニード（量・質）を補うものである。

　セルフケアを卵の図で説明すると，図2-2のように，卵の全体は，「こどもに必要なセルフケア」であり，黄身は，「成長発達とともに変化するこどものセルフケア」であり，白身が「こどもにとって補完される必要があるセルフケア」であり，依存的ケアと呼ばれる。

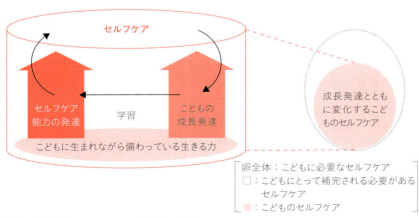

[図2-2] こどものセルフケアと卵の図の関係

2. こどものセルフケア能力の発達とセルフケア

　こどものセルフケア能力の発達は，成長発達とともに変化していく[図2-3]。新生児は，生得的能力（土台となる生きる力）を持っているが，親または養育者の新生児へ応答する能力によってその多くが支えられている。乳幼児になると，心身の発達に伴って経験を繰り返すことで学習し，技能として身に付けたセルフケア能力とセルフケア（黄身）が増えていく。この時期のセルフケア能力は，発達の途上であるがゆえに，あたかもセルフケアを獲得したかのような生活行動を示すこともあるが，意図的行為としての遂行である場合もあれば，そこまで至っていないこともある。この時期，セルフケア能力を社会や文化に適した行動として遂行していくには，能力は獲得したが意図的ではないがゆえに黄身が小さく，まだまだ親または養育者から補完されるセルフケア（白身）を必要としている。学童になると，生活範囲の拡大とともに学習能力は一層増し，社会生活を送る上での基本的なセルフケア能力を獲得し，状況に合わせたセルフケア行動が取れるようになっていく。黄身の部分は，セルフケア能力のみならず，意図的行動であるセルフケアも徐々に発達するため，補完される必要があるセルフケア（白身）は少なくなっていく。

　セルフケア能力の発達においては，こどもにとって補完される必要があるケアを行う能力となる親または養育者が，こどものセルフケア能力を理解し，こどもができるように，できる方法を考え，調整しながら意図的に関わっていくことが重要であり，こどものセルフケア能力と補完される能力とのバランスを査定していくことが必要となる。

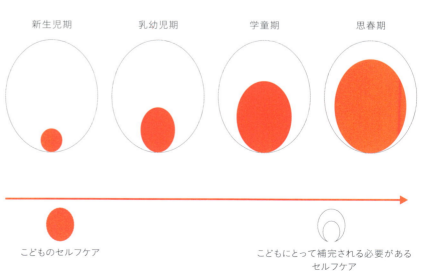

[図2-3] こどものセルフケアとこどもにとって補完される必要があるセルフケアとの関係

こどもは，その社会・文化の中で自分らしく生きられるように，成長発達を通して学習することにより獲得した自己のセルフケア能力とセルフケアを発達（黄身の増加）させていく。そして，最終的にはこどもにとって補完される必要があるケアを必要としない生活が確立できる。しかし，セルフケア能力の発達に遅れや障がいがある場合は，こどもにとって補完される必要があるケアにより補完されながら，セルフケアの学習とセルフケア能力の発達を続ける。

3.セルフケア能力の2側面

オレムは，セルフケア能力の概念化の過程で，セルフケア能力には，形式（form）と内容（content）の両側面を持つと述べている（Orem/小野寺，2001/2005, p.237；Dennis/小野寺，1996/1999, pp.71-78）。

［セルフケア能力の形式（セルフケアを行う力）］

セルフケア能力の形式は，セルフケアの意図的行為に不可欠な能力であり，セルフケアを継続的に実行するため，必要な知識を獲得し（評価的操作），それを行うかどうか意思決定し（移行的操作），継続して実行する（生産的操作）能力である。このセルフケア操作をどのように行っていくのかを，セルフケア能力の3つの構成要素（基本となる人間の能力と資質，力（パワー）構成要素，セルフケア操作能力）として構造化している。

［セルフケア能力の内容（セルフケア要件を満たす力）］

2つ目の側面であるセルフケア能力の内容は，「こどもに必要なセルフケア」を満たすため，セルフケア要件の各カテゴリーに示される特定のセルフケア要件を満たす行動をする能力である。

セルフケア能力の形式と内容の2つの側面は直接的な連関を持ち，どちらも発達に伴って経験し，学習することによって獲得されていく。こども達は日常の生活の中で，事故や損傷から身を守る方法，食物・水の摂取，排泄，休息と睡眠，孤独と社会的相互作用などに関する習慣を教えられて学び，自分の属する社会集団の道徳性を身につけることを学ぶ。こどもは，この学習により，セルフケア能力の内容となる行動をする能力を身に付け，セルフケア行動を意図的に行う中で，形式の構成要素となる意図的なセルフケア行為をするための力を発達させていく。

4.セルフケア能力の形式の構造

セルフケア能力は，基本となる人間の能力と資質，力（パワー）構成要素，

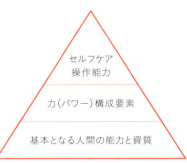

[図2-4] セルフケア能力の構成要素と構造
＊筆者注：ここでのセルフケア能力は形式側面をいう。
[Gast, H. L., Denyes, M. J., Campbell, J. C., Hartweg, D. L., Schott-Baer, D., Isenberg, M.(1989). Self-care agency：conceptualizations and operationalizations. Advances in nursing science, 12(1), 27.]

セルフケア操作能力の3つの構成要素から階層化されて示されている[図2-4]（Gast et al., 1989）。

　基本となる人間の能力と資質は，セルフケアだけではなく他の意図的な行為を行う場合にも作用する最も基本的なもので，例えば，感覚，知覚，記憶などのように生理学的，心理学的に明らかにされている人間の機能などが含まれる。

　力（パワー）構成要素は，人がセルフケアを行うことを可能にするための力であり，10項目挙げられている。この力（パワー）構成要素は，基本となる人間の能力と資質と，次のセルフケア操作能力を仲介する性質を持つものである。

　セルフケア操作能力は，具体的にセルフケアを行う際に必要とされる能力で，評価的・移行的・生産的な3つのセルフケア操作能力である。

　これらセルフケア能力の3つの構成要素は，どのようなセルフケアを行うかによって複雑に関連し合い階層的になっていくと捉えることができる。

　以下，各構成要素について説明する。

1) 基本となる人間の能力と資質

　基本となる人間の能力と資質は，セルフケア能力に限らず，人のあらゆる種類の意図的な行為に携わるために必要とされる基本的な潜在能力である。これには，人間の感覚，知覚，記憶，オリエンテーションなどが含まれる（Gast et al., 1989）。例えば，こどもが食べ物をスプーンで口まで持っていき，口を開け，取り込み，咀嚼をして，嚥下をする，という食事に対する意図的な行為に携わるために口を開けたり，咀嚼，嚥下をしたりすることは基本的な潜在能力である。この能力には個人の興味や価値といった他の潜在能力や性質も含んでいる。

　オレム看護理論では，バックシャイダー（Joan E. Backscheider）の成人糖尿病

外来患者の調査リストをもとに5つの能力と資質が示されている（Orem/小野寺，2001/2005, pp.242-243；Dennis/小野寺，1996/1999, pp.71-78；Nursing Development Conference Group, & Orem, /小野寺, 1979/1984）。こどもの基本となる人間の能力と資質については，学童期の糖尿病のこどもを対象とした事例と解説の文献（Pridham, 1971, pp.237-246）を参考に検討した。この事例は，糖尿病性アシドーシスの治療のために入院している10歳の学齢女児に，自己管理責任を負うことを教えるための準備状況を評価し，その妥当性について検討したものである（事例の概略はp.56を参照）。

①選定された基本的能力

すべての行為の基本となるもので評価的操作の遂行に影響する。セルフケアを学習するためには，その準備状況として生理学的発達や認知発達，精神運動発達などが評価されなければならない。例えば，インスリン注射のための視覚確認（知覚作用），実施行為のための神経筋肉協調運動の発達などが事例では挙げられている。

②思考し実行する能力

生活状況の中での思考と推論，および正しい判断と意思決定に影響する能力で学習技能，コミュニケーション力などが含まれる。事例では，検査結果の判断や投与量の決定，病気の性質や事態の予測などの理解のための認知的思考，学習レベルなどが関連している。

③目標追求に影響を及ぼす資質

自己を見つめ，セルフケア能力や特定のセルフケア行為を自分が必要としていることを認め，それを遂行する意欲に影響するものである。自分に合った生活をつくるための自分の身体機能の理解，自分の活動や生活状況の理解，学ぶことの重要性の認識のための自我の強さ，学びへの信頼，協力への意欲，自分で自分のことをコントロールする感覚を持った自律性，発達課題と発達危機（衝動のコントロール，親への依存と自立の関係，自己イメージ等）などが影響を及ぼす。

④重要な方向付け能力と資質

セルフケアに携わる意欲や健康についての関心などで，病気になったことを罰として捉えるような認識がないか，これまでの健康習慣に関する関心，看護者が準備する指導への注目（関心），意図，期待感を持っているか，などが挙げられる。また，問題が起こったときに対処したり乗り越えるためにこどもが持っている自我資源（対処能力や自我供給能力）も重要な能力となる。

⑤条件付け要因

こどもの教育課程への親の参加の程度や性質，親子関係，こどもに関する親のニード，周囲のこどもを見守る環境の有無などが関係している。

これら学齢期のこどもの基本となる人間の能力と資質，条件付け要因を参考に，オレム看護理論のバックシャイダーの調査リストに追記したものが，表2-2である。

しかし，基本となる能力と資質のすべてを5つに明確に分けられるものではなく，重複して確認していくものもある。また，条件付け要因は，基本的能力と資質の全体に影響を及ぼすこともあれば，5つの能力や資質それぞれの内容に個別に影響を及ぼすこともある。看護支援をするにあたっては，この調査リストの内容を，より詳細なアセスメント項目にすることが必要である。今回示したこどものセルフケア能力に関する基本的能力と資質については，さらなる検討が必要である。

2）力（パワー）構成要素

図2-4（p.50）の階層の中間に位置する力（パワー）構成要素は，具体的状況の中でセルフケアを遂行する際にセルフケア操作の遂行を可能にしている人間の力で，セルフケア能力の10の力（パワー）構成要素として示されている（p.54［表2-3］）（Orem/小野寺，2001/2005, p.244）。前述の基本となる人間の能力と資質と，評価的・移行的・生産的セルフケア操作とを仲介する性質を持つものである。セルフケアを実施するために，この10項目の構成要素それぞれが，どの程度発達し能力を持っているか確認していくことが必要となる。

例えば，食事の場面で考えてみると，食べる機能の発達，認知や神経の発達などをもとに，これまでの食べ物を食べると満足する経験から，空腹時には，「食べたい」という欲求を表すことで食事が与えられことを理解していく。また，スプーン，フォーク，箸など，どのような道具を使って食べるとよいかを考え，大きな物は小さくしてから口に運ぶ，熱い物は冷ましてから食べるなど，さまざまな方法を試してうまく食べる手段を知る（評価的操作）。そして，どのようにしたら自分の望む方法で，望む物を口にすることができるか，どのようにすれば周りに褒められるような形で食事をすることができるか，知識と経験を積み重ねていく（移行的操作）。食事の時には，これらの行動を実行することで，自分の求めた食事をして満足感を得ることを達成する（生産的操作）。

そのためには，表2-3にある10の力（パワー）構成要素でいうと，食べたいという欲求を持ち（⑤⑥），フォークを使って食べ物を取り，口に運ぶ動作を調整して口に運ぶ（③⑦⑧）。食事中には，こぼさないことや音を立てないで食べることが求められていることを知り（②），食べるだけではなく，マナーの良い食べ方もできるようになる（⑨⑩），など，セルフケア操作を個人，家族，社会生活に相応する形で統合し，実施できる能力を持つようになる。

[表2-2] こどものセルフケア能力の基本となる人間の能力と資質

条件付け要因・状態	能力と資質				
	選定された基本的能力		思考し実行する能力	目標追求に影響を及ぼす資質	重要な方向付け能力と資質
	Ⅰ	Ⅱ			
遺伝的・体質的要因	感覚　固有受容　感覚受容	注意	理性	自己理解　自覚　自己概念　自己像　自己価値観　自己効力感	方向づけ　時間　健康　他者　事象，物体　方向付ける　人との関係
覚醒状態　発達レベル	学習　基本的信頼　愛着	知覚　気質・感情の傾向　認知機能	操作的思考　認知能力　対処行動		優位順位システムあるいは価値のヒエラルキー　道徳　経済　美　物質　社会
社会的組織　家庭・養育環境　環境要因	運動あるいは仕事　日常生活行動　集団生活	記憶	学習能力　読む　数える　書く　言語　知覚　手先　推論　コミュニケーション能力	自己受容　自己関心　身体的機能の理解・受容　自己のニードと充足への意欲　自立度	興味および関心，習慣，ニード，健康への関心　身体とその部分を使う能力（身体能力の程度）　防衛機制・対処能力（自我機能）　道徳性　自己効力感　自己理解
文化経験	身体とその部分の位置・運動の調整（身体・運動能力）	動機付け・情緒過程の中枢的調整（神経・中枢機能）	思考し実行する上での自己一貫性　意思決定能力	将来の方向付け　意思決定能力	自己および個人的事柄を調整・管理する能力

[Nursing Development Conference Group, & Orem, D. E.(Ed.). (1979). Concept formalization in nursing：process and product(2nd ed.) (p.212). Little, Brown.／Orem, D. E.(2001/2005). 小野寺杜紀(訳), オレム看護論—看護実践における基本概念(第4版) (p.243). 医学書院. ＊こどもの基本となる人間の能力と資質を暫定的に色字で追記した]

　これらの能力は，表現されていることをこどもの一般的発達段階から見ると行動レベルでは取得されていないものも多いが，セルフケアを行為として実施できる状態になるほど，これらの要素が使われていくことが予測される。

［表2-3］オレムのセルフケア能力の10の力（パワー）構成要素

①セルフケア能力としての自己，およびセルフケアにとって重要な内的・外的条件と要因に注意を払い，そして必要な用心を向ける能力
②セルフケア操作の開始と継続に必要なだけの身体的エネルギーの制御的使用
③セルフケア操作を開始し遂行するのに必要な運動を実施するにあたって，身体および身体部分の位置をコントロールする能力
④セルフケアの枠組みの中で推論する能力
⑤動機付け（すなわち，生命，健康，および安寧に対してセルフケアが持つ特徴と意味に合致したセルフケアへの目標指向性）
⑥自己のケアについて意思決定し，それらの決定を実施する能力
⑦セルフケアについての技術的知識を権威ある資源から獲得し，それを記憶し，実施する能力
⑧セルフケア操作の遂行に適した，認知技能，知覚技能，用手的技能，コミュニケーション技能，および対人関係技能のレパートリー
⑨セルフケアの調整的目標の最終的達成に向けて，個別的なセルフケア行為あるいは行為システムを，先行の行為および継続の行為と関連づける能力
⑩セルフケア操作を，個人，家族，およびコミュニティの生活の相応する側面に統合し，一貫して実施する能力

［Nursing Development Conference Group, & Orem, D. E.(1979). Concept formalization in nursing：process and product(2nd ed.)（pp.195-196）. Little, Brown.／Orem, D. E.(2001/2005). 小野寺杜紀（訳），オレム看護論—看護実践における基本概念（第4版）(p.244). 医学書院.］

3）セルフケア操作能力

セルフケア操作能力は，セルフケアを意図的行為として遂行する過程で示されるもので，評価的・移行的・生産的操作がある。

［評価的操作］

評価的操作は，自らのケアによって現在の状況がどうであるか，望ましい状況はどうあるべきか，また，どうすべきか，そのためにできることやどのように達成するのかを知り，理解することを目的としている。経験的知識と技術的知識の両方を探求するために行われる操作である。

［移行的操作］

評価的操作に続く移行的操作は，セルフケア上の事柄に関して内省し，何が望ましいか判断し，意思決定する操作である。この操作は，個人がセルフケア状況について知っていること，セルフケア要件とそれらを充足する方策についての知識と経験，ならびに文化や価値観，自己概念，および意欲に基づくものである。

［生産的操作］

生産的操作は，セルフケア方策を準備し遂行することによって，実際的な結果を達成する操作で，遂行のためのエネルギーや努力が必要とされる。また，その遂行や効果と結果を継続的に分析し，継続や変更の判断をし，決定することである。

前述の10の力（パワー）構成要素は，こどもの発達や学習状況，生活体験

や健康状態により表れる能力も異なる。どのような能力をもち，セルフケア操作に関連しているか，基本となる人間の能力と資質と併せて判断していくことが求められる（p.94）。

セルフケアは学習された行動である。こどもは成長するにつれ，セルフケアを含むさまざまな形の意図的行動に携わるための基本となる人間の能力と資質，力（パワー）構成要素を発達させる。こども達は，生活領域を拡大させながら，自分の環境に生じる条件や状況に応じて行為ができるよう行動のレパートリーを身に付けていく。事故予防，食物・水の摂取，排泄，休息と睡眠，孤独と社会的相互作用などに関する文化的慣習を教えられ，それに従うことを学び，自分の属する社会集団の道徳性を身に付けることを学ぶ。このような学習がセルフケア能力のパワー構成要素という行為に移すための力を発達させ，遂行する操作を通じて，具体的意思決定が行われ，目的が公式化され，生産性が生まれるのである。そして，責任あるセルフケア能力を持つものとしての自己像を身に付けられるように支援され発達していくのである。

引用文献
・Dennis, C. M.（1996/1999）．小野寺杜紀（監訳），オレム看護論入門―セルフケア不足看護理論へのアプローチ（pp.71-78）．医学書院．
・Gast, H. L., Denyes, M. J., Campbell, J. C., Hartweg, D. L., Schott-Baer, D., ＆ Isenberg, M.（1989）. Self-care agency-conceptualizations and operationalizations. Advances in Nursing Science, 12（1）, 27.
・Orem, D. E.（2001/2005）．小野寺杜紀（訳），オレム看護論―看護実践における基本概念（第4版）（p.237）．医学書院．
・Pridham, K. F.（1971）. Instruction of a school-age child with chronic illness for increased responsibility in self-care, using diabetes mellitus as an example. International journal of nursing studies, 8, 237-246.

参考文献
・Backscheider, J. E.（1971）. The use of self as the essence of clinical supervision in ambulatory patient care. Nursing Clinics of North America, 6（4）, 785-794.
・Backscheider, J. E.（1974）. Self-care requirements, self-care capabilities, and nursing systems in the diabetic nurse management clinic. American Public Health Association, 64（12）, 1138-1146.
・Gast, H. L., Denyes, M. J., Campbell, J. C., Hartweg, D. L., Schott-Baer, D., ＆ Isenberg, M.（1989）. Self-care agency-conceptualizations and operationalizations. Advances in Nursing Science, 12（1）, 26-38.
・Orem, D. E.（2001）. Nursing-Concepts of Practice（6th ed.）. Mosby.

Column

学童期の糖尿病をもつ患者が自己管理責任を学ぶための準備状況の評価に関する事例とその解説

事例の状況

1回目の入院の際にインスリン投与と尿検査の手順について指導されていたが，拒否をしていることや，看護師が強要した場合には怒って自己管理を遅らせていることがわかった。時折，彼女は注射手順を巧みに行う能力がある様子も観察されていたが，注射針を故意に汚したりする様子もあった。彼女が注射する前にインスリンの量をチェックすることを指摘されると，「自分の方法でやれないのならしたくない!」と言って激しく反発した。尿検査の値が悪く，不快感と不満を増加させていた後，検査が陰性になると，大喜びで検査結果を見せてきた。

両親との面会を強く望んでいたが，経済上の問題などで面会には来なかった。また，母親は彼女に糖尿病や発達していく体のことについて教えることができないと言っていたが，家族に関わっていた保健師が，両親から頼りにされ，退院後のセルフケアに関する計画に関わることに対して承諾し，学校の先生と連絡を取り始めた。しかし，彼女自身は，指導に対して関心を示さず，スタッフを信用していないような態度も見せていた。

彼女の態度から，自我の機能を高めるためにあたたかくケアされ，導かれるというこどもの価値に対して信頼を得られる人との関係性を持つことを必要としていることが考えられた。そこで，常に処置時には側にいること，同じ人がケアすることを伝え，助けを必要としている時は即座に応えることを徹底した。また，共に1日のスケジュールを書き出し，変更になった時には必ず事前に説明をした。

病気があっても将来の自己に対する認識や，人として適切に発達を遂げていくことができるという情報を提供することで，親との関係性に安心を感じ，身体の状況が安定して来た時，自分の体について学ぶことに興味を示し始めた。また，自分でシリンジを使ってインスリンを抜き取ることができた時，誇りを持っていることを示してきた。地域では保健師が指導と彼女のセルフケアの資源となり，彼女を含めて話し合い，計画を進めていけるようになった。

準備性の分析

10歳の糖尿病のこどもに自己管理をしていくことを教えるに当たり，

まずはそのこどもの準備状況（シリンジを読むための視力，それを確認する認知能力，シリンジに必要な薬液を抜き取ることができる神経筋肉協調運動能力，情報を分類したり区別したりすることができる認知能力，情報を統合して過去の症状や活動の特定の認知構造とこどもの実践と身体機能がどのように関連しているのか，ということに対する理解の全体的な状況を統合する能力，こどもが病院や治療という問題に対処するために必要な自我の強さや自律，信頼と不信といった肯定的，または否定的な態度に関する自我）を分析をすることが大切である。両親が，糖尿病や成長する体の変化についてこどもに直接教えることはできなかったが，それを信頼する保健師に依頼するといった両親の教育課程に参加する程度と質や，判断力のまだ未熟なこどもを支える大人の存在，こどもの期待感や学習したいという意欲等が関わってくる。

参考文献
Pridham, K. F. (1971). Instruction of a school-age child with chronic illness for increased responsibility in self-care, using diabetes mellitus as an example. International journal of nursing studies, 8, 237-246.

D. こどものセルフケア要件

1. こどものセルフケア要件の特徴

こどものセルフケア要件はこどもが健全に生きていくために必要な欲求であり，かつ，欲求を充足する活動である。こどもは日々の生活の中でセルフケア要件が効果的に充足されることによって，心身の構造と機能が健全な発達の過程をたどり，自律した生活をするようになる。逆に，セルフケア要件を充足する能力は心身の構造と機能の状態に影響を受ける。

普遍的セルフケア要件，発達的セルフケア要件，健康逸脱に対するセルフケア要件の3つの要件のうち，普遍的セルフケア要件と発達的セルフケア要件の充足は，こどもの形態的発達，および運動機能，生理機能，認知機能などの機能的発達に応じたニードの充足であり，こどもの健やかな育ちの促進，つまり，セルフケアの発達に関係している。

健康逸脱に対するセルフケア要件の充足は，こどもの形態的発達，および運動機能，生理機能，認知機能などの機能的発達において健康障害やその治療などのために生じるニードの充足であり生命の維持や構造や機能の回復に関係している。

2. セルフケア能力とセルフケア要件

こどもがそれぞれのセルフケア要件を満たすには，親または養育者や周囲の人々から受ける行為や他のこどもの行動や行為を真似すること，教えられること，自分の行動が要件を充足していることに気付くことなどの学習が必要である。セルフケア要件を充足する行動や意図性のある行動を繰り返し経験することによって，こどものセルフケア能力が高まり，セルフケアが発達する。こどものセルフケア要件の充足は，こどもの発達とともに要件を充足する行動と行為が混在し，いずれその多くが行為となる。こどもの心身の発達に伴いその行動と行為はより複雑なものとなり，かつその種類も増加する。

セルフケア能力の二側面である「形式」と「内容」のうち，「内容」は特定のセルフケア要件を充足する行動や行為を行う能力とされている(Orem/小野寺, 2001/2005, p.237)。例えば，普遍的セルフケア要件を充足するためにこどもが必要とする水分量や食事の摂取カロリーなどの具体的な量などの目標，その

ための方法という行動や行為を行う能力である。この能力によってセルフケア要件を充足し、また、セルフケア要件を充足する行動や行為を繰り返し経験することによって、セルフケア能力が高まる。

3.セルフケア要件の充足

こどものセルフケア要件を充足するのは、こども自身、こどもの親または養育者、保育者、施設職員、看護者などである。こどものセルフケア能力に応じ、要件をこども自身が充足することを促され、また、養育者らによって充足される。こどもは充足する方法を学習し自分でできること、できないことを自覚し学習を繰り返す。学習を繰り返すためにはこどもの理解と意欲、および、要件の充足を自分でできたという達成感を得ることが必要である。

健康状態、発達の状態、環境などの要因によってこどもが充足を必要とするセルフケア要件は異なり、例えば、疾病や障がいがない場合は、生命過程を支え、構造と機能を正常範囲に維持し、発達を促進し、健康状態の悪化を予防し安寧を増進する。何らかの疾病を発症し症状が強くみられる時期は、生命過程を支え、構造と機能を維持し、損傷および疾病の影響を調整もしくはコントロール、また、疾病過程の治癒もしくは規制に寄与し、安寧を増進することを生み出すセルフケア要件の充足が優先され、回復の状況や症状の固定化に応じて、発達の促進を生み出すセルフケア要件の充足が調整されることがある。

4.こどもの普遍的セルフケア要件

オレムは、普遍的セルフケア要件について、「ライフサイクルのあらゆる段階のすべての人間に共通にみられるもので、年齢、発達段階、環境およびその他の要因によって変化する。生命過程、人間の構造・機能の統合性の維持、ならびに一般的な安寧に関連しておこる」(Orem/小野寺、2001/2005, p.46)と述べている。

こどもの普遍的セルフケア要件も同様に考えられる[表2-4]が、こどもは運動機能、生理機能、認知機能などの機能的発達の過程にあることから、下記の8つのセルフケア要件を充足する欲求と、こどもの行動または行為は発達に伴い変化する。8つのセルフケア要件を充足することによって、こどもは生命と健康を維持し発達が促進される。

[表2-4]こどもの普遍的セルフケア要件

①十分な空気摂取の維持	⑦人間の生命・機能・安寧に対する危機
②十分な水分摂取の維持	の予防
③十分な食物（栄養）摂取の維持	⑧人間の潜在能力，既知の能力制限，お
④排泄過程と排泄物に関するケアの提供	よび正常でありたいという欲求に応じた，
⑤活動と休息のバランスの維持	社会集団の中での人間の機能の維持と
⑥孤独と社会的相互作用のバランスの維持	発達の促進

＊オレムの普遍的セルフケア要件[Orem, D. E.(2001/2005). 小野寺杜紀(訳), オレム看護論―看護実践における基本概念(第4版)(pp.209-210). 医学書院.]も同様である。

　普遍的セルフケア要件は，こどもの機能的発達と密接な関係がある。そのため，表2-4の①〜⑤において脳神経系と臓器の発達状況はこどもがこれらの要件を充足する能力を決定付けている。こどもの発達過程においては，要件の相互関係とともに，親または養育者による充足との関係もみる必要がある。

　①「十分な空気摂取の維持」において，特に乳幼児期は気管支が細く短いことや気道や胸郭の筋肉の発達が未熟であること，また，肺胞数が成人と同様になるまで数年かかるというような特徴があり，呼吸機能は徐々に成熟していく。また，血液を循環させる心臓の容量は少なく，十分な酸素を細胞に届けるために低年齢ほど心拍数が多い。これらの機能の範囲において自分の力で空気を摂取し循環させる。しかし，空気の摂取を妨げる危険を自ら察知し避けることや有害物質を含まない空気を選択することが困難になりやすいことから，⑦「人間の生命・機能・安寧に対する危機の予防」は，親または養育者によって充足される必要がある。

　②「十分な水分摂取の維持」と③「十分な食物（栄養）摂取の維持」においては，摂食・嚥下機能の発達に伴い，水分や食物を認知し，手あるいは道具で取り，口に運ぶといった一連の統合される機能の発達過程にある。消化器の構造や機能も発達過程にある。また，年齢が低いほど細胞外液量の割合が高く体重当たりの必要水分量が多いという特徴がある。これらの機能の範囲において水分摂取と食物摂取を行う。

　しかし，運動能力や認知能力が発達途上にあり，自ら食物を確保することや安全であるか見極めることは難しい時期がある。また，のどの渇きや空腹を伝えることが難しく，生理的な予備力が少なく水分を喪失しやすいなどのため，⑦「人間の生命・機能・安寧に対する危機の予防」は親または養育者によって充足される必要がある。

　④「排泄過程と排泄物に関するケアの提供」においては，排泄は消化器，

腎臓，皮膚からの排泄がある。幼児期前期までは便と尿の排泄を反射的に行うが脳神経系の成熟による反射の調節と親または養育者による行為の充足によって排泄行動を学習する。皮膚からの排泄物に対しても入浴や洗髪などを通して皮膚を清潔にすることを学習する。

　⑤「活動と休息のバランスの維持」において，こどもの活動は主として遊びと学習である。乳幼児期の遊びの機会は運動能力や認知発達を促し，食事の摂取や排泄行動に必要な機能を獲得する。遊びで体を動かすことは筋肉や骨，神経系の発達を促し安定して立ち続けることや座り続けることができるようになり，また，手で握ることや腕の曲げ伸ばしなどの統合した体の動かし方を身に付ける。また，自分が使用する道具の目的や使用方法を理解する。このようにして食事や排泄を行う時に自立して体を動かすことができるようになる。また，ままごとのようなごっこ遊びは，食事や排泄の時に求められる行動を練習する機会となる。このようにしてこどもは，②「十分な水分摂取の維持」，③「十分な食物（栄養）摂取の維持」，④「排泄過程と排泄物に関するケアの提供」という要件を充足することを学習する。休息の方法である睡眠は，生後は睡眠と覚醒を繰り返すものが，徐々に夜間に眠り日中は覚醒するリズムが確立する。乳幼児期は午睡を必要とする。睡眠と覚醒のリズムは，③「十分な食物（栄養）摂取の維持」のリズムとともに，こどもの生活リズムを形成することに強く影響する。また，睡眠中は休息の時間であるとともに成長ホルモン等が分泌され，発達的セルフケア要件の充足と関連している。こどもは，親または養育者から睡眠が自己の健康と生活に大切なことであることを学習し，質のよい睡眠をとり健康的な活動ができる生活を整えるようになっていく。

　遊びと学習は，⑥「孤独と社会的相互作用のバランスの維持」においては自己と他者を理解することや，他者との関係を調節することにおいて重要な活動である。運動機能の発達に伴いこどもの活動範囲は拡大していくが，危険を察知する認知機能は発達の過程にあるため，⑦「人間の生命・機能・安寧に対する危機の予防」は親または養育者により充足されるとともに自ら充足することを学習していく。

　⑥「孤独と社会的相互作用のバランスの維持」において，乳児は親または養育者によるセルフケア要件の充足を受けて育つ中で基本的信頼感を獲得していく。また，親または養育者との愛着関係が形成される時期にある乳児は，親または養育者以外の人をこわがる人見知りがみられる時期があることや親または養育者との分離に不安を示すが，知的発達とともに不安を示さなくなる。そして，親または養育者および家族以外の大人やこどもとの相互作用の中で，社会性や道徳性が発達していく。他者と関わりを持つ機会は学校や習い事などによって増加し，行動範囲も広がる。学童期から青年期にか

けては友人との関係を大切にするようになるが，関係の取り方においてはストレスが生じやすく，入学や進学に伴う新しい環境により精神的に危機的な時期となる。親または養育者やこどもの活動に関わる大人は，環境の変化に不安やストレスを強く感じるこどもがライフイベントによるストレスに対処する力を持ち発揮できるよう，見守り，必要時に手伝う。こどもはこのような他者との相互作用，および自分だけの活動を通して自己概念を形成していく。これらは，⑧「人間の潜在能力，既知の能力制限，および正常でありたいという欲求に応じた，社会集団の中での人間の機能の維持と発達の促進」と関連している。

　他者との相互作用の方法は直接的な方法ばかりではなくなっており，1人でいてもソーシャルメディアを通じて交流することや情報を得ること，また，発信することが可能である。これによって，⑧「人間の潜在能力，既知の能力制限，および正常でありたいという欲求に応じた，社会集団の中での人間の機能の維持と発達の促進」の充足において友人とのつながりに安心したり関係性を維持することや，必要な情報を得やすいというメリットがある。しかし，自分や周囲の人の情報を安易に発信してしまうような，⑦「人間の生命・機能・安寧に対する危機の予防」においてリスクもあることから，他者との関係形成についても自分でセルフケアが可能となるように学習することが大切である。

5. こどもの発達的セルフケア要件

　発達的セルフケア要件はこどもが発達の原則に沿って発達することを維持・促進するために必要な要件であり，その過程においてさまざまな機能が発達し統合および成熟するために充足されなければならない。乳幼児期は脳神経系の成熟に関連し発達の順序がある。頭部から脚部へ，身体の中心部から周辺部への方向である。発達には決定的に重要な時期である敏感期があるといわれ，初期の経験は重要である。この時期に受ける好ましくない影響によって機能障害が生じることや発達が停滞することがあるが，好ましい環境における発達の過程においては修正されることもある。また，こどもは環境との相互作用により発達する。

　こどもの障がいは先天的なものが多く，乳児期から幼児期にかけて生じる障がいは発達の途上で機能や能力を獲得する前に生じている。このようなこどもは獲得されていない機能や能力の発達に焦点を当てたハビリテーションによって可能な限り自立した生活への支援がなされる。学童期以降は，疾病や事故などのため，それまでに獲得した機能や能力が低下することや機能や能力を失うことが生じ，セルフケアの遂行に影響を及ぼす。社会におけるこ

どもの生活や活動を視野に入れて行われるリハビリテーションや療育によって
獲得した機能や能力は，こどものセルフケア能力を高めることにつながる。

オレムは，発達的セルフケア要件として発達を促進する条件の提供，自己
発達への従事，発達の阻害を提示している（Orem/小野寺，2001/2005，pp.214-
217）。

1）こどもの発達を促進する条件の提供

こども自身がセルフケア要件の充足を調整することが難しい時期は，親また
は養育者が充足する。こどもの形態的発育，粗大運動，微細運動，情緒・
社会性の発現や，認知，感覚の発達の様子をみながら，発達を促進する条
件を提供する。

しかしながら，近年は育児に強いストレスと困難を抱える親または養育者
が増加しており，必ずしも親または養育者が発達を促進する条件を十分にこ
どもに提供できるとは限らない。核家族や共働きの家庭，母子家庭，貧困な
どにあり，かつ，こどもと関わった経験の少ない親または養育者は，こどもの育
ちを教え支えてくれる人やこどもを預けるサービスを得にくいことがある。イン
ターネットから取得した情報を参考に育児を行う親または養育者も多く，情
報を信頼して良いか不安を抱えている。また，超高齢社会においては介護が
同時に必要となることがある。このような親または養育者によるセルフケアの
充足はこどもの発達に大きな影響を与える。例えば，こどもの排泄機能の発
達に関する親または養育者の知識が不十分なために，トイレトレーニングを
始めるにはまだ早い時期にこどもに対し過剰な期待を持ち，こどもがトイレで
排泄ができないことに感情的な反応をしてしまうことが続くと，こどもの情緒に
影響することがある。あるいは，親または養育者が自己のセルフケアを充足し
にくいことが続くと，こどもの育ちやセルフケアに対する親または養育者の関心
や気づきが弱くなり，こどもが親または養育者から十分に世話を受けることが
減少するため，周囲の人によるセルフケアの充足によりこどもの発達を促進す
る条件が提供される必要がある。思春期のように発達段階が変遷する時期
において危機的な状況が生じるなどの必要時には，こどもにとって補完される
必要があるケアの提供者によって充足されることもある。発達を促進すること
はすべてのこどもに必要である。障がいのあるこどもは，発達の速度が緩やか
であり，発達の各側面の速度が一律でないことがあるが，発達を促進するた
めセルフケア要件を補完されることが必要であり，こどもの中の正常性を促進
するための条件を整えることも必要である。本内容についてオレムは7つの条
件を提示している（Orem/小野寺，2001/2005，p.215）が，こどもの場合は表2-5
のように考えられる。

[表2-5] こどもの発達を促進する条件

①生命を維持し人間の構造と機能を発達させる資源
②快適で安心であり養育者との親密感や世話をされている感覚が得られる環境
③知覚喪失および感覚負荷の予防
④情緒的・認知的発達を促進
⑤社会性や生活上必要な行動を経験，あるいは学習する機会
⑥自己を意識する経験
⑦不安，怒りを予防する環境調整

2) こどもの自己発達

「自己を発達過程に意図的に参与させる必要のある要件」（Orem/小野寺，2001/2005, p.215）とされ，こどもが自己に関心を持ち自己を発達させる行動をとる必要のある要件である。こどもは乳児期に自我が発達するにつれて自己を認識し始め，幼児期は自分でできることが増えることから自分の意志で行いたいことが増える。学童期になると自分自身を客観的に自己として捉えるようになっていく。こどもは周囲の人から受けるフィードバック，社会の基準，自分の経験を比較し，最終的に自己に対する意識を形成するようになる。セルフケアの学習の中で，できる自己やできない自己を意識する。親または養育者はこどもが自己を発達させる行動をとるよう促すとともに，自己を肯定的に捉えることができるようにする。本内容についてオレムは8つの行為として提示している（Orem/小野寺，2001/2005, p.215）が，こどもの場合は**表2-6**のように考えられる。

[表2-6] こどもの自己発達

①自己の理解，他者の認識，他者との関係について意識し内省するようになる。
②自己，他者，出来事や生活において生じる感情や情緒を理解し受容するようになる。
③社会で活動できるようになることに関心を持ち才能を自覚し生かすようになる。
④個人的に関わる状況の目標と価値を明らかにするようになる。
⑤自己の役割や理想自己に従い責任を持って生活の行為を行うようになる。
⑥知りたいという願望，愛，創造する喜び，ユーモア，幸福感，スピリチュアリティなどの安定した情緒が持つ価値を理解するようになる。
⑦理想や目標に向かう行動がうまくできないときに罪悪感，自責，葛藤のような否定的感情が生じることを理解するようになる。
⑧自己を理解し道徳性を発達させ，秩序のある生活をコミュニティの中で現実の自己として行い，精神的な健康を促進するようになる。

［表2-7］こどもの発達の阻害

①教育を受ける機会の剥奪
②社会的適応が困難
③健全な個性化の失敗
④家族や友人の喪失
⑤大切な物や役割の喪失
⑥未知の環境へ入ること
⑦健康障害，死の可能性および差し迫った死
⑧貧困

3）こどもの発達の阻害

こどもの発達に好ましくない影響を及ぼす事象や状態により発達の停滞や遅れが生じる。本内容についてオレムは10の事象や状態を提示している（Orem/小野寺，2001/2005，p.216）が，こどもの場合は表2-7のように考えられる。

発達の停滞や遅れが生じる状態は，こどもの発達的セルフケア要件を充足するケアが必要な状態である。他のセルフケア要件を充足することを優先するためにセルフケアを学習する機会が減少したり，セルフケアを遂行しにくいために生じることがある。慢性疾患の長期入院が必要なこどもや混合病棟に入院するこどもは，教育を受ける機会が失われる可能性があり，初めて入院する乳幼児は病院という未知の環境において発達の停滞や遅れを生じる可能性がある。このような状況にあるこども自身が発達の停滞や遅れを予防することや和らげることは困難であり，発達の危機的な状況となりうる。こどもの権利である育つ権利が十分に守られていないときにこどもの発達に停滞や遅れが生じる可能性がある。

6.こどもの健康逸脱に対するセルフケア要件

オレムは健康逸脱に対するセルフケア要件を「遺伝的・体質的欠損や構造的・機能的逸脱とその影響，および医学的診断や治療とその影響に関連して起こる」（Orem/小野寺，2001/2005，p.46）と述べている。こどもの健康逸脱に対するセルフケア要件の充足におけるケアの提供者は，こどもにとって補完される必要があるケアの提供者としての能力を超えるケアが要求されるときは，その提供者自身もケアの受け手としての立場へと移行することがある。あるいは，専門家がケアを提供することになる。

こどもは健康逸脱に対し，病院，クリニック，福祉施設，学校，家庭などで，治療や看護援助，医療的ケア，リハビリテーションに対するセルフケア要件の補完を受ける。急性期の集中治療のように生命過程を支え，構造と機

D．こどものセルフケア要件　65

[表2-8] こどもの健康逸脱に対するセルフケア要件

①健康逸脱の原因となる物理的・生物学的・環境条件に置かれる，健康逸脱が生じている，あるいは生じることが予測される遺伝的・生理的・心理的状態にある時に医学的援助を求め，確保する。
②発達への影響も含めた健康逸脱の影響と結果を認識し注意を払う。
③診断的・治療的処置，予防やリハビリテーションを効果的に実施する。
④発達への影響も含め，診断的・治療的処置，予防やリハビリテーションによる不快や害をもたらす影響に注意を払い調整する。
⑤自分の健康状態と自分に必要なヘルスケアを理解し受け入れ，ヘルスケアを実践する自分を認める。
⑥健康逸脱の影響と治療処置の影響のもとでも，発達を促進できる環境において生活しライフスタイルを形成する。

能を維持し，損傷および疾病の影響を調整，また，疾病過程の治癒が優先される場では，医療職が中心となるが，こどもが慢性期の状態になると医療とともに福祉や教育による発達の促進や安寧の増進も図られ，医療−福祉−教育の専門職の連携によるシステマティックなセルフケア要件の補完がなされる。急性期から慢性期の状態，あるいは回復までにこどもに関わる専門職や施設が変化していく過程においてもセルフケア要件の充足は維持される必要があり，職種間の連携は重要である。セルフケア要件の補完を受けられる職種や施設をこども自身が知ることも必要である。

セルフケア要件は治療や処置によって生じるこどものニードから，また，治療中や処置中のこどもの安全を守るケアからも生じることがある。治療や処置が自分に行われる理由を理解することが難しい時期のこどもは，それによる苦痛や不快とともに心理的にも混乱を生じやすい。

また，退院できるまでの状態に回復しても，治療薬の副作用によるムーンフェイスのために自己の外観の変化を気にして友人に会えないという気持ちになるというような影響をもたらすことがある。こどもが受ける影響が最小限になるようなケアや，治療や処置にこどもが主体的に向き合い経験を肯定的にも捉えることができるようなケアが大切である。本内容についてオレムは健康逸脱に対する6つの要件を提示している(Orem/小野寺，2001/2005，p.219)が，こどもを対象とする場合は表2-8のように変更した。

引用文献
・Orem, D. E.(2001/2005). 小野寺杜紀(訳)，オレム看護論―看護実践における基本概念（第4版）. 医学書院.
参考文献
・上田礼子.（2012）. 生涯人間発達学(改訂第2版増補版). 三輪書店.
・陣内一保，安藤徳彦，伊藤利之(編).（1999）. こどものリハビリテーション医学. 医学書院.
・伊藤利之(監)小池純子，半澤直美，高橋秀寿，橋本圭司(編).（2017）. こどものリハビリテーション医学発達支援と療育. 医学書院.

第 **3** 章
こどものセルフケア不足

A. こどもにおけるセルフケア不足

1. こどもにおけるセルフケア不足

　成人においては，自分でセルフケアできる力を持ち，セルフケア不足[注1]を補うニードが生じた場合に自分自身で対応できる力を持っているが，健康問題や障がいなどによりその力を遂行できない状態である場合にセルフケア不足となる。

　こどもにおいては，成人と比較して未熟であることや力が不足しているという意味ではなく，こども自身が本来的に期待される力を発揮してもまだこどもであるがゆえに必要なセルフケアが存在する状態である。

2.「依存」から「補完される」とする考え方

　依存とは「他のものを頼りとして存在すること」，また補完とは「不十分なものを補って完全なものにすること」とある(新村，2018)。こどもは生きていく上で生命を維持したり，安全な状態に守られて生活するために，他者にその力を委ねなければ生きて行けない存在であり，親や養育者あるいは他者に補われて生きているのである。

　理論構築を進める中で，こどもがセルフケアを自分だけでは満たせないことは当然であるが，オレムが用いる「不足」と「依存」という言葉が重なることで，その子なりに十分な発達ができていないと誤解されるのではないかという声が研究者や他の看護者からも聞かれた。よって，オレム看護理論で使用されている「依存」という用語を使用せず，不十分なものを補って完全なものにすることを意味する「補完」を使用することとした。

3. こどもにとって補完されるケア

　こどもの場合，自分自身ですべてを行えないため，親または養育者など責任のある人々によってケアされる。それらは，こどもが生きて成長発達する上で当然のこととして提供され，こどもの状態や発達に応じて持続的にケアされていく。

　こどもは，親または養育者からの支援を必要とする存在であり，セルフケア

[注1] 不足とは，「足りないこと」「十分でないこと」「満足でないこと。また，そのさま」「不満」といった意味である(新村，2018)。意義素としては，その他に「何かが不足しているという状態」「能力の不足」「身体部分や器官が正常に機能できないこと」「不十分である状態や場合」「何かが予測または必要より少ないときのその少ない分であるときの特質」「需要を満たすのに十分でない」「欠けているか入手できないものを必要とする状態」として使用されている。
オレム看護理論では，不足はdeficitとされている。英語表記におけるdeficitの使われ方では，［何かが予測または必要より少ないときの，その少ない分であることの特質］［欠損・欠陥］と訳され，日本語同様に量や質の不足，機能・能力の不足として使用される。これらより，不足とは，本来あるべきあるいは必要とされる量や質が満たされていない状態であるとした。

能力が拡大し，自分自身でセルフケアを充足させることができるようになるまでは，常に誰かによって補完されることが必要となる。健康問題を持たないこどもであっても，親または養育者はこどものセルフケア不足を補完するためにケアを提供し，個々のこどもの発達やニードに合った形でケアを提供する。親または養育者は，こどもに必要なケアとケアに責任を持つ人であり，親の責任に基づいてこどもに必要なケアを提供する「ケア提供者」とは異なる。例えば，祖父母が親に代わってこどもに必要なケアを提供する場合は「ケア提供者」となる。

　こどもは本来，生命を維持し安全が守られながら発達し続ける存在として，他者に委ね依存するべき部分があり，第三者の助けを必要とする存在である。こどもは生まれながらにセルフケア能力を持ち，発達とともにその能力を拡大していく。前述の図2-3（p.48）で説明すると，卵全体が「こどもに必要なセルフケア」であり，オレンジの部分は「こどものセルフケア」である。丸で囲んでいる白い部分は「こどもにとって補完される必要があるセルフケア」である。親または養育者によって，白い部分が十分に補完されている場合は，こどもにおけるセルフケア不足は生じず，こどもにとって必要なセルフケアは充足されていることになる。こどもは成長発達する上で体験や学習し続けながらセルフケア能力を拡大していくが，こどもがセルフケア能力を獲得しさらに拡大していくために，親または養育者はこどものセルフケア不足が生じないように補完し続ける。親または養育者もまた，こどものセルフケア不足が生じないように補完することでその力をつけていくが，こどもを主体に考えると，こどもにとって補完される白い部分は，こどもの成長発達とともに縮小していく。

　こどもの健康に問題がある場合や，こどもにとって必要なセルフケアを親または養育者が十分に補完できず，セルフケアが満たされない場合は，こどもにおけるセルフケア不足が生じることとなる。親または養育者は，自らの責任に基づいて，他のケア提供者（例えば，祖父母）を活用して，こどものセルフケアを補完することを試みる。このレベルでこどもにとって必要なセルフケアを補完されている場合は，専門者からの介入は不要となる。

引用文献
・Orem, D. E.（2001/2005）．小野寺杜紀（訳），オレム看護論―看護実践における基本概念（第4版）．医学書院．
・新村 出（編）．（2018）．広辞苑（第7版）．岩波書店．

B. こどもと親または養育者の関係

1. こどもと親または養育者の関係

　こどものセルフケア不足を補完する親または養育者は，こどもにとって必要なケアを行う能力を持ち，積極的に関与する意思と責任を持って補完する存在である[図3-1]。

　食事行動を例にとると，離乳食を進める中で，手づかみで食べようとすることや，ようやくスプーンを持って自分の口へ運ぶことができるようになった時，時間がかかる上に，テーブルの上を大胆に汚してしまうことも多い。そのような時，大人のように効率的に食べることやマナーを守ることを優先し制止してしまうと，こどもの「やってみたい」「自分で」という情動や，食べ物を認知し，つかむ・つまむなどの協調運動や指先の巧緻性，触覚刺激，手に取ったものを口に運ぶなど，食事行動にかかせない動作だけでなく，食べることへの興味など，発達の機会を逃してしまう。そのため，親または養育者は，こどもの行動を見守った上でこどもに必要な食事量がとれるよう適切なタイミングで口に運ぶ，食べた後の片付けを行うなど必要な行為をこどもに代わって行う。こどもの生活はこどもが主体であり，親または養育者はこどもにとって最善の環境を整えることが重要である。その結果，こどもは，新しい経験を試し，失敗や成功を繰り返しながら親または養育者を含む環境との相互作用の中で学習し，自分の力を発達させていくことができる。

　親または養育者は，こどもがどのような力を持っているのか・どのような力が必要か，現在と将来に向けて過不足なく適切な方法で支援することが求められる。

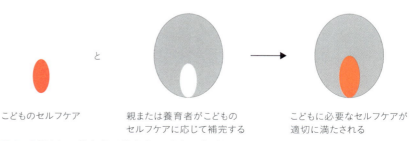

[図3-1] 親または養育者が補完するこどもに必要なセルフケア

2. こどものセルフケア不足を補完する力とは

　親または養育者は、こどものもつ力や現在と将来に向けた支援を適切に判断・実施する力が求められる。そのためには、それぞれのこどもの発達を捉えることが不可欠であり、十分に自分の欲求を伝えられないこどもであっても、こどものサインを察知し、その意味を読み取り、必要なケアを行うことが求められる。

　例えば、こどもが初めて入院した際に検査や治療を行うにあたり、こどもが「いやだ」となかなか受け入れられない状況や泣いてしまった体験は、こどもにとってつらい失敗体験となりやすい。しかし、痛いけれども「頑張った」と自分の行動を支持してもらえたことやほめられたこと、不自由なことがたくさんあったけれども「乗り切った」とこども自身で感じることができると、こどもにとって意味のある体験になり、自己への信頼につながる。親または養育者は、こどもの将来像を描きながらこどもにとって必要な体験とは何かを考え、こどものセルフケア能力の発達につながる体験となるよう関わることが望ましい。

　こどもとの相互作用の中で、親または養育者の力も発達していく。さらに、こどもは日々成長発達していくため、親または養育者の支援方法も発達に応じて変化する。こどものセルフケア能力が発達するにつれ、その発達に応じて補完する親または養育者のケアは次第に少なくなっていく。

　しかしながら、こどもにとって必要なケアであっても親や養育者自身の能力が及ばない場合もある。そのような時には、こどもにとって最善な方法を考え、他者に支援を求めることも必要である。親または養育者自身の力で対応できる・すべきかを冷静に判断することも、こどもに必要なケアを補完する者として求められる。

　以下に、こどものセルフケア能力と親または養育者による補完するケアとの関係を例示する。

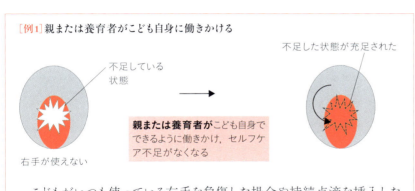

こどもがいつも使っている右手を負傷した場合や持続点滴を挿入した

場合，右利きのこどもは食事の時などうまく食べられない状況になる。周囲の大人に食べさせてもらうのではなく，スプーンなどを使いながら，左手で何とか自分のペースで食べることがきるようになった場合などである。

[例2] 親または養育者がこどもに必要なケアができるような力を身に付ける

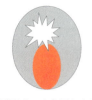
医療的ケアを必要とするこども

親または養育者の能力が不足しているため，補完できるように働きかけることにより，セルフケア不足がなくなる

親または養育者が医療的ケアを習得する

出生後まもなく，呼吸機能の低下により気管切開を必要としたこどもが自宅に帰る時など，こどもは吸引やカニューレの管理などを必要とする。親または養育者にとってこれまで経験したことのない操作であるが，管理方法等を習得することでこどもの呼吸状態が安定し，必要なセルフケアが満たされる。

[例3] こどもができることを親または養育者が行ってしまう

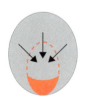
親の過干渉によりこどもができることができない

①こどもが親または養育者に働きかけ自分でできることを主張し自分の可能性を発揮できる

こども自身が「自分でできるよ」とセルフケア能力を発揮する

②親または養育者がこどものセルフケア能力を発揮できるように修正する

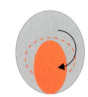
親または養育者がこどもができることに気が付きケア方法を修正する

こどもが自分自身でできることを親または養育者がやってしまっている場合である。例えば，こどもは自分で靴を履く・着替えをする時など，時間がかかる上にうまくできないため，手を出してしまう。こどもが「自分で！」と言えた時は時間をかけて見守り，「やって！」と言われた時はどこ

までできるか，どうやったらできるかを考慮し，「やってみる」よう声をかけることでセルフケア能力に応じたケアにつながる。

[例4] こどもがセルフケア能力以上に行っている状況

補完されるべきケアを
こどもが行う

こどもと親または養育者にこどものセルフケア能力に応じたケアになるよう修正する

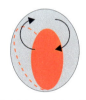
補完されるべきケアを
親または養育者が実施
するように調整する

　親または養育者の疾病や虐待，親または養育者等による過度な期待がかかる場合などに，こどもがセルフケア能力以上に行っていることで，こどもへの負担が増大する。

参考文献
・Orem, D. E.(2001/2005). 小野寺杜紀(訳), オレム看護論—看護実践における基本概念（第4版）. 医学書院.

第 **4** 章
こどもへの看護支援

A. こどもセルフケア看護理論における看護実践の構造と内容

　オレム（Dorothea E. Orem）は看護実践の構造と内容を確立するものとして，看護システム理論を記述した。看護システム理論は，セルフケア不足理論とセルフケア理論を含むものとして位置付けられている（Orem/小野寺，2001/2005, p.138）。

　本章では，こどもセルフケア看護理論における看護システムとして，こどもへの看護実践の構造と内容を記述する。こどもセルフケア看護理論における看護システムに含まれる概念としては，「看護者の実践能力」「こどもに必要なセルフケア」「こどものセルフケア能力」と「親または養育者のケア能力」があり，これらをつなぐものとして看護システムがある。

　こどもセルフケア看護理論における看護システムは，「こどもに必要なセルフケア」の要件を満たすために，こどものセルフケア能力・行動，こどものセルフケアを補完する親または養育者のケア能力と行為を意図的に変化させるために，看護者が策定した計画や一連の意図的行為である。

　「こどものセルフケアを補完する親または養育者のケア」とは，オレムの「依存的ケア・エージェント（dependent-care agent）」の「依存的ケア（dependent care）」（Orem/小野寺，2001/2005）を，こどもの場合に限定し意味を捉えやすい言葉で表現した。

　看護は，こどものセルフケアとこどものセルフケアを補完する親または養育者のケアが「こどもに必要なセルフケア」と比較して不足している場合，現在および将来のこどもの健康・発達を回復・促進させ，安心を持続させるために，こどものセルフケア不足を補う。

　看護者は，専門的な知識に基づき，こどもの成長発達・健康状態の変化・環境の変化に応じて，「こどもに必要なセルフケア」を査定する。看護は，こどものセルフケア能力と親または養育者のケア能力が，「こどもに必要なセルフケア」と比べ不足している場合，こどものセルフケアを補う。看護者は，現在のこどもの状態だけでなく，こどもの将来も見通して，「こどもに必要なセルフケア」査定をする。

　また看護は，こどもの健康状態・発達段階に合わせて，こどもが獲得すべきセルフケア能力を獲得・開発することを支援する。さらに，親または養育者がこどものセルフケアを補完するケア能力を，獲得・開発することを支援する［図4-1］。

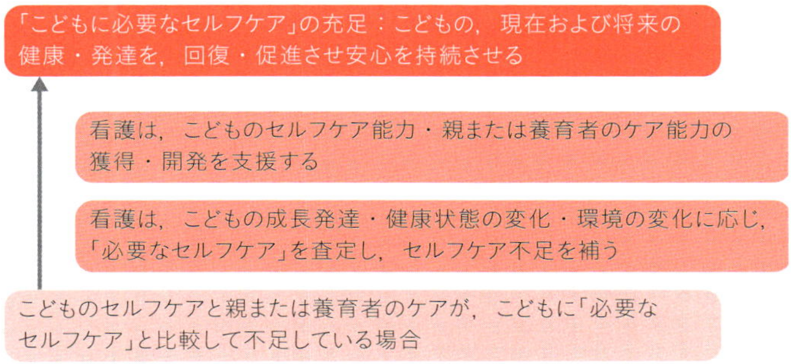

[図 4-1] こどもセルフケア看護理論における看護

　こどもセルフケア看護理論の看護システムには，以下の概念が含まれる。

1.「こどもに必要なセルフケア」

　「こどもに必要なセルフケア」とは，オレムの「治療的セルフケア・デマンド（therapeutic self-care demand）」（p.22）を言い換えた表現であり，こどもに必要なセルフケア要件全体を示す。つまり，こどものニードとニードを満たすセルフケア，こどものセルフケアを補完するケアをすべて合わせたもので，看護者が専門的な知識とアセスメントに基づき算定する概念である。

　「こどもに必要なセルフケア」は，それが満たされることで，こどもの生命過程と正常な機能を支え，成長発達に役立ち，傷害や病気を予防し，傷害や病気の影響を調整・コントロールし，病気の治癒に貢献し安心感を増す，ニードとセルフケア行動／ケア行為，すべての和である。また，「こどもに必要なセルフケア」は，将来必要となることが予測されるニード，セルフケア行動またはケア行為も含んでいる。

2.「こどものセルフケア能力」と，こどものセルフケアを補完する「親または養育者のケア能力」

　人間は，生命を維持し，身体的・心理的機能を維持・統合し，発達を達成するために，意図的に自らのニードを充足しセルフケアを調整機能として行う。「こどものセルフケア能力」は，親または養育者のこどものセルフケアを補完するケアを受けながら，生活する過程で学習しセルフケア行動とともに獲得されていく。こどものセルフケア能力と行動は，生まれながらに備わっている生きる力を土台に，基本的条件付け要因（p.39）を背景として，こどもの成長発達に沿って発達していく。

　こどものセルフケアを補完する「親または養育者のケア能力」は，親または

養育者が，こどもの普遍的・発達的・健康逸脱についてのセルフケア要件について知り，こどもの行動できるセルフケアを知り，こどものセルフケア要件を補完して充足するために，親または養育者が継続して遂行する能力である。つまり，こどものセルフケア要件について必要な調整を，育児とケアの継続的な活動の中で統合して行う能力である。

こどものセルフケアを補完する親または養育者のケア能力は，こどもの明らかになっているニードや新しく生じるニードを充足させるために開発される。新しく発生したこどものセルフケア要件や，健康状態が変わったことによって変化したセルフケア要件について，親または養育者のケア能力の開発が求められる場合，看護者の支援が必要となる。

3.「看護者の能力」

看護者の能力は，看護という意図的行為のために訓練され習得された複合的な能力である。看護の専門領域における教育と経験や継続教育が，看護のための能力を発達させる。看護者の能力には，看護の設計，看護の遂行評価にとって必要なものをすべて含んでいる。看護師として教育された人々が能力を行使すると，患者の生命，健康，および安寧に寄与する看護の目的達成に向けての行為が生み出される（Orem/小野寺，2001/2005，p.267）。

オレムは，看護師の能力の構成要素には，①3領域（社会的，対人的，専門的・技術的）の看護操作についての妥当で信頼のおける知識，②3領域に特有な知的・実践的技能，③一貫した動機，④看護提供の意思，⑤結果達成に向けての連続した行為を統合する能力，⑥整合性のある看護操作，⑦現在・将来に出現する状況に看護操作を適用させる能力，⑧自己を管理する能力，が含まれるとしている（Orem/小野寺，2001/2005，p.268）。

こどもセルフケア看護理論における看護者の能力は，以下のような活動に関連している。

・「こどもに必要なセルフケア」と，こどものセルフケア能力と親または養育者がこどものセルフケアを補完するケア能力とを知覚し，比較し，評価すること。
・こどもと親または養育者の状況を意図的に変えるため，看護者の創造的な努力と看護者の能力を活性化すること。

なお，第6章に小児看護CNSの実践から抽出した看護者の能力（p.166）が記述されているので参照してほしい。

B. こどものセルフケア能力を引き出す看護の役割

こどもセルフケア看護理論において，看護者は以下の役割を持っている。

1. 看護者は知識や専門的な判断に基づき，「こどもに必要なセルフケア」とケア方策を捉える。

2. 看護者はこどもの健康を維持するために，親または養育者と協働してこどもの正常な成長発達を支援する。

3. 看護者は，こどもと親または養育者が，セルフケアとこどものセルフケアを補完するケアを行う者であると意識し，こどものセルフケア能力と親または養育者のケア能力を開発することを支援する。

4. 看護者は，こどもがこれまで発達させてきた能力や発達しつつある能力を明確にし，判断し，意思決定ができる社会的に自立した大人に向けてこどものセルフケア能力・行動の育成を支援する。

5. 疾病や特別な健康上のニードを持つこどもの場合，健康が障害されていることに対応するケアを含め，こどものセルフケア能力の獲得を支援し，療養期間中もこどもの発達が損なわれないようにする。

6. こどもの状態により，こどものセルフケアが，こども・親または養育者の能力を超えて要求されるとき，看護者がこどものセルフケアを補いつつ，親または養育者が必要なこどものセルフケアを補完するケア能力の開発を支援する。

c. こどもセルフケア看護理論における看護システムの基本構造

1. 看護システムの目標

看護システムは，以下の目標を達成するために看護者により生産される複合的な看護行為である。

1) 「こどもに必要なセルフケア」の充足
2) こどものセルフケア能力・親または養育者のケア能力の開発・支援，こどものセルフケア能力・親または養育者のケア能力の補完

2. 看護システムの基本構造

看護システムの基本構造を明らかにするには，「こどもに必要なセルフケア」を充足する行為を誰が実行できるか，また実行すべきか，こどものセルフケア能力の行使・開発を誰が調整できるか，また調整すべきかを検討する必要がある。看護者は看護の中ですべての援助方法を用いるのであるから，看護システムの基本構造を明確にする必要がある。

こどもセルフケア看護理論の看護システム(p.113)には3つの基本的な型，①全代償的看護システム，②一部代償的看護システム，③支持・教育的(発達的)看護システムがある。これらの基本的な型の名称は，オレムのセルフケア不足理論と同じであるが，こどもはひとりでは生活できないため，こどもと親をセットとして捉え，システムに位置付けた。こどもと親または養育者がセルフケア行動・ケア行為が行えない場合に看護者の支援が必要となる。看護者がこどものセルフケア行動・親または養育者のケア行為を補う程度により3つの看護システムの型に分類される。

D. こどもセルフケア看護を構成する要素

　こどもセルフケア看護を構成する要素[図4-2]を以下に記述する。ここでは7つの要素の概要を示し，次項の「E. こどもセルフケア看護のアセスメントの概要」(p.84)「F. アセスメントと看護として行うケアの確定」(p.86)でアセスメントについて詳述する。7つの要素のうち，3から7がアセスメントと計画策定に当たる。

1. 看護範囲の決定と看護することについての合意

　看護者は，基礎情報から看護の対象と範囲を決定し，親または養育者と看護することについて合意を得，こどもにも了承を得て看護を行う。

　看護について契約を結ぶことはオレムのセルフケア理論の特徴の1つである。契約は日本の医療現場となじまない印象を持たれるかもしれないが，現在では，診療方針計画書などを用いて，医師が治療方針を，看護者が看護方針を説明し，同意を得ることが一般的に行われるようになった。それが契約である。看護の方針・計画・内容について合意を得ることは，当然必要なこととして捉えられる。

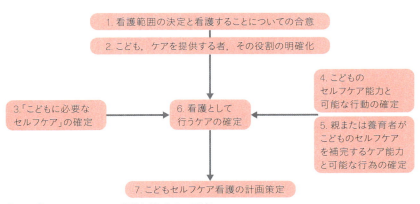

[図4-2] こどもセルフケア看護を構成する要素

2. こども(ケアを受ける本人)，ケアを提供する者，その役割の明確化

こども，親または養育者，看護者と看護以外のケアを提供する者と，その役割を明確にする。

生活上こどもが必要とするケアの提供は親または養育者の責任に基づいて行われるが，親または養育者がこどものセルフケアを補完するケア能力に合わせて，この役割の調整を，病院内では看護者，在宅に向けては医療ソーシャルワーカー等，地域在宅では親または養育者に加え，相談支援専門員，保健師，訪問看護師等が支援・調整する。

[例1] 入院時

病棟の看護チームと責任者(一般的には看護師長)，プライマリナースを決定する。親または養育者と看護以外のケア提供者(リハビリテーションスタッフや保育士，補助者，祖父母等)のケア提供への参加と役割を明確にする。必要時，専門看護師や認定看護師の参加や責任範囲を明らかにする。

[例2] 在宅移行時

親または養育者，病棟看護師，在宅支援看護師，保健師，訪問看護ステーション看護師，外来看護師などと，看護以外のケア提供者(リハビリテーションスタッフや保育士または教員，ヘルパー，医療ソーシャルワーカー，相談支援専門員，祖父母等)のケア提供への参加と役割を明確にする。

3.「こどもに必要なセルフケア」の確定

こどもの生命過程を支え，成長発達に役立ち，病気による機能不全に関して治癒力を持つ，現在必要で，また将来必要となることが予測されるセルフケア要件(ニードとセルフケア行動・ケア行為)と，そのすべてを足した和を明確にする(p.86)。

4. こどものセルフケア能力と可能な行動の確定

こどものセルフケア能力と可能な行動を明確にする(p.48[図2-3])。

5.親または養育者の，こどものセルフケアを補完する ケア能力と可能な行為の確定

親または養育者のこどものセルフケアを補完するケア能力と可能な行為を 明確にする(p.70 [図 3-1])。

6.看護として行うケアの確定

「こどもに必要なセルフケア」と，こどものセルフケア能力と可能な行動，親ま たは養育者がこどものセルフケアを補完するケア能力と可能な行為を比較し， その差をセルフケア不足として明らかにし，看護として補うことが必要なケアを 明確にする。

7. こどもセルフケア看護の計画策定

「こどもに必要なセルフケア」を充足するため，看護者は，こども・親または 養育者と情報を共有し相談をしながら，看護者の役割とこども・親または養 育者の役割を確定する。また，他にケアを提供する者がいる場合も，共に役 割を相談・調整し決めていく。誰が何をするのか，行うケアの内容と行為， ケアを担う責任者として，その役割を記述する。

また，看護システムの型を明確にする。こどもと家族が将来持つことが望ま しい能力，到達しているべき状況(短期・長期目標)についても記述する。目標 の達成に向けた看護ケアを計画する。計画策定されたケア計画は，こどもの 養育について責任を持つ親または養育者とその内容をともに確認した上で， 誰が何をするかを特定する。

E. こどもセルフケア看護のアセスメントの概要

こどもセルフケア看護のアセスメントと計画策定の概念図が図4-3である。この図は，こどもセルフケア看護の構成要素（p.81［図4-2］）のうち3〜7について取り出し，こどもセルフケア看護のアセスメントと計画を策定するための概念間の関連を示している。アセスメントと計画策定は，現在および将来のこどもの健康・発達を回復・促進させ，安心を持続させることを目指して行う。こどもへの看護支援を実際に行うには，3〜7のアセスメントから計画策定が特に重要であるため，以下に，まず図4-3を用いてアセスメントの概要を説明し，次項「F. アセスメントと看護として行うケアの確定」で各項目のアセスメントについて詳述する。

こどもセルフケア看護を設計するためには，まずアセスメントとして，次の4つを確定することが重要である。

①「こどもに必要なセルフケア」の確定
②こどものセルフケア能力と可能な行動の確定
③親または養育者がこどものセルフケアを補完するケアの能力と可能な行為の確定
④こどものセルフケア不足：看護として行うケアの確定

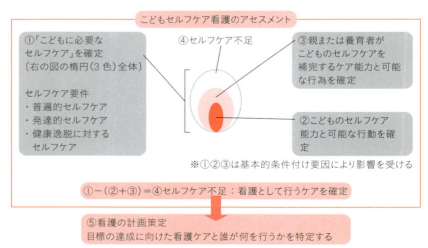

［図4-3］こどもセルフケア看護のアセスメントと計画策定

1. アセスメントの実施

①〜③のアセスメントは，実践においてはほぼ同時に行われる。しかし，各要素を意識してアセスメントすることが，こどもセルフケア看護を設計するために重要である。④こどものセルフケア不足，つまり看護として必要なケアは，①こどもに必要なセルフケアから，②こどものセルフケア能力と可能な行動と③親または養育者がこどものセルフケアを補完するケア能力と可能な行為を差し引き，残された「こどもに必要なセルフケア」が，こどものセルフケア不足であり，看護として行うケアとなる（p.90［表4-1］）。

このアセスメントを確定していくプロセスの全体において，看護者はこども・親または養育者から情報を得てニードや可能な行動・行為を確認し，相互にコミュニケーションを取りながら進めることが重要である。

上記の①②③は，基本的条件付け要因によって，内的・外的に影響を受ける。そのため，アセスメントする際には，基本的条件付け要因とその影響についても考慮して査定することが必要になる。基本的条件付け要因は，表2-1（p.39）を参照してほしい。

2.家族システム要因

基本的条件づけ要因のうち家族システム要因としては，こどもの健康逸脱に伴う家族システムへの影響や家族内のケア能力についても捉える必要がある。家族システムとは，家族単位の機能のことである。"基本的条件付け要因"としての家族システム要因がどのようであるかは，こども，親または養育者にとって重要である。すなわち家族システム要因は，「こどもに必要なセルフケア」，こどものセルフケア能力，こどものセルフケアを補完する親または養育者のケアの能力に影響を及ぼす（例えば，親または養育者の職業の有無や勤務状況，患児のきょうだいの有無やきょうだいの年齢，祖父母の支援の有無は，親のケア能力や可能なケア行為に影響する）。

看護者は，これらのことをこどもや親または養育者から情報を得て把握し，家族システムをアセスメントし，こどものセルフケア・セルフケア能力に影響を及ぼす家族システムの障害（望ましくない状態）の予防・緩和を支援する（p.132）。

F. アセスメントと看護として行うケアの確定

以下，1〜4にこどもセルフケア看護のアセスメント，5に計画策定を記述する。

1.「こどもに必要なセルフケア」の確定

「こどもに必要なセルフケア」は，現在必要で，また将来必要となることが予測されるセルフケア要件（ニードとセルフケア行動またはケア行為）のすべての和である。看護者は，専門的な知識や経験を基に，ある時点[注1]でそれぞれのこどもに必要なセルフケア要件が満たされるとしたら，どのような一連の行為やケア方策が必要か検討し，「こどもに必要なセルフケア」を確定する。必要なセルフケアが満たされることにより，生命過程の維持と正常な機能の増進，正常な成長発達と成熟の保持，疾病過程や損傷の予防とコントロールおよび治癒，廃疾の予防または補完，安心が促進される。オレムは，これを治療的として表現している（Orem/小野寺，2001/2005, pp.49-50）。「こどもに必要なセルフケア」は，3つのセルフケア要件（a.普遍的セルフケア要件，b.発達的セルフケア要件，c.健康逸脱に対するセルフケア要件）を含む（p.58）。

こどもの生命，構造と機能の統合性，健康，安心を達成維持するために，セルフケア要件（a.普遍的セルフケア，b.発達的セルフケア，c.健康逸脱に対するセルフケア）をカテゴリーの項目ごとに，そのニードと必要なセルフケア行動をアセスメントし明確にする。

a. 普遍的セルフケア要件

人間の生命維持・構造と機能の統合性，健康と安心を維持する普遍的なニードとそのニードを満たすセルフケア行動である。それは，8つの項目に分けられている（p.60［表2-4］）。項目ごとに特定の普遍的なニードがあり，こどもに必要なセルフケアを項目ごとにアセスメントし明確にする（Orem/小野寺，2001/2005, p.209）。

b. 発達的セルフケア要件

身体的・精神的成長発達の維持と成長発達を促進する環境条件の提供に必要なニードとニードを満たす行動である。ここでは，こどもの現在の成長発達状態（身体，認知，社会性，生活能力）を事実に基づき評価し，将来の必

[注1] ある時点とは，計画策定のためのアセスメントが必要となる時点で，入院中では入院時，治療方針が確定した時，状態が変化した時，退院調整を始める時など，こどもの発達段階からは，就学準備期や生活の変化が予測される時などである。

要性も予測し成長発達を促進するニードとニードを満たす行動を確定する。

c. 健康逸脱に対するセルフケア要件

病気・障害・検査・治療などにより，身体的・精神的な構造や機能，健康状態に変化が生じた時，生命や安心を維持し，正常性を回復するためのニードとニードを満たすセルフケア行動である。ここでは，こどもの病気・障害の状態と，検査・治療の状況に基づいてそれを理解し受け入れること，病気・障害の状態に合わせて，生命や安心を維持し，健康を回復するためのこどものニードとセルフケア行動を明らかにする。

こどもに必要なセルフケアの個々の要件は対立している場合があり，対立する要件を調整検討し，全体として統合するアセスメントが必要となる（下記の例を参照）。

[例] 「こどもに必要なセルフケア」を全体として統合するアセスメント

こどもの認知能力や運動能力は発達途上であり，自分で危険を予防できないため活動を制限して安全を確保するケアが必要となる。この場合は普遍的セルフケア要件の活動の要件と，人間の生命・機能・安心に対する危険の予防の要件を調整して，その時，そのこどもに最善の必要なケアを見出すことが必要である。また，健康逸脱に対するセルフケア要件と，発達的セルフケア要件，普遍的セルフケア要件も，治療が必要な状況では調整が必要となる。

例えば，股関節脱臼の治療のために装具やギプスを装着しているこどもは，股関節脱臼という健康逸脱の治療のためにギプスや装具を装着し続けるケアが必要である。このことは，一方では発達的セルフケア要件に関わる粗大運動の発達を損なっており，また普遍的セルフケア要件のうちの活動と休息のバランスの維持も満たされていない。つまり，普遍的セルフケア要件と発達的セルフケア要件に対し，健康逸脱に対するセルフケア要件が対立している状況といえる。

しかし，将来を予測し見通して検討すると，将来，活動として歩行能力を獲得・粗大運動の発達を促進し，関節の痛みを回避して生活の質を確保するためには，現在のギプスや装具の装着は必要な治療・ケアである。したがって，統合的に検討すると，現在は粗大運動以外の発達的セルフケア要件のニードを満たすケアを行い，近い将来，ギプスや装具が取れた後に，粗大運動の遅れを取り戻すリハビリテーションやケアを行うことまでを含めて，本来「こどもに必要なセルフケア」を確定する。

F. アセスメントと看護として行うケアの確定

2. こどものセルフケア能力と可能な行動の確定

こどものセルフケア能力(self-care agency)と可能な行動を確定するには，以下の3つの視点を合わせて，アセスメントを行う。

2-1) こどものセルフケア要件を満たす力

2-2) こどものセルフケアを行う力

2-3) こどものセルフケアの限界

オレムは，セルフケア能力について，内容(cotent)と形式(form)の2つの側面を持つものとして説明した(Orem/小野寺, 2001/2005, p.237；Dennis/小野寺, 1996/1999, pp.71-75)。こどもセルフケア看護理論では，こどものセルフケア能力について，第2章(p.47)で説明している。ここでは，こどものセルフケア能力のアセスメントの視点として，さらにわかりやすい用語を用いて解説していく。

こどものセルフケア能力には，2つの側面がある。その1つ目は，こどものセルフケア能力の内容であるが，ここでは「セルフケア要件を満たす力」と表記する。2つ目は形式であるが，ここでは「セルフケアを行う力」と表記する。

1つ目のセルフケア要件を満たす力は，セルフケア要件のカテゴリー内に示される各々のセルフケア要件を満たす力である。

2つ目の側面であるセルフケアを行う力は，セルフケアを意図的に行う力である。セルフケアをこどもが自分で意図的に実行するには認知発達が必要であり，一般的には学童後期以上の発達段階で獲得する能力と考えられる。

こどものセルフケア能力のアセスメントは，まず2-1) こどものセルフケア要件を満たす力のアセスメントを行う。次に，こどもに獲得してほしいセルフケア行動がある場合，認知発達を考慮して2-2) こどものセルフケアを行う力のアセスメントを行う。2-3) こどものセルフケアの限界のアセスメントは2-1)，2-2) と並行して行う。

以下に，上記3つの視点について述べ，最後に2-4) こどものセルフケア能力とセルフケアの限界を合わせたアセスメント，について述べる。

2-1) こどものセルフケア要件を満たす力のアセスメント

a. こどものセルフケア要件を満たす力

こどものセルフケア要件を満たす力は，各カテゴリー(普遍的，発達的，健康逸脱)の項目に示される各々のセルフケア要件を満たす力である。例えば，[十分な食物(栄養)の摂取の維持]のセルフケア要件を満たすために必要な食べる能力には，食物を選び，食物をスプーンや箸で口に運び，咀嚼して嚥下し，消化するなどが必要であり，食物の摂取のセルフケア要件を満たすには，食物を摂取するための特定の行動・能力が必要となる。

b. こどものセルフケア要件を満たす力の発達

　こどもは，セルフケア要件を満たす行動・力を日々の生活の中で発達に伴って学習していく（p.49）。セルフケア要件を満たす力とセルフケアを行う力の2つの側面は直接的な連関を持ち，どちらも発達に伴って経験し，学習することによって獲得されていく。こども達は日常生活の中で，空気・水・食物の摂取，排泄，活動と休息，孤独と社会的相互作用などに関する行動・習慣を教えられて学び，事故や損傷など危険から身を守る方法，自分の属する社会集団の中での価値観や倫理性，ボディイメージなど自己に対する正常性の概念を身に付けることを学ぶ。こどもは，この学習によりセルフケア要件を満たす行動をする能力を身に付け，セルフケア行動を意図して行う中で，セルフケアの実行を可能にする力を獲得して，セルフケアを意図的に行う力を発達させていく。

c. こどものセルフケア要件を満たす力のアセスメント

　セルフケア能力の発達は，セルフケア要件を満たす力が先行して発達していくため，乳児期から学童期前期くらいまでのこどもでは，セルフケア要件を満たす力のアセスメントが中心となる。

　こどものセルフケア要件を満たす力のアセスメントをする際には，こどものセルフケア能力と行動が発達途上であることを踏まえて，こどもの現在のセルフケア能力・可能な行動を明確にする。アセスメントの枠組みを表4-1に示す。セルフケア要件（a. 普遍的セルフケア，b. 発達的セルフケア，c. 健康逸脱に対するセルフケア）のカテゴリーの項目ごとに，系統的に査定する。カテゴリーの項目ごとのアセスメントを表4-2に示す。このアセスメントにより，セルフケア要件を満たすセルフケア行動とセルフケア能力を明確にする。

　健康逸脱に対するセルフケア能力としては，こども自身が自分の病気や障害とそれに必要な治療を，どのように理解し受け止めて取り組めているかが，重要である。健康状態により現在はセルフケア行動ができない場合は，過去のセルフケア行動を確認することで，こどものセルフケア能力の獲得状況を確認することができる。こどもの現在のセルフケア能力・行動の発達や学習状況から，将来こどもが獲得可能な能力と行動を推測する。将来の獲得可能性は，一般的なこどものセルフケア能力の発達と比べ，これまでのこのこどものセルフケア能力の発達は順調であるか，基本的条件付け要因や現在の健康状態や親または養育者のケア能力から検討する。

2-2）こどものセルフケアを行う力のアセスメント

　こどものセルフケアを行う力をアセスメントする際には，セルフケアの実行を可能にする力の構成要素（下記の[1][2][3]）と，そのこどもにおけるセルフケ

［表4-1］こどもセルフケア看護のアセスメントと計画策定の枠組み

事例の概要：診断名，疾病の経過，現在の治療や医療的ケア等			
基本的条件付け要因：年齢，性，社会文化的志向，ヘルスケアシステム要因，家族システム要因，環境要因等			
アセスメントの時点：			
	①「こどもに必要なセルフケア」 ②こどものセルフケア能力と可能な行動 ・セルフケア要件を満たす力 ・セルフケアを行う力 ・セルフケアの限界	③親または養育者がこどものセルフケアを補完するケア能力と可能な行為 ・こどものセルフケア要件を満たす力 ・ケアを行う力 ・ケアの限界	④セルフケア不足：看護として行うケア ①「こどもに必要なセルフケア」から ②こどものセルフケア能力と可能な行動，③親または養育者のケア能力と可能な行為を除いたこと ①－（②＋③）＝④
セルフケア項目			
a. 普遍的セルフケア要件			
1. 十分な空気の摂取の維持（循環・体温の維持等を含む）			
2. 十分な水分摂取の維持			
3. 十分な食物（栄養）摂取の維持			
4. 排泄過程と排泄物に関するケアの提供（清潔ケアを含む）			
5. 活動と休息のバランスの維持			
6. 孤独と社会的相互作用のバランスの維持			
7. 人間の生命・機能・安心に対する危険の予防			
8. 正常性の促進			
b. 発達的セルフケア要件			
c. 健康逸脱に対するセルフケア要件			

セルフケア不足のまとめ：看護として必要なケアアセスメントまとめ

こどもと家族が将来持つことが望ましい能力，到達しているべき状況（長期的な目標）

看護として必要なケア（看護問題）
#1
#2
#3

⑤看護の計画策定		看護システムのタイプ　1）全代償的，2）一部代償的，3）支持・教育的（発達的）

期待される成果（問題ごとの短期目標）
#1
#2
#3
計画
#1
#2
#3

実施した結果の観察・評価
#1
#2
#3

［埼玉県立小児医療センター看護部，埼玉県立大学小児看護学領域.（2016）.オレム理論の視点を取り入れた看護計画ガイドブック（第2版）(pp.14-15).（非売品).日本学術振興会科研費基盤研究（C）16K12154助成.を改変］

[表4-2] こどものセルフケア要件を満たす力のアセスメント

普遍的セルフケア	
1. 十分な空気摂取の維持（循環・体温の維持等を含む）	こどもの呼吸する能力をアセスメントする。こどもの呼吸状態（気道や肺の状態，努力呼吸なども含む），呼吸の方法（自分でできるのか，呼吸器装着や酸素吸入など治療面も含めて）など，こどもの酸素摂取と二酸化炭素の排泄の能力を査定する。呼吸状態について表現する力も含まれる。 ＊循環についての能力は，①②のどちらかの項目でアセスメントする[注i]。
2. 十分な水分摂取の維持	こどもの水分を摂取する能力をアセスメントする。自分で口から摂取することが可能であれば，摂取量，どのような方法で何を（水分の種類）摂取することができるかをアセスメントする（例[注ii]：促せばコップで白湯や麦茶を飲むことができる。支援すれば哺乳瓶からミルクや白湯を飲むことができる，など）。水分がほしい時に表現することができるか，その表現方法も摂取の能力に含まれる。また，経口摂取が難しい場合，経管栄養，静脈内点滴注射など医療デバイスを用いた支援による水分の摂取も含めて，どのような方法で摂取することができるかについて，こどもの水分摂取の能力をアセスメントする。
3. 十分な食物（栄養）摂取の維持	こどもの食物（栄養）を摂取する能力をアセスメントする。摂食・嚥下機能，消化・吸収能力，摂取可能な食物の形態や種類と量，栄養のバランス，摂取の方法，摂取のためにどの程度支援が必要か，食欲の有無，空腹について表現できるかなどを含め，こどもの栄養を摂取する能力をアセスメントする（例：4時間ごとに啼泣して，ミルクをほしがり，230ccを15分ほどで摂取する，など）。 経口摂取が難しい場合，②と同様，経管栄養など医療デバイスを用いた支援による栄養の摂取も含め，方法，摂取する物の種類，量など，こどもの栄養摂取の能力をアセスメントする。
4. 排泄過程と排泄物に関するケアの提供（清潔ケアを含む）	こどもの排泄（尿・便）に関する能力，全身の清潔の維持についての能力をアセスメントする。排泄の回数や方法，性状，排便・排尿に関するケアと調整の支援が必要か，必要な場合はその方法と排泄後の後始末なども含めて，こどもの排泄（尿・便）に関する能力をアセスメントする（例：排泄はオムツで1日2回の排便と8回の排尿があり，便が出るとオムツを指さして教える。まだ排泄前に教えることはしない，など）。 全身の清潔を維持するケアの方法や能力についてもアセスメントする（例：歯磨きは，促して準備をすれば自分で磨くことができるが，1人できれいに磨くことはできず，仕上げ磨きが必要であるなど）。
5. 活動と休息のバランスの維持	こどもの活動する能力，休息する能力とそのバランスを維持する能力をアセスメントする。運動機能と行える活動，活動量・範囲，活動したい欲求を伝えることができるか，活動に伴う疲労の程度，自分で休息をすることができるか，休みたいと伝えることができるか，睡眠時間，睡眠の深さや質，パターン，不眠の訴えの有無，自分で眠りにつくことができるか，眠りにつくために必要な支援などから，休息する能力と活動と休息のバランスを維持する能力をアセスメントする（例：つかまり立ちでベッド内を移動できるが，移動は安定していない。眠りにつくには，誰かがそばにいてトントンしてくれれば眠ることができる，興奮して遊びすぎるとうまく眠りにつくことができない，など）。
6. 孤独と社会的相互作用のバランスの維持	こどもの他者と関わる能力と1人で自律していられる能力，他者との関わりと1人でいるバランスを維持する能力をアセスメントする。母親や家族との愛着形成ができているかとその関係性，他者に関心を示す，他児と話したり，遊ぶなど，他者と関わることができているかとその状況，保育園や幼稚園・学校への通学など年齢相応の社会生活に参加することができているか，1人でいることができるか，などから，こどもの能力をアセスメントする（例：母親が帰宅すると泣いてしまうが，看護師がそばにいれば1人で落ち着いていられる。小学校の普通学級に通学している。大人と関わることはできるが，こども同士の関わりは苦手で，1人で過ごしていることが多い，など）。
7. 人間の生命・機能・安心に対する危機の予防	こどもの危険を予防・回避する能力をアセスメントする。自分にとって危険なこと，不快なことを予測して認知できるか，予防したり回避する方法がわかるか，その行動が取れるか，危険を感知した時に誰かに伝え支援を求めることができるか，安心できる状況を確保するために対処できるかなどから，能力をアセスメントする（例：痛みを訴えることができるが，危険を予測したり，安全を確保することはできない，など）。
8. 正常性の促進[注iii]	こどもの正常な状態を維持・促進する能力をアセスメントする。正常から外れていることに気付き，正常から外れていることを訴えたり，対処して，正常な状態に戻そうとする，こどもの能力をアセスメントする（ボディイメージや自己概念，正常に発達するための要求なども含む）（例：ヘパリンロックされた静脈内に留置されたルートに血液が逆流していることに気づき，「血が出てる！」と，看護師に訴える。ギプス装着された足をバスタオルで覆っていないと泣いて怒る，など）。

（続く）

F. アセスメントと看護として行うケアの確定　91

［表4-2］（続き）

発達的セルフケア
こどもの成長発達する能力をアセスメントする。現在の成長発達状態の事実とその評価に基づき，また環境からの刺激，親または養育者や看護者など，他者の関わりに対するこどもの反応，こどもの成長発達に対する欲求などから，こどもの成長発達する能力をアセスメントする（例：「いっぱい勉強して，大きくなったら看護師さんになるの」，など）。

健康逸脱に対するセルフケア
こどもの病気や障害の状況，病気や障害による身体機能・治療の状況と治療の状況に対し，どのように理解し，受け止めて取り組んでいるか，治療・処置への協力・参加状況など，病気や障害など健康逸脱に対するこどものセルフケア能力をアセスメントする。入院や治療をしている理由を理解しているか，服薬，採血，検査などをどのようにできるか，など（例：「足のぶつぶつが治るまでベッドで静かにしていないといけないの。足のぶつぶつが治ったらおうちに帰れるの」，など）。

注i）オレムの普遍的セルフケア要件の項目には，循環の項目が立てられていない。こどもセルフケア看護理論も普遍的セルフケアの8項目を採用しているため，循環についての能力は①②のどちらかでアセスメントする。
注ii）挙げている例はこどもの能力の例示で，各項目の能力全体のアセスメントではない。
注iii）正常性の促進は，表2-4（p.60）における⑧と同じものに相当する。
［埼玉県立小児医療センター看護部，埼玉県立大学小児看護学領域．（2016）．オレム理論の視点を取り入れた看護計画ガイドブック（第2版）．（非売品）．日本学術振興会科研費基盤研究（C）16K12154助成．を参考に作成］

アを行う力の発達と学習の程度についてアセスメントを行う。

a. こどものセルフケアを行う力

セルフケアを行う力（p.49）は，［1］セルフケア能力の基本となる人間の能力と資質，［2］セルフケアの実行を可能にする力（パワー）の構成要素，［3］セルフケアを意図的に行う力（セルフケア操作能力）[注1]から成る［図4-4］。

［1］セルフケア能力の基本となる人間の能力と資質

セルフケア能力の基本となる人間の能力と資質には，感覚・知覚，記憶，思考し実行する能力，目標追求に影響を及ぼす自己理解，自己概念などが含まれる。

［2］セルフケアの実行を可能にする力（パワー）の構成要素

セルフケアの実行を可能にする力として，下記の10項目の力（パワー）構成要素[注2]を示す［表4-3］。これは，オレムの10項目の力（パワー）構成要素をこどもに適用するためにわかりやすく表記し，こどもの発達を踏まえ，能力の獲得順を考慮して並べ替えたものである。

［3］セルフケアを意図的に行う力（セルフケア操作能力）

セルフケアを意図的に行う力（セルフケア操作能力）には，〈1〉知識を獲得する，〈2〉判断し意思決定をする，セルフケアを〈3〉継続的に実施するという3つの能力が含まれている[注3]。

〈1〉知識を獲得する：こどもが自分でセルフケアを行うために必要な知識を獲得すること。そのセルフケアをなぜしなくてはならないのか，セルフケアの方法と効果，セルフケアをしない場合の影響などについて知ること。

〈2〉判断し意思決定する：こどもが自分でセルフケアを行うことについて考え，行うことを決めること。

注1）セルフケアを行う能力は，セルフケア操作（self-care operation）能力として記される。

注2）オレムは力（パワー）構成要素を，大人が実際にセルフケア行為を行う際に必要な順に並べて順位付けをしたと想定される。

注3）オレムは，セルフケア操作能力として以下の3つを示している（p.52）。
・評価的操作：知識を獲得し，得た知識が有用かどうかを評価する。
・移行的操作：セルフケアを行うことについて，内省的に判断し意思決定する。
・生産的操作：セルフケアを準備・実行し，継続して効果を確認し，その後の行為を意思決定する。

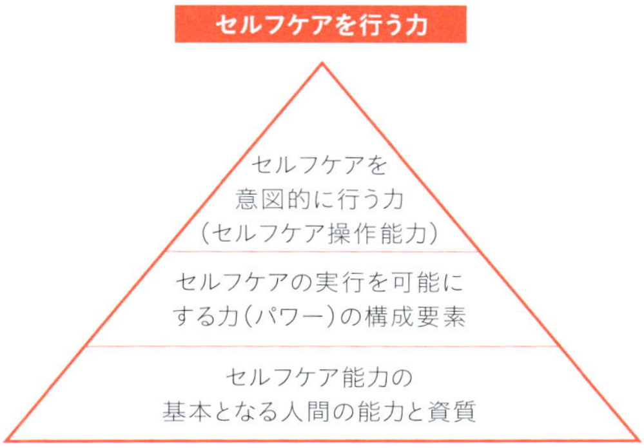

[図4-4]こどものセルフケアを行う力の構成要素と構造

[Gast, H. L., Denyes, M. J., Campbell, J. C., Hartweg, D. L., Schott-Baer, D., Isenberg, M.（1989）. Self-care agency：conceptualizations and operationalizations. Advances in nursing science, 12（1）, 27.を一部改変]

[表4-3]こどものセルフケアの実行を可能にする力（パワー）の構成要素

①必要な注意を払う能力

②身体のエネルギーを制御して使う能力

③身体をコントロールする能力

④セルフケアに向けた動機付け

⑤セルフケアについての知識を獲得し，記憶し，実施する能力

⑥セルフケアを行うための認知・知覚・コミュニケーション・対人関係の技能

⑦意思決定し実行する能力

⑧セルフケアについて推論する能力

⑨前後のセルフケア行為を関連付ける能力

⑩セルフケアを生活に合わせて行う能力

＊表2-3（p.54）と構成要素は同じだが，アセスメント用に簡潔な表現とした。

〈3〉継続的に実施する：こどもがセルフケアを実際に継続的に行って，効果を確認し，その後の行為を継続すること。

b. こどものセルフケアを行う力の学習・獲得

こどもの行動が，意図的で「必要なセルフケア」に応じた適切なセルフケア行為となっていくためには，発達とともに，まずセルフケア要件を満たす力を獲得した上で，セルフケアを行う力を学習・獲得して，自ら使える能力としていくことが必要となる。

セルフケアを行う力には，意図的なセルフケアを行う際の認知的な発達が必要となる要素も多い。

[1]セルフケア能力の基本となる人間の能力と資質は，こどもでは発達段階により異なる。思考し実行する能力，自己理解，自己概念がしっかり獲得されるのは，思春期以降になる。しかし，幼児でも発達途上ではあるが，その子なりに思考し実行する能力や自己理解の力を持っている。

[2]セルフケアの実行を可能にする力（パワー）の構成要素は意図的なセル

フケアを自律して行うための要素であり，こどもの発達段階により能力の獲得が異なる。幼児期後期では表4-3の①から⑥は発達中で獲得には支援が必要であり，⑦以降は未発達と考えられる。

学童期には[2]セルフケアの実行を可能にする力（パワー）の構成要素は，表4-3の①②③が徐々に充実し，学習とともに⑤⑥が進化し，それに伴い④が増す。さらに認知発達がピアジェ（Jean Piaget）の発達理論で形式的操作の段階に進むと，⑧セルフケアについて推論する能力，⑨前後のセルフケア行為を関連付ける能力が獲得されていく。⑩はさらに統合的に考えたり，生活の他の面を調整する力を獲得してからとなる。このように，[1]と[2]の力を学習し獲得することで，[3]のセルフケアを意図的に行う力を獲得していく。

c. こどものセルフケアを行う力の3つの構成要素の考え方

セルフケアの実行を可能にする力（パワー）の構成要素とセルフケアを意図的に行う能力を持つには，認知能力の発達と自分のセルフケアについて，経験・学習の積み重ねが必要となる。また，これらセルフケアを行う力の発達は，セルフケア要件を満たす力の発達が先行しながら，ともに密接に関連して進んでいく。

d. こどものセルフケアを行う力のアセスメント

こどものセルフケアを行う力のアセスメントは，こどもに獲得してほしいセルフケア能力・行動について，現在こどもが学習・獲得しているセルフケアを行う力を明らかにする。はじめに，[1]セルフケアの基本となる人間の能力と資質について，獲得している力をアセスメントする。次に，[2]セルフケアの実行を可能にする力（パワー）の構成要素1項目ごとに，発達の程度，操作の可能性，適切に行えるかどうかを判断する。発達のアセスメントは，その能力があり質的にも十分である，発達中でまだ安定していない，未発達，と大むね3段階で評価される。セルフケアを行えるか（操作可能性）のアセスメントは，どの程度行うことが可能かをアセスメントする。適切に行えるか（適切性）のアセスメントは，行っているセルフケアがセルフケア要件を満たすのに十分ならば適切と判断される。[2]セルフケアの実行を可能にする力（パワー）の構成要素の発達と獲得状況を判断したら，こどもの理解に合わせて学習を進めれば獲得できるのか，それとも発達段階が能力の獲得に可能な段階となるまで，他の者がこどものセルフケアを補完するのかなど，能力の発達状況に合わせた支援について検討していく。[3]セルフケアを意図的に行う力は，こどもに獲得してほしいセルフケア能力について，セルフケアが必要な理由，セルフケアの方法，効果やセルフケアを行わない場合の影響など，必要な〈1〉知識は獲得されているか，をアセスメントする。〈2〉は，こどもが自分でセルフケアを行うことについて考え，判断し意思決定することができるかをアセスメントする。〈3〉

は，こどもが実際にセルフケアを継続的に行っているか，自分で効果を確認し，継続的に実施することができているかを確認しアセスメントする。

これらのアセスメントはこどもの認知発達の段階を考慮して行う。

[例1]こどものセルフケアを行う力のアセスメントの視点

栄養を摂取するためのセルフケア能力の発達

[乳児]

乳児は空腹を知覚，乳首を知覚し，乳汁を吸啜することができ，満腹になったら飲むのを止める。これはセルフケア能力の基本となる人間の能力と資質のうち，乳汁摂取のための感覚・知覚を持っているが，新生児では反射として乳汁摂取をしており，セルフケアの実行を可能にする力（パワー）の構成要素やセルフケアを意図的に行う力（操作能力）は持っていない。しかし，乳児の間に乳汁摂取の経験を繰り返し，学習すること，中枢神経系の発達によりセルフケアの実行を可能にする力（パワー）の構成要素のうち，①乳汁摂取に必要な要因に注意を払い，②身体的エネルギーを制御して使い，③吸啜や舌の運動，哺乳瓶を手でつかむなど身体と身体の部位を動かしコントロールする能力を獲得していく。

[幼児]

幼児は空腹を知覚し，おなかがすいたことを親に伝えるなど，セルフケア能力の基本となる人間の能力と資質の感覚・知覚，コミュニケーション能力を持っている。また，食べることを意識して考え，手を使って食べる行動を実行することができ，今日のおやつを推測したり，食べることを楽しみに動機付けられて待つなど，セルフケアの実行を可能にする力（パワー）の構成要素を持っている。しかし，自分の食べた物，食べた量の影響や効果について評価するために栄養バランスについての知識は持っておらず，食物や栄養摂取の影響や効果を探索的に知る「セルフケア操作能力」のうち物事のセルフケアに対する評価を行う**知識の獲得**は難しい。さらに，食べたことを内省し，「次の食事では不足している栄養素を食べよう」などと**判断し意思決定をする**（移行的操作）能力は持っておらず，加えて，バランス良く栄養を摂取することを持続して**継続的に実施する**（生産的操作）能力は持っていない。

[学童]

学童になると食事量について自分の満腹感と合わせて判断したり，学校で食べ方を食育として習い，食物と栄養素と体の中での栄養素の働きを学習するなど知識を獲得し，セルフケアの実行を可能にする力（パワー）の構成要素を獲得していく。しかし，自ら**探索的に知識を得る**，内

省し評価，**判断し意思決定をする**，継続的に**セルフケア行為を実施**するなどのセルフケアを意図的に行う能力を十分に発揮できるようになるのは，認知発達がピアジェの発達理論で形式的操作に達してからと考えられる。

[例2]こどものセルフケアを行う力のアセスメント

1型糖尿病を発症した幼児期後期のこどもが，インスリンの自己注射をするセルフケア能力の獲得が必要な場合

こどものセルフケア能力と獲得に必要な支援のアセスメントについて，幼児期後期のこどもの事例で検討する。この事例では，こどものセルフケア能力の発達を中心にアセスメントを行っている。

幼児期後期のこどもは，[1]基本となる人間の能力と資質については，自己理解や自己概念は発達中であるが，視覚，聴覚，身体の運動機能はすでにほぼ能力を持っている。セルフケアの実行を可能にする力（パワー）の構成要素（p.93[表4-3]）については，①必要な注意を払う能力・②身体エネルギーを制御して使う能力・③身体を動かしコントロールする能力は，発達中で支援が必要だが，具体的に説明を受け適切に行えるように支援をしていけば獲得可能である。

④セルフケアに向けた動機付けや，⑤セルフケアについての知識を獲得し，記憶し，実施する能力は，具体的な用具や図版を用いてプレパレーションを行い支援することで獲得可能である。⑥セルフケアを行うための認知・知覚・コミュニケーション・対人技能も発達中で支援が必要だが，信頼し慣れている人，こどもにとって必要なセルフケアについてよく知っている人となら能力を発揮できる。しかし，⑦意思決定し実行する能力や⑧セルフケアについて推論する能力，血糖値や食事摂取などについて⑨前後のセルフケアを関連付けて検討することは困難である。また，⑩セルフケアを生活に合わせて行うことは困難で，周囲の大人が場所・時間・タイミングなどの環境設定をして支援することで，セルフケア行動ができる。

セルフケアを行う能力について，知識を獲得すること，判断・意思決定をすること，セルフケアを実行し継続することを幼児期後期に自ら意図的に行うことは難しく，すべて補完することが必要となる。

認知発達が必要となる構成要素の部分は，幼児後期では発達途上であるため能力の獲得は難しく，親または養育者や看護師が補完し支援する。幼児後期では獲得が難しい部分も，知識を獲得し経験を重ね，認知発達とともに，将来的には獲得していくことを目指して支援していく。

2-3) こどものセルフケアの限界のアセスメント

　セルフケアの限界はセルフケア行動を行うことを制限されることで，こどものセルフケア不足に直接関係する。こどものセルフケアの限界は，本来こどもの持っているセルフケア能力が，こどもの受けている治療，病気や障害，環境などの条件により制限されセルフケア行動ができないことを意味する。大人の場合は，知識の欠如をそのままセルフケア制限として捉えるが，こどもでは，大人と異なり発達の要素が大きいため，こどもが本来持っているセルフケア能力が，まだ発達途上であるためのセルフケア不足はセルフケア能力と力（パワー）の構成要素で捉えることとする。

　セルフケアの限界は，[1]知ることの限界，[2]判断と意思決定の限界，[3]結果達成行動の限界，である。セルフケアの限界は，どの要因と関係しているかによって支援が異なるため，どのような限界なのかを明らかにすることを含めてアセスメントすることが必要となる（Orem/小野寺，2001/2005，p.258）。以下に限界の要因を例示した。下線部が限界の要因である。

こどものセルフケアの限界の要因

[1] 知ることの限界

〈1〉こどもにとって初めてで，まだ認識・理解されていないために起こる限界

○1型糖尿病を発症し，自己注射や血糖測定，自己注射と食事量との関連の検討など新たなセルフケアが必要なこどもなど，こどもにとって初めてで，機能や状態の変化に伴う新しいセルフケア要件をまだ認知・理解していないため，新しい機能や状態の変化に合ったセルフケア行動を行うことはできず，セルフケア行動が制限される。

○排泄障害により間歇的導尿が必要だが，これまでは家族が導尿を行っており，こども自身は関心がないなど，特定のセルフケア要件を充足するための，間歇的導尿に必要な知識や特定のケア方法，手技の知識を持っていないため，セルフケア行動が制限される。

〈2〉認知機能の異常や障害により起こる限界

○知的障害や発達障害のあるこどもなどでは，経験的知識の獲得あるいは知識の想起を妨げる感覚機能，知覚，記憶の障害や注意不足により，セルフケア行動が制限される。

○分離不安による錯乱状態，脳炎を発症し異常行動がみられるこどもなどでは，経験的知識，認知機能，および合理性に不利な影響を及ぼす人間の統合機能の障害により，セルフケア行動が制限される。

〈3〉心理的な状態による知識の獲得の限界

○「悪い子だから入院させられた」と思いこむなど，状況についての誤った意味付け，評価をもってしまったこどもなどでは，状況について，現実に一致しない知覚，意味付け，評価を生じる素因および見当識により，セルフケア行動が制限される。

○これまでの処置の経験から処置への恐怖が強く，処置の必要性についての説明を聞こうとしないなど，新しく必須の学習を獲得する行為の回避により，セルフケア行動が制限される。

[2] 判断と意思決定の限界

〈1〉判断をするための知識や技能の欠如

○こどもには薬の内服が必要な理由を説明されていないなど，判断をするために必要な十分な知識を持っていない，あるいは知識を探索・獲得するために必要な技能を獲得していないことにより，セルフケア行動が制限される。

○術後の創部痛に対して座薬が処方されているが，こどもは痛みがあるのに，座薬を入れた経験がないため恐れて座薬の挿入を拒むなど，セルフケアについて考え推論するための前提となる知識や経験的知識を持っていないことにより，セルフケア行動が制限される。

〈2〉判断をするために注意の維持や代案を検討する能力の欠如

○意識状態の低下，緊張した情緒状態，感情的な拒否，興味や関心の拒否があるなど，判断をするためにセルフケアの観点で状況を調査するのに必要な自発的注意の方向付け，注意を維持する能力の不足により，セルフケア行動が制限される。

○昼の薬を飲み忘れたが，その場合どうしたらよいか代替案を考えることが難しいなど，可能な代替行動とその結果を想像する能力の欠如や限界により，セルフケア行動が制限される。

〈3〉セルフケア行動の意思決定に向けた消極的な態度や拒否

○再発を繰り返す慢性疾患の状態から何をしても治らないのではないかと消極的な態度をとるなど，セルフケア行動の意思決定をするにあたり状況を調査するための消極的な態度により，セルフケア行動が制限される。

○病気の症状がコントロールできず，どうせ何をしてもだめだから何もしたくないと自暴自棄になっている状態など，意思決定の拒否によりセルフケア行動が制限される。

[3] セルフケア行動を行うことの限界

〈1〉セルフケア行動をするための資源の欠如

○セルフケアに必要な物品がないなど，セルフケア行動をするために必

要な資源の欠如があり，セルフケア行動が制限される。

〈2〉セルフケア行動をするためのエネルギーの欠如・運動のコントロールの欠如

○手術後絶食や循環不良が続いているなど，行動を維持するためのエネルギーが欠如することにより，意図的なセルフケア行動が制限される。

○ギプス装着の治療上，臥床安静が必要な状態などで，セルフケアに必要な行動をすることができないことによるセルフケア行動の制限

○疼痛があり意識が痛みに集中しているため，痛み以外のことに注意を払うことができないなど，セルフケアを行う自分に注意を払い，内的・外的条件に対応して行動をすることが困難なことによりセルフケア行動が制限される。

〈3〉セルフケア行動をするための関心や価値付けの欠如

○抑うつ状態など，セルフケア要件の充足に対する関心・欲求の欠如により，セルフケア行動が制限される。

○セルフケア要件の充足より仲間との活動や同一性を重視しているなど，セルフケアについて不適切な目標や価値をおくことでセルフケア行動が制限される。

〈4〉セルフケア行動を制限する環境

○不適切な養育環境，児童虐待などで，セルフケア行動を行おうとする際に，家族や他者がそれを妨害することによりセルフケア行動が制限される。

○受験勉強，部活動，スポーツ活動への参加などによりセルフケアを行うことを制限する生活パターンとなっている。または家族や兄弟の世話や仕事をするためにセルフケアに使える時間が制限されるなど，セルフケアを行うことを制限する個人や家族の生活パターンによりセルフケア行動が制限される。

○過疎地域で小児医療へのアクセスが制限される場合や，発展途上国で保健医療福祉システムが整っていないことなど，個人を支えるのに必要な社会的システムが欠如していることによりセルフケア行動が制限される。

○親の離婚や経済状況の悪化など，家族や家庭における危機的状況によりセルフケア行動が制限される。

○災害時にライフラインが断絶する，または紛争が起こり家・生活環境の崩壊など，セルフケア要件の充足を妨げる破局的状況によりセルフケア行動が制限される。

2-4) こどものセルフケア能力とセルフケアの限界を合わせたアセスメント

ここでは，2-1) こどものセルフケア要件を満たす力のアセスメント（p.88），2-2) こどものセルフケアを行う力のアセスメント（p.89），2-3) こどものセルフケアの限界のアセスメント（p.97）を合わせて，こどものセルフケア能力と可能な行動を確定するアセスメントについて記述する。

こどものセルケア能力のアセスメントは，発達の順序性から，まず初めに，2-1) こどものセルフケア要件を満たす力について，セルフケア要件のカテゴリーごとに，系統的なアセスメントを行う。これは，「こどもに必要なセルフケア」のニードを満たすセルフケア能力があるか，行動ができているかを捉えるアセスメントで，現時点だけでなく，過去の状態や将来の見通しも含めて検討する。

次に，「こどもに必要なセルフケア」に対し，こどものセルフケア要件を満たす力で，不足があると思われる項目について，2-2) こどものセルフケアを行う力のアセスメントを行う。これは，セルフケアの基本となる人間の能力と資質についてアセスメントし，次にセルフケアの実行を可能にする力（パワー）の構成要素（p.92）を捉える。さらに学童中期以降であればセルフケアを行う力－知識の獲得，判断し意思決定をする，セルフケアを継続的に実施すること－について検討する。2-3) こどものセルフケアの限界は，2-1)・2-2) と並行してアセスメントする。2-3) こどものセルフケアの限界は，本来こどもの持っているセルフケア能力が，こどもの受けている治療や健康状態などの条件により制限され，セルフケア行動ができないことを示している。こどものセルフケア行動ができていない場合，その要因を2-3) こどものセルフケアの限界と2-2) こどものセルフケアを行う力のアセスメントによって，検討することとなる。

こどものセルフケア能力は発達途上であるため，現在は未発達でできないがこれからできるようになることは能力の側面で捉え，治療や健康逸脱，環境などの条件により制限されていることはセルフケアの限界として捉えることになる。こどものセルフケア要件を満たす力をアセスメントすることで，必要な支援の内容が明確になり，セルフケアを行う力のアセスメントや，限界の種類により，何をどのように支援をしたらよいかが明らかになる。幼児期の事例（p.123）を参照してほしい。

3. 親または養育者がこどものセルフケアを補完するケア能力と可能な行為の確定

親または養育者がこどものセルフケアを補完するケア能力と可能な行為を確定するには，以下の3つの視点を合わせてアセスメントを行う。以下に，3-1) 親または養育者のこどものセルフケア要件を満たす力と可能な行為のアセ

スメント，3-2）親または養育者のこどものケアを行う力についてのアセスメント，3-3）親または養育者のケアの限界のアセスメント，3-4）こどものセルフケアを補完する親または養育者のケア能力，ケアの限界を合わせたアセスメント，について記述する。

3-1）親または養育者のこどものセルフケア要件を満たす力と可能な行為のアセスメント

親または養育者がこどものセルフケアを補完する，現在のケア能力と可能な行為，過去のケア行為を明確にする。親または養育者がこどものセルフケアを補完するケア能力と可能な行為を獲得し開発するには，こどものセルフケア能力を読み取り，こどものセルフケア要件を親または養育者が充足するために必要なことやケア方策について知識や経験的な学習が必要となる。

看護者は，まず親または養育者がこどものセルフケア要件（普遍的セルフケア，発達的セルフケア，健康逸脱に対するセルフケア）の各項目ごとにこどものニードを読み取ることができ，こどものセルフケア要件を補って充足するためのケア能力，ケア行為を現在獲得できているか，こどもの能力と行動に合わせてこどものセルフケアを補完するケアを提供できているかを確認し，確定する。このアセスメントにより，こどものセルフケア要件を満たすケア行為，ケア能力があるかどうかを系統的にアセスメントする。

3-2）親または養育者のこどものケアを行う力のアセスメント

親または養育者がこどものセルフケアを補完するケア能力をこれから獲得することが必要で計画しようとする場合，または，現在こどもに必要なケア行為を親または養育者ができておらず，ケア能力の検討が必要な場合は，3-1）親または養育者のこどものセルフケア要件を満たす力のアセスメントに加え，3-2）親または養育者のこどものケアを行う力のアセスメントを行う。

親または養育者がこどものケアを行う力には，親または養育者の，[1]ケア能力の基本となる能力と資質，[2]こどもへのケアの実行を可能にする力（パワー）の構成要素，[3]こどものケアを意図的に行う力があり，下から積みあがって獲得されていくと想定される[図4-5]。

ここでは，親または養育者がこどものケアを行う力をアセスメントし，こどものセルフケアを補完する親または養育者のケア能力と可能な行為を確定し，必要な支援を検討する（p.104[例]を参照してほしい）。

[1]ケア能力の基本となる能力と資質

親または養育者のケア能力の基本となる能力と資質は，感覚・知覚，記憶，思考し実行する能力，目標追求に影響する自己理解・自己概念などであり，

これをアセスメントする。

［2］こどもへのケアの実行を可能にする力（パワー）の構成要素

こどもへのケアの実行を可能にする力の構成要素は，親または養育者が意図的にこどものケアを行うための10項目の構成要素［表4-4］であり，これを1項目ずつアセスメントする。

［3］こどものケアを実行する力

こどものケアを実行する力は，親または養育者がこどものケアを意図的に継続して行う力をアセスメントする。以下の3つの視点について，〈1〉知識を獲得する力（評価的操作），〈2〉判断し意思決定する力（移行的操作），〈3〉ケアを継続的に評価しながら実際に行う力（生産的操作）をアセスメントする。

〈1〉知識を獲得する力：親または養育者がこどものケアを行うために必要な知識を意図的・探索的に獲得する力。こどもにケアが必要な理由，ケアの方法と効果，ケアをしない場合の影響などについて，自ら意図的に探索し知識を獲得することができているかをアセスメントする。

〈2〉判断し意思決定する力：親または養育者がこどものケアとケアをすることについて，主体的に判断し意思決定する力。親または養育者が，〈1〉で獲得した知識を基にこどもへのケアの実行を可能にする力（パワー）の構成要素を使って，こどものケアについて，何を，どのように，いつするのか，それをすることでこどもにとってどのような影響があるかなどを検討し，そのケアをすることを，またはしないことを判断し，意思決定していく力があるかをアセスメントする。

〈3〉継続的に評価しながら実施する力：親または養育者がこどものケアを意図的に継続して行い，行ったケアについて評価しながら実施していく力。親または養育者がこどものケアを意図的に継続して行い，行ったケア，行ったケアの効果や影響を評価し，評価を活かして次のケアを継続的に行っていくことができているか，アセスメントする。

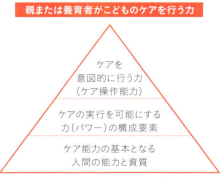

［図4-5］親または養育者がこどものセルフケアを行う力の構成要素と構造

［Gast, H. L., Denyes, M. J., Campbell, J. C., Hartweg, D. L., Schott-Baer, D., Isenberg, M.（1989）. Self-care agency：conceptualizations and operationalizations. Advances in nursing science, 12（1）, 27.を一部改変］

また，成長発達に必要な課題をこどもが乗り越えるためには，こどものセルフケア能力の開発を促す親または養育者の意図的な行為が必要となる。そのため，将来，親または養育者が得ることが可能なケア能力と行為についても見通すことが必要となる。

こどもが病気や傷害により健康障害に陥った場合，親または養育者は，自らの力でも対応しながら医療者の支援によって知識や経験を経て段階的にこどもをケアする能力を獲得していくと考えられる。そのため，親または養育者のこどものケアを行う力の獲得状況をとらえることが重要になる。

櫻井らの研究（櫻井，望月，添田，長谷，2019）では，こどもが重症度の高い急性期の状態で，親または養育者がこどもに必要なケア能力を獲得するには，まず，親は状況的な危機を乗り越える力を得ることが必要であった。次に，親は現在起こっているこどもの状態が理解できず，重篤な状態で治療を受けているこどもにどのように関わることができるかわからなかった。日々，こどもの状態やその変化，生活状況を親に伝える看護者の支援により，親はこどもが置かれた状況を理解できるようになり，徐々にこどものセルフケア能力を捉えることができるようになっていた。看護者が親のケア能力に合わせて，こどもの状況や力に合わせ必要なケアを伝える支援を行い，親はこどもに適した方法で実施する力や状況に合わせて支援を求める力を獲得していた。

個々の事例の状況により，親のケア能力の獲得状況は異なるため，親または養育者のこどものケアを行う力のアセスメントが必要である。

こどものケアを行う力のアセスメントと同時に，親または養育者がこどものセルフケアを補完するケアの能力・可能な行為に影響する基本的条件付け要因を確認する。基本的条件付け要因のうち，家族システム要因として，特にきょうだい児の存在や親または養育者以外にこどものセルフケアを補完するケアを提供することが可能な家族の存在などが，親または養育者がこどものセルフケアを補完するための可能な行為に影響する。

［表4-4］こどもへのケアの実行を可能にする力（パワー）の構成要素

① こどもへのケアに必要な要因に注意を払う能力
② 身体的エネルギーを制御して使う能力
③ こどものケアについて身体をコントロールする能力
④ こどものケアに向けた動機付け
⑤ こどものケアについて知識を獲得し，記憶し，実施する能力
⑥ こどものケアを行うための認知・知覚・コミュニケーション・対人関係の技能
⑦ こどものケアについて意思決定し実行する能力
⑧ こどものケアについて推論する能力
⑨ 前後のケア行為を関連付ける能力
⑩ こどものケアを生活に合わせて行う力

親または養育者のこどものケアを行う力のアセスメント

　親または養育者がこどものケアを行う力をどのようにアセスメントすることができるか，以下の事例で検討する。

[例] 1型糖尿病を発症した幼児期後期のこどもが，インスリンの自己注射をするセルフケア能力の獲得が必要な場合について，親または養育者のこどものケアを行う力のアセスメント

　親または養育者は，[1] 人間の基本となる能力と資質は，すでに獲得している。[2] こどものケアの実行を可能にする力（パワー）の構成要素のうち，①こどものケアに必要な注意を払う能力・②身体的エネルギーを制御して使う能力・⑥こどものケアを行うための認知・知覚・コミュニケーション・対人関係の技能については，親または養育者の心理状況が整い，具体的な説明と支援があれば能力を発揮することが可能である。④こどものケアに向けた動機付けは，支援によりこどもの現在の状態を理解し受け入れ，インスリン注射の必要性を納得し，こどものためにケアをしたいという思いにより獲得する。⑤こどものケアについて知識を獲得し，記憶し，実施する能力は，④が得られ，具体的な用具を使い必要な説明と指導が段階的に進められれば可能と考えられる。⑦こどものケアについて意思決定し実行する能力，⑧こどものケアについて推論する能力，⑨前後のケア行為を関連付ける能力は，こどものケアについての知識や推論について，医療者の支援を得て，知識と経験を積み重ねることで獲得することが可能となる。⑩こどものケアを生活に合わせて行う力は，退院後，家での生活とこどものケアを経験しながら獲得していく。[3] こどものケアを実行する力（ケア操作能力）については，こどものケアについて知識と経験を積み重ねて獲得される能力であると捉えられる。

　上記の様にアセスメントしていくことによって，親または養育者がこどものケアを行う力を確定することができ，必要な支援も見極めることができる。必要な支援を見極めるためには，特に [2] こどもへのケアの実行を可能にする力（パワー）の構成要素のアセスメントが有用である。

3-3) 親または養育者のケアの限界のアセスメント

　親または養育者のケアの限界は，こどものセルフケアを補完する親または養育者のケアの遂行に影響を及ぼす要因であり，こどものセルフケアを補完する親または養育者のケア不足に直接関係する。親または養育者のケアの限界は，[1] 知ることの限界，[2] 判断と意思決定の限界，[3] ケアを行うことの限界，のケアの実行に関わる3つのカテゴリーに特定される。こどものセルフケアを補完する親または養育者のケアの限界は，それがどのような限界かを

見極めることが必要となる。親または養育者のケアの限界があるためにこどものセルフケア不足が起こっている場合，こどものセルフケア不足の補完を親または養育者に求めることはできない。こどものセルフケア不足は看護者や保育士などが補完し，まずは親または養育者のケアの限界に対する支援が必要である。限界の要因により，必要な支援が異なってくる。以下に限界の要因を例示した。下線部が限界の要因である。

親または養育者のケアの限界の要因

[1] 知ることの限界

〈1〉初めてで，まだ認識されていないために起こる限界

○こどもが障害を持って生まれた場合や，こどもに病気や障害が発症した場合など，親または養育者は，こどもの状態やこどもに必要なケアが初めてでわからない状態であり，まだ理解されていない機能・状態の変化に伴う新しい，まだ認識されていないケア要件があり，ケア行為が制限される。

○こどもが障害を持って生まれ，経管栄養や吸引などが必要な状態で退院する場合など，親または養育者がセルフケア要件を充足するのに，特定のケア方法を用いることが必要であるが行う上で不可欠な知識が欠如しており，ケア行為が制限される。

〈2〉認知機能の異常や障害により起こる限界

○こどものケアを行う親または養育者に知的障害がある場合など，経験的知識の獲得あるいは知識の想起を妨げる感覚機能，知覚，記憶の障害あるいは注意不足により，ケア行為が制限される。

○こどものケアを行う親または養育者が統合失調症などの精神疾患を持つ場合など，経験的知識，認知機能，および合理性に不利な影響を及ぼす人間の統合機能の障害により，ケア行為が制限される。

〈3〉心理的な状態による知識の獲得の限界

○処方された薬の副作用を過剰に恐れ，こどもに治療を受けさせないなど，状況について現実に一致しない知覚・意味付け・評価を生じる認識により，ケア行為が制限される。

○こどもの障害や現在の状況について受け止められず，必要なケアを拒否している親または養育者など，こどものケアをするための新しい必須の学習を獲得する行為を回避していることによりケア行為が制限される。

[2] 判断と意思決定の限界

〈1〉こどものケアについて判断をするための知識や技能の欠如

○こどもに必要なケアについて説明されたが，こどもの状態やケアの方法，その後の見通しについて知識が不十分で説明が理解できず，また質問をすることができずに判断ができない場合など，こどものケアについて判断を行うために必要な知識が不十分，あるいは知識を探索・獲得するために必要な技能が欠けており，ケア行為が制限される。

○子育て経験がなく，また障害を持ったこどもを見たことがないため，こどもに必要なケアを説明されてもそれをイメージすることが困難で判断することができない場合など，こどものケアについて考え推論するための前提となる知識や経験的知識の欠如により，ケア行為が制限される。

〈2〉こどものケアについて判断をするために注意の維持や代案を検討する能力の欠如

○こどもの病気や障害の状況にショックを受けている状態など，ケアの観点で状況を調査するのに必要な自発的注意の方向付けと維持の阻害（意識状態の低下，緊張した情緒状態，感情的な拒否，興味や関心の拒否など）により，ケア行為が制限される。

○経験的知識の不足など，可能な代替行動とその結果を想像する能力の欠如により，ケア行為が制限される。

〈3〉こどものケアの実行への意思決定に向けた消極的な態度や拒否

○こどもの障害・病気を受け入れることができない，または障害を持ったこどもを受け入れることが難しく，ケアを実行することへの意思決定をせずに消極的な態度をとっている場合など，実行可能な行動について意思決定に向けたケア状況を調査に対する消極的な態度や拒否により，ケア行為が制限される。

○こどもへの愛着形成が進まずケア行動を拒否している，または自分がこどものケアを担うことはできないと考えている場合など，ケア行動について意思決定の拒否により，ケア行為が制限される。

[3] ケアを行うことの限界

〈1〉こどもへのケア行動をするための資源の欠如

○こどもへのケアに必要な物品がないなど，こどもへのケアのための資源の欠如により，ケア行為が制限される。

〈2〉こどもへのケア行動をするためのエネルギーの欠如・運動のコントロール能力の限界

○自身の食事・睡眠がとれていないなど，親または養育者の疲労や消耗によるこどもへのケア行為を継続して行うためのエネルギーの欠如により，ケア行為が制限される。

○親または養育者の障害や外傷・疾病，妊娠・出産など，ケアに必要な行動ができない場合，こどもへのケアに必要な行動を行うための身体的運動をコントロールする能力の制約により，ケア行為が制限される。

○親または養育者の疲弊した状況など，ケアを行う自分に注意を払い，内的・外的条件に対応する能力の制約により，ケア行為が制限される。

〈3〉行動するための関心や価値付けの欠如

○親または養育者の抑うつ状態など，こどものセルフケア要件の充足に対する親または養育者の関心・欲求の欠如により，ケア行為が制限される。

○こどものケアより親または養育者の娯楽に価値を置き優先させるなど，こどものケアについて不適切な目標および価値を置くことにより，ケア行為が制限される。

〈4〉こどもへのケア行為を制限する環境

○家庭内暴力や母親がこどもへのケアを行うことを父親が妨害するなど，こどもへのケア行為を遂行する際に，家族や他者が妨害することにより，ケア行為が制限される。

○仕事や家事，きょうだいなど家族の世話が忙しく，こどもへのケアを行う時間がないなど，親または養育者の生活パターンにより，ケア行為が制限される。

○過疎により小児の医療施設にアクセスできない場合や利用できる保健医療福祉システムがない場合など，こどもへのケアを支えるのに必要な社会的システムの欠如により，ケア行為が制限される。

○離婚や経済状況の悪化など，こどもへのケアの実行を妨げる家族や家庭における危機的状況

○紛争時・災害時にライフラインが断絶し家や生活環境の崩壊など，こどものセルフケア要件を充足する親または養育者のケアの実行を妨げる破局的状況により，ケア行為が制限される。

3-4）こどものセルフケアを補完する親または養育者のケア能力，ケアの限界を合わせたアセスメント

ここでは，3-1）親または養育者のこどものセルフケア要件を満たす力と可能な行為のアセスメント（p.101），3-2）親または養育者のこどものケアを行う力のアセスメント（p.101），3-3）親または養育者のケアの限界のアセスメント（p.104）を合わせたアセスメントについて記述する。また，表4-1（p.90）にアセスメント

の枠組みを示したので参照してほしい。

3-1) こどものセルフケアを補完する親または養育者のこどものセルフケア要件を満たす力と可能な行為のアセスメントは，親または養育者がこどものセルフケア要件（普遍的セルフケア，発達的セルフケア，健康逸脱に対するセルフケア）のカテゴリーごとに各々のセルフケア要件におけるこどものニードを読み取ることができ，こどもの能力と行動に合わせてこどものセルフケア要件を充足するケア行為を行うことができるケア能力があるかどうかを系統的に確認する。

3-2) こどもに必要なケア行為を親または養育者が獲得する必要がある場合，必要なケア行為をできていない場合は，親または養育者のこどものケアを行う力をアセスメントし，必要な支援を検討する。

親または養育者のこどものケアを行う力のアセスメントは，まずこどものケアを実行する力である〈1〉知識を獲得する力，〈2〉判断し意思決定する力，〈3〉ケアを継続的に評価しながら実施する力について検討し，不足の部分についてさらにこどもへのケアの実行を可能にする力（パワー）の構成要素を捉え，どこに不足が生じているのか，その要因を検討する。

3-3) こどものセルフケアを補完する親または養育者のケアの限界は，親または養育者がこどものセルフケアを補完するためのケア能力が，親または養育者の認知，身体，精神，環境的な条件により制限され，適切で意図的なケア行為ができないことを示しているため，どこに限界が生じているのか，その要因を明らかにする。ケア能力の構成要素の獲得状況やケアの限界の要因により，必要な支援は異なってくる。支援を確定するためにも，アセスメントが重要になる。

親または養育者は，初めから親または養育者としてケア能力を持っているのではなく，こどものセルフケア能力と同様に，親または養育者のケア能力も開発していくことが必要である。その能力を開発するための支援は看護の役割である。健康なこどもの場合も親または養育者のケア能力の開発は必要であるが，こどもが障害や病気を持って生まれた場合や，成育途上で障害や病気を発症した場合，親または養育者がこどもと共にその危機的な状況を乗り越えることが求められる。

そのためには，親または養育者がこどもとの愛着を形成し，こどもの障害や病気を受容し，こどもに必要なセルフケアの知識を獲得する。さらに，ケアについて判断・意思決定ができ，実際にケアを継続的に行えるようになるために，看護者の継続した支援と適切なアセスメントに基づいたケア能力の開発支援が必要となる。

親または養育者のこどものセルフケアを補完するケア能力のアセスメント

[例]新生児仮死で出生し，脳に障害のある乳児で，出生直後から入院していた事例。全身状態は安定したが，吸啜・嚥下が困難で，必要な栄養の摂取ができず経管栄養が必要である。気道分泌物が多く，自分で喀出は困難なため吸引が必要である。第1子である。退院に向けて親のケア能力の獲得を計画することが必要な事例。

3-1) 親または養育者のこどものセルフケア要件を満たす力と可能な行為のアセスメント

　こどもは空気の摂取について自分で呼吸をすることはできるが，気道分泌物が多く，自分で喀出は困難なため吸引が必要である。母親は気道分泌物が多いことは認識しており，ゼロゼロしていると看護師を呼び，吸引してくださいと依頼する。吸引の指導は始めておらず自分で吸引をすることはできないが，こどもの吸引の必要な状態はある程度理解している。

　こどもは水分と食物の摂取について，吸啜・嚥下は困難であるため，経管栄養を必要としている。栄養注入は3時間ごとに行っているが，胃残や嘔吐，下痢などはなく，消化吸収は順調である。母親は注入にはまだ関わっていないが，チューブの頬の固定が外れていると貼り直し，マーキング位置よりチューブが抜けてきていると看護師に知らせている。また，こどもの手の動きでチューブをひっかけて抜いてしまわないように注意することができている。その他，排泄と清潔ケア，活動と休息，危険の予防については，適切なケアができている。

3-2) 親または養育者のこどものケアを行う力のアセスメント

　親は，[1]人間の基本となる能力と資質のうち感覚・知覚，記憶，思考し実行する能力，目標追求に影響する自己理解は，すでに獲得している。自己概念は，母親になったこと，こどもに障害があることから，現在修正中であると想定される。

　[2]こどもへのケアの実行を可能にする力（パワー）の構成要素のうち，①こどもへのケアに必要な要因に注意を払う能力・②身体的エネルギーを制御して使う能力・⑥こどものケアを行うための認知・知覚・コミュニケーション・対人関係の技能については，母親の心理状況が整ってきているため，具体的な説明と支援があれば獲得でき，能力を発揮することが可能と考えられる。④こどものケアに向けた動機付けは，こどもの全身状態が安定したことで母親も情緒的に安定してきており，危機的状況を乗り越えつつあると考えられる。看護師は親がこどもの現在の状態，障害を理解し，鼻腔内吸引と経管栄養の必要性を納得できるように説明

していく。母親が毎日面会に来て，こどもの清潔ケアも行っており，こどもへの愛着を形成しつつあると考えられる。看護師はこどもへの愛着形成がさらにできるように支援し，こどものためにケアをしたいという思いにより動機付けを獲得できるようにする。⑤こどものケアについて知識を獲得し，記憶し，実施する能力は，④が得られ，具体的な用具を使い必要な説明と指導が段階的に進められれば可能と考えられる。⑧こどものケアについて推論する能力，⑨前後のケア行為を関連付ける能力は，こどものケアについての知識や推論について，医療者の支援を得て，知識と推論，ケア行為の関連を確認する経験を積み重ねることで獲得することが可能となる。⑦こどものケアについて意思決定し実行する能力は，①～⑥の支援，自分の判断や行為について保証を得て力付けられ，意思決定を支える支援を受ければ獲得可能となる。⑩こどものケアを生活に合わせて行う力は，退院後，家での生活とこどものケアを経験しながら獲得していく。

　[3]こどものケアを実行する力（ケア操作能力）については，今後，支援により，こどものケアについて知識と経験を積み重ねて獲得される能力であると捉えられる。

3-3）親または養育者のケアの限界を合わせたアセスメント

　現時点では，[1]知ることの限界・〈1〉初めてで，まだ認識されていないためにおこる限界がある。

　以上から，母親のケア能力，ケアの限界を合わせたアセスメントとして，こどもの全身状態が安定したことで，母親も情緒的に安定してきており危機的状況を乗り越えつつあると考えられる。毎日面会に来てこどもに話しかけており，こどもへの愛着を形成しつつある。こどもとの愛着形成がさらに進むように声をかけ，こどもへのケアの動機付けを獲得できるように支援する。毎日の様子から，こどものケアを行うための，知識の獲得，認知・知覚・コミュニケーション・対人関係の技能の力は高い。しかし，初めてで，まだ認識されていないためにおこる限界があることから，障害や，現在の状態，必要なケアについて，具体的な用具を使い，必要な説明と指導を段階的に進める。母親が自己効力感を持てるように，毎日の努力をねぎらい保証しながら，無理のないように指導を進める。また，母親が新しい自己概念を持てるように，障害のあるこどもの親の会を紹介することなども検討していく。

　親または養育者に経管栄養の注入や気道分泌物の吸引など医療的ケアの指導を行う場合，医療的ケアの知識と技術の習得のみを目指してしまいがちであるが，医療的ケアは，「こどもに必要なセルフケア」を充足

するために必要なケアの一部であることを意識して，こどものセルフケアを
補完する親のケア能力の獲得を支援することが必要である。

4. セルフケア不足：看護として行うケアの確定

「こどもに必要なセルフケア」と，こどものセルフケア能力と可能な行動，親ま
たは養育者がこどものセルフケアを補完するケア能力と可能なケア行為を比
較し，その差からセルフケア不足，つまり看護として行うケアを明確にする。
セルフケア不足は，こどもに必要なセルフケアが，こどものセルフケア能力と可
能な行動・親または養育者がこどものセルフケアを補完するケア能力と可能
なケア行為よりも大きい場合に存在する。セルフケア不足は，現在起こってい
るか予測されるかのどちらかである。

セルフケア不足を明らかにするには，これまでに記述したように，まず初めに
「こどもに必要なセルフケア」を確定する。必要なセルフケア要件は何であるか
を明らかにすることであり，特定のセルフケア要件に焦点を当てられる場合と，
セルフケア要件全体に焦点を当てなくてはならない場合がある。

次に，ケアの必要なセルフケア要件に関係するこどものセルフケア能力とセ
ルフケアの限界，親または養育者のケア能力とケアの限界についてアセスメン
トする。

こどものセルフケア能力・親または養育者のケア能力のアセスメントには，
セルフケア要件を満たす力とセルフケアを行う力，こどものセルフケア要件を
満たす力とこどものケアを行う力の検討が含まれる。

こどものセルフケアの限界は，「こどもに必要なセルフケア」を満たすために
必要なセルフケア・ケアの提供を制限し妨げているものは何かを明らかにす
る。

セルフケアの限界・ケアの限界は，3つのセルフケアを意図的に行う力，知
識を獲得する力(評価的操作)，判断し意思決定する力(移行的操作)，ケアを
継続的に評価しながら実際に行う力(生産的操作)と関連する。こどものセル
フケア・親または養育者のケアの限界はセルフケア不足に関する重要な決定
因子である。複数のこどものセルフケア・親または養育者のケアの限界が重
なっている場合は，複雑で困難な事例となり，高度な看護実践や多職種の
支援が必要となる。

セルフケア不足が明確になると，不足の内容や要因も明らかになっている。
そこから看護として必要なケアを確定する。「J.こどもセルフケア看護の設計の
例」(p.121)を参照してほしい。

F. アセスメントと看護として行うケアの確定　111

5. こどもセルフケア看護の計画策定

前項4までで明らかになったセルフケア不足に対し、「こどもに必要なセルフケア」を充足するための看護者の役割、こども、親または養育者の役割を確定する。

誰が何をするのかという役割、行うケアの内容とケアを担う責任を記述する。多職種がこどものケアに関わる場合は、各職種の役割も記述する。また、**看護システムのタイプ**(p.113)を明確にする。追求する看護の成果として、こどもと親または養育者が将来持つことが望ましい能力、到達しているべき状況(長期目標)についても記述する。

さらに、これまでの計画を変更する場合は変更の要因も含めて記述する。目標の達成に向けた看護ケアと、誰が何を行うかを特定する。計画策定されたケア計画は、こどもの養育について責任を持つ親または養育者とその内容を相談しながら共に確認した上で、誰が何をするかを特定する〔こどもセルフケア看護の設計は**表4-1**(p.90)を、具体例は**事例**(p.123)を参照してほしい〕。

G. 援助方法と看護システムの タイプ

　看護システムのタイプの分類は，看護者とこども，親または養育者の役割を誰がどこまで担うのかと，それぞれの役割に伴う責任と役割を担うことへの同意を表している。役割は，[1]こどもの身体的・精神的機能と発達を調整するために，「こどもに必要なセルフケア」を知り，充足するための責任，および[2]「こどもに必要なセルフケア」の実行，もしくは発達を調整するための責任を誰が持つのかを特定する（Orem/小野寺，2001/2005, p.318）。

1. 援助方法

　こどもセルフケア看護理論における援助方法とは，こどものセルフケアの不足を補い，こどものセルフケア能力，親または養育者のケア能力の開発を支援する一連の行為で，以下の5つがある。援助方法によって，看護者とこども・親または養育者の役割は変化する。

　1）看護者がこどもと親または養育者に代わって行為する

　2）指導し方向付ける

　3）身体的・精神的支持（サポート）を与える

　4）発達を促進する環境を提供・維持する

　5）教育する

　個々のこどもにとって妥当な援助方法は，以下に関する情報を得，判断した後で看護者が選択する。

　1）こどものセルフケア不足が部分的であるか，全体に関わっているかの査定

　2）健康上の理由によりこどもが実施すべきでない活動に関する知識

　3）こどものエネルギー消費と治療範囲

具体的な援助状況では，これらの援助方法は組み合わせて用いられる。

2. こどもへの看護システムのタイプ―3つの基本型

　オレムは，「看護システムは，看護状況において看護師と患者の意図的行為から産生される具体的行為のシステムとして存在する」とし，「看護師と患者がそれぞれ処方された役割に従って行動するとき，看護システムは存在す

るに至る」(Orem/小野寺，2001/2005, p.319)と述べており，看護者と患者の行為として記述している。こどもを対象とする場合には，こども自身がセルフケアを行う能力を十分に有していない，または，獲得していく途中にあり，セルフケアを行う能力を十分に獲得するまで，親または養育者の行為によって補完されていることが多いため，こどもと親または養育者をセットとして捉え，システムに位置付けた。図4-6は，オレムの基本的看護システム(Orem/小野寺，2001/2005, p.321)を基に，こどもセルフケア看護理論の看護システムとして改変した。また，こどもの行動を補完する親または養育者の行為を追加し表記している。

　こどもへの看護システムには3つの基本的な型がある。全代償的看護システム，一部代償的看護システム，支持・教育的(発達的)看護システムである。こどものセルフケア能力は発達途上にある。こどもと親または養育者がセルフケア行動あるいはケア行為が行えない場合に，看護者がこどもに必要なセルフケアを補完する支援が必要となる。

　看護者がこどものセルフケア行動・親または養育者のケア行為を補う程度により，これら3つの看護システムに分類される。親または養育者も，こどものセルフケアを補完するケア能力を獲得する必要があり，看護者が，親または養育者のこどものセルフケアを補完するケア能力の開発を支援する。看護システムの3つの基本型は事例において固定的なものではなく，こどものセルフケア能力の発達，回復の経過や病気・障がいの進行など健康状態，親または養育者の存在の有無，ケア能力の獲得状況などによって，変化する。

1) 全代償的看護システム

　こどものセルフケア行動を全面的に看護者が補う看護システムである。全代償的看護システムでは，こどもは生きる力を持っているが，セルフケア行動を行うことができない。親または養育者もこどものセルフケアを補完するケアを行うことができないことから，看護者が親または養育者がこどものセルフケアを補完するケア能力を開発することが必要となる。こどものセルフケア行動のいくつかを，親または養育者が補う場合も含まれる。

　また，看護者は，必要時家族システム要因などの基本的条件付け要因に働きかけ，あるいは親または養育者を通じて，基本的条件付け要因を調整する。

　全代償的看護システムは3つのサブタイプを有する。

サブタイプ1

　生きる力を持っているが，セルフケア行動をすることができないこどものための看護。

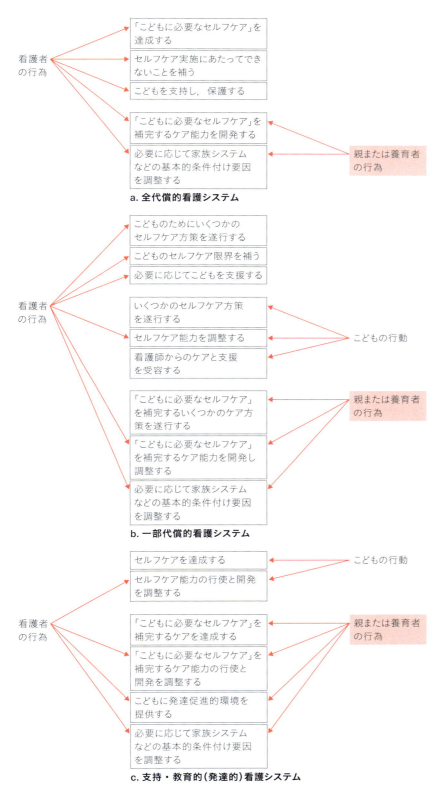

[図4-6] こどもへの看護システム―3つの基本型
[Orem, D. E. (2001/2005). 小野寺杜紀(訳), オレム看護論―看護実践における基本概念(第4版)(p.321). 医学書院. を改変]

援助方法：こどもに代わって行為すること。

[例1]

　生活行動のすべてについて他者のケアが必要な新生児や乳児で，第1子であり親または養育者が，まだこどものセルフケアを補完するケア能力を獲得していない。または，親または養育者が不在でケアをする人がいない場合の看護システム。

[例2]

　手術後や未熟性等，健康逸脱の影響により集中治療が必要で，呼吸器装着や保育器収容により生きる力を維持しているこどもで，親または養育者は，こどもにどのように触れて良いのかわからないなど，こどものセルフケアを補完するケア能力を獲得していない。または，高度に医療的な判断や手技が必要で，看護者でなければケアすることが難しい場合の看護システム。

サブタイプ2

　こどもの意識があり，セルフケアについて観察，判断，および意思決定は一部あるいはすべてできるが，行動を遂行できないこどものための看護。

　援助方法：発達促進のための環境を維持すること，こどもに代わって行為すること。

[例]

　手術後，治療のためギプスなどを装着していたり，神経系の病気・障害等で，意識があり自分についての意思決定を一部またはすべてできるが，行動はできないこどもで，親または養育者がこどものセルフケアを補完するケア能力を獲得していない，または親または養育者が不在の場合の看護システム。

サブタイプ3

　こどもが自分自身に注意を払い，セルフケアについて判断や意思決定を行うことができないが，継続的な指導と監督があれば若干のセルフケアは遂行できるこどものための看護。

　援助方法：発達促進のための環境を提供し維持すること，指導と方向付けを与えること，支持を提供すること，こどもに代わって行為すること。「こどもに必要なセルフケア」を補完する親または養育者のケア能力を開発する。

［例］

　セルフケア行動をまだ若干しかできない幼児で，親または養育者が不在，または親または養育者にこどものセルフケアを補完するケア能力がほとんどない場合の看護。1型糖尿病を発症し入院した幼児。血糖測定には協力できるが，インスリン注射は納得できず泣いてしまう。母親は手技や管理の学習を始めたばかりで，医療者が血糖値によりインスリン量や食事量の判断をし，指導・支持の提供が必要な場合。

2) 一部代償的看護システム

　こどもがセルフケア行動の一部しか遂行できない場合の看護システムである。こどもは，自己管理能力の操作程度に応じていくつかのセルフケア方策を遂行する。看護者は，こどもの状況により「こどもに必要なセルフケア」を補う。

　また，こどもが何らかの新しいケア方策を学習するためのセルフケア能力を調整することを支援する。看護者は親または養育者のこどものセルフケアを補完するケア能力の開発を支援する。親または養育者はこどものいくつかのセルフケア行動を補完してケアとして行い，さらに必要なケア能力を開発し調整することに関わる。また，看護者は，必要時家族システム要因などの基本的条件付け要因に働きかけ，あるいは親または養育者を通じて，基本的条件付け要因を調整する。

［例1］

　幼児で，一部のセルフケア行動が可能なこどもで，親または養育者が不在，または親または養育者のこどものセルフケアを補完するケア能力が不足している場合の看護。

［例2］

　こどもは普段のセルフケア行動はほぼ獲得しているが，健康逸脱により普段のセルフケア行動をすることができない状況であり，親または養育者は普段の生活についてはこどものセルフケアを補完するケア能力があり行為が可能だが，健康逸脱の部分についてはケア能力がなく，能力が発揮できない場合の看護。

3) 支持・教育的(発達的)看護システム

　こどもが，セルフケア行動を遂行できる場合のシステムである。また，親もこどものセルフケアを補完するケア行為を遂行でき，また遂行する責任を有す

る。こどもの自己管理のためのセルフケア能力の行使と開発，親のケア能力の行使と開発のために，看護者による方向付けと支持が必要となる。

　また，こども，親または養育者への教育が必要な場合，こどもに発達を促進する環境を提供することが含まれる。看護者は，必要時，家族システム要因などの基本的条件付け要因に働きかけ，あるいは親または養育者を通じて，基本的条件付け要因を調整する。

[例1]

　学童でセルフケア行動が可能なこどもで，親または養育者もこどものセルフケアを補完するケア能力を持っているが，健康の(質)維持増進のためこどものセルフケア能力，親または養育者のケア能力の開発が必要な場合の看護。

[例2]

　こどもが一時的に健康を障害されている状態で，一時的な健康の障害に対応するこどものセルフケア，こどものセルフケアを補完する親または養育者のケアが必要で，支持教育によって一時的な健康の障害に対応するこどものセルフケア能力，親または養育者が，こどものセルフケアを補完するケア能力を獲得できると見込める場合の看護。

H. こどもセルフケア看護の実践

　看護過程としては，アセスメント・看護計画策定の後にこども・親または養育者と協力して，継続的・断続的な実施を行う。その後，実施した結果の観察，評価が必要となる。

　看護実践としての直接的ケアと看護の適切性について判断し，決定する内容を表4-5に示す。

　看護者がこども・親または養育者と相互に関わりながら，看護者が「こどもに必要なセルフケア」を補い，こどもがセルフケア能力・親または養育者がケア能力を使い，または能力の開発を調整するために，一貫した行為を実施するときに，看護の実践として意味を成す。

[表4-5]看護実践としての直接的ケアと看護の適切性について判断し，決定する内容

1. こどもに代わってセルフケアを実行し，調整する。あるいはこどもがセルフケアの課題を実行できるように援助する。
2. 全体の看護計画が策定され，セルフケアの課題の実行を調整する。
3. こども，親または養育者およびその他の人々が，こどものセルフケアの達成を支える。こどもの興味・関心からみて満足が得られ，こどもが日常生活行動を実施できるよう支援する。
4. こどもがセルフケア能力を使うこと，あるいはセルフケア行動の抑制を指導し，方向付け，支持する。
5. セルフケアの課題について質問し，討議することでこどもと親または養育者のセルフケアへの関心を刺激する。
6. セルフケアについての学習活動において，こども・親または養育者を支持し，指導する。
7. こども・親または養育者が，こどもの病気・障害および治療や処置の影響を経験するとき，また新しいケア方策を獲得する必要が生じたとき，こども・親または養育者を支持し，指導する。
8. こどもを継続して観察し，セルフケアの効果，セルフケア能力の行使または開発を調整する努力の結果，および目的を目指した看護行為の適切性と有効性を決定する。
9. セルフケアの適切性と有効性，セルフケア能力の行使と開発の調整，および看護援助について判断する。
10. こどもの安寧のための看護から得られた結果の意味を判断し，看護システムの変更や看護計画の調整を行う。

[Orem, D. E.(2001/2005). 小野寺杜紀(訳), オレム看護論—看護実践における基本概念(第4版)(p.296). 医学書院. を参考に作成]

I. こどもセルフケア看護の評価

　看護者は，こどもおよび親または養育者のセルフケア能力，ケア能力の開発を支援した時，その結果から評価を行い，次の方策を検討する。評価の視点は，1.セルフケア不足が補完されたか，2.こどものセルフケア能力，親または養育者のケア能力が開発されたか，3.行った看護がこどもの状況に合っていたか，である。

　1.セルフケア不足が補完されたか
　・親または養育者のケアで補完された場合のケアは適切だったか
　・看護者の補完するケアは適切だったか
　2.こどものセルフケア能力，親または養育者のケア能力が開発されたか
　・こどものセルフケア行動は，実施できているか
　・こどもの発達的変化に応じて，セルフケア能力が獲得できているか
　・こどものセルフケア能力・行動，親または養育者がこどものセルフケアを補完するケア能力と行為はこどもと親または養育者の目標に照らして，維持・獲得・開発されたか
　3.行った看護がこどもの状況に合っていたか
　・策定した看護計画に従って継続的・断続的に計画が遂行されているか
　・必要に応じて，こどもに発達促進的環境が提供されたか
　・必要に応じて，家族システムなどの基本的条件付け要因は調整されたか
　・実施した看護は，こどもの状態や環境に合っているか
　・親または養育者がこどものセルフケアを補完するケアの状況に合っているか

J. こどもセルフケア看護の設計の例

　こどもセルフケア看護の設計における，アセスメントと計画策定についての事例を以下に示す（埼玉県立小児医療センター看護部，埼玉県立大学小児看護学領域『オレム理論の視点を取り入れた看護計画ガイドブック（第2版）』（2016）で示した事例を改変した）。

事例
　3歳，たまこちゃん，気管支喘息。

1) 基礎情報
　5人家族，30歳代の健康な両親ときょうだい3人。たまこちゃんは3人きょうだいの末っ子（兄は6歳，姉は4歳）。父は会社員，母は主婦である。たまこちゃんは幼稚園に通っている。家は2階建ての住宅。病院からは車で60分程度かかる。母親が面会に毎日来るが，夕方は早めに帰宅。

2) 既往歴
・10か月頃から，足首や手首に湿疹ができアトピー性皮膚炎と診断された。アレルゲンは，ダニ，ハウスダストである。
・風邪を引いた時にゼーゼーとした喘鳴になっていたことが，複数回あった。

3) 現病歴
・2日前の夜から38〜39℃台の熱が出て，咳も出るようになった。
・本日，呼吸が苦しそうで，近くの小児科に行き，気管支喘息中発作の診断で紹介されてきた。
・昨日から水分と食事はあまり摂れていない。2回，白色泡沫状の物を嘔吐した。
・入院時，体温（KT）39.5℃。活気なくぐったりとしている。湿性咳嗽頻回。呼吸数（RR）50〜60回/分台。喘鳴，陥没呼吸がみられ，呼気延長，副雑音聴取。白血球数（WBC）7,700/μL，C反応性蛋白（CRP）5.67 mg/dL，ルームエアで動脈血酸素飽和度（SpO$_2$）88〜92%。X線上肺の過膨張

が見られた。酸素マスク3Lで(SpO$_2$)90%台後半へ上昇して維持できる。今後，点滴静脈内注射による補液，抗菌薬の投与，吸入ステロイド薬，ロイコトリエン受容体拮抗薬内服が開始される。

・たまこちゃんは酸素マスクや吸入療法が初めてであるため，これから説明する。家族は，たまこちゃんが初めて体験することでどのように行うのかわかっていないことに不安があり，吸入時にマスクが口鼻に当たるように気を付け，姿勢が崩れると直している。

・たまこちゃんは，母親が食事で離れると泣いていたが，保育士がそばにいて絵本を読んでいると，しばらくして泣き止んだ。保育士から勧められ，お茶も少し飲んでいた。

・入院期間は2〜3日程度と医師から説明された。初めての入院ということで母親は不安な表情であるが，病状に対する質問や入院生活への質問をしていた。

4) 情報とアセスメント

基本的条件付け要因，①こどもに必要なセルフケア，②こどものセルフケア能力と可能な行動，③親または養育者がこどものセルフケアを補完するケア能力と可能な行為は，事例(p.123)を参照してほしい。

[事例]こどもセルフケア看護理論のアセスメント（たまこちゃん，3歳）

	基本的条件付け要因	年齢，性，発達状態，健康状態，社会文化的指向（宗教上，文化的慣習等），ヘルスケアシステム要因，家族システム要因，環境要因，資源の利用の可能性と適切性等：3歳0か月，女児，アトピー性皮膚炎を持っているが通常は健康な生活状況にあったこども。近所にかかりつけの小児科クリニックがある。父は会社員，母親は主婦，6歳と4歳のきょうだいがいる5人家族。祖父母は遠方で支援は得られない。家から病院まで車で60分。		
		①こどもに必要なセルフケア ②こどものセルフケア能力と可能な行動 ・セルフケア要件を満たす力 ・セルフケアを行う力 ・セルフケアの限界	③親または養育者がこどものセルフケアを補完するケア能力と可能な行為 ・こどものセルフケア要件を満たす力 ・こどものセルフケアを行う力 ・ケアの限界	アセスメント：①-②+③=④セルフケア不足：看護として行うケア
普遍的セルフケア要件	1.十分な空気摂取の維持（循環）	喘息であり，呼吸に関しては健康逸脱欄に記入。	母親は呼吸が苦しそうなこどもの様子を見て困惑している。初めての中発作で，症状の程度と対処方法を認識されていないために起こる限界がある。	健康逸脱と合わせて，アセスメントする。
	2.十分な水分摂取の維持	静脈内点滴注射による補液が開始される。 現在，水分を促されて少しずつ摂取している。	母親は，こどもの呼吸が苦しいとき，飲ませることが難しいと話していた。発作時の水分の必要性や取り方などは初めてで，まだ認識されていないために起こる限界がある。	現在はまず静脈内点滴注射にて水分の摂取を補い，無理せずに少しずつ経口での摂取を促す必要がある。 母親は，発作時の水分摂取のケアについて初めてでまだ認識できていないための限界があり，呼吸状態に合わせて，水分摂取の量や方法を決定して実施するための支援が必要である。
	3.十分な食物（栄養）摂取の維持	体重15.0kg，身長94cmお箸の練習中で，食事中は介助が必要である。 幼児前期食1,250kcal/日の食事が3回/日提供されている。 咳をして呼吸困難感があり，酸素も使用しており，現在は食欲がなくあまり食べられない。	母親は，こどもの呼吸の様子を見て，無理はさせずに食事を進めている。	体重身長のカウプ指数は16.98（標準）である。入院前の栄養状態は問題なかった。 食事は呼吸状態の状況に合わせ，軟らかい物を少しずつ食べるようにし，誤嚥をしない援助が必要である。そして，発作に伴う体力の消耗と倦怠感に合わせてこどもの食事摂取行動を維持し，楽しく摂取できるような援助が必要である。
	4.排泄過程と排泄物に関するケアの提供（清潔ケアを含む）	自宅でトイレトレーニング中で，尿意や便意を示す行動があるということ。夜間は失禁が数回あった。 発熱があり倦怠感もあるため，全身清拭で全介助を必要としている。 着替え，口腔ケアは，自宅では，こどもが自分で歯磨きをやりたがり，最後に母が仕上げ磨きを必ず行っていた。 アトピー性皮膚炎であるが，スキンケアで症状は落ち着いている。	家族は自宅で，トイレトレーニングをしており，こどものサインをキャッチしているということ。少しずつ1人でできるように日頃から気にかけている。家族は清潔に対するケアを自宅で行っている。 こどもの清潔保持への促しがされている。 アトピー性皮膚炎のため，保湿剤の塗布，かゆみがあるときの皮膚のケアを継続できている。	現在トイレトレーニング中であるが，自宅ではこどもは尿意や便意を示す行動があり，年齢相応の発達ができている。家族は排泄行動の自立に向けたケアを実践している。現在は呼吸困難があるため，こどもの保清はケア方法を工夫して看護師が補完する。発作がおさまったら，こどもの排泄行動の発達が維持できるよう，また清潔の保持がなされるように援助が必要である。 呼吸困難感がある中，こどもの保清が維持できるよう，ケア方法を工夫した援助が必要である。 アトピー性皮膚炎であるが，母親はケアを獲得している。入院中に悪化しないようスキンケアが必要である。

（続く）

J. こどもセルフケア看護の設計の例　123

［事例］（続き）

		①こどもに必要なセルフケア ②こどものセルフケア能力と可能な行動 ・セルフケア要件を満たす力 ・セルフケアを行う力 ・セルフケアの限界	③親または養育者がこどものセルフケアを補完するケア能力と可能な行為 ・こどものセルフケア要件を満たす力 ・こどものセルフケアを行う力 ・ケアの限界	アセスメント：①－②＋③＝④セルフケア不足：看護として行うケア
普遍的セルフケア要件	4.（続き）	自宅ではこれまで清潔ケアとトイレトレーニングが行われ，発達途中であった。現時点では，呼吸苦があり呼吸以外のことに注意を払うことができず，排泄と清潔のセルフケア行動に限界が生じている。		
	5. 活動と休息のバランスの維持	普段の運動発達はよく走り回っていたが，ままごとなどの室内遊びも楽しんでいた。現在は，呼吸困難もありベッド上で安静に過ごせている。喘息による呼吸困難感があるが，入眠できている。	母親は呼吸困難時のこどもの安静を保つ促しができている。	普段は幼稚園でよく走り回っており，活動性はよかった。現在は喘息発作による呼吸困難があるため，こどもが安楽に呼吸ができ入眠できるように援助をする必要がある。また，転倒・転落アセスメントフローシートでは危険度Ⅲ。今後，病状の改善に伴いADL（日常生活動作）の拡大が見込まれる。転倒・転落が予防され，安全が確保できる援助が必要である。
	6. 孤独と社会的相互作用のバランスの維持	普段は，幼稚園に通っている。病棟では医療者に人見知りをする様子が見られる。ままごとできょうだいと遊ぶことが好きである。入院後は，母親が離れると泣く行動がみられる。	第3子であり，こどもの訴えにその都度対応している。また，幼稚園に通園させている。初めての入院により1人でお泊りできるか心配しているが，きょうだいも家にいることから，長くそばにいられず心配している。	普段の生活では，年齢に見合った孤独と社会的相互作用のバランスの維持ができている。入院は初めてであり，母親が離れると泣く様子があり，病棟に慣れて安心していられ，相互作用のバランスを取り戻せるように支援する。ケアや検査に向かうこどものセルフケア能力を高めるため，遊びを取り入れ，児に合った援助が必要である。母親は幼稚園に通園させるなど，こどもの発達に合わせて，母子間の距離を取ることができ，こどもとの愛着形成ができている。
	7. 人間の生命・機能・安心に対する危険の予防	急性期であり，活気も少なく，点滴を触る行動やベッドに立ち上がる行動は見られていない。点滴静脈内注射による輸液中である。輸液は初めてで，輸液中の安全の守り方を知らないために起こる限界がある。	こどもの呼吸困難の苦痛を感知し，治療を受けることができている。点滴ラインに気を付け支援ができている。	病状回復に伴う活動性の向上により末梢静脈ラインの自己抜針が考えられるため，末梢静脈ラインの抜針予防のための援助が必要である。また，現在はベッドに立ち上がるなど危険な行動は見られていないが，年齢に合わせた説明を行い，こどもの理解力と協力の程度を考え，安全が確保されるように支援する。
	8. 正常性の促進	ほかのこどもの遊びに興味を持っている様子がある。こどもは今回の入院を「体の中のばい菌をやっつけようね」と母親に説明されている。	こどもの異常に気付き，受診する行動ができている。こどもに入院の理由をばい菌をやっつけると説明することができている。	普段の生活では，正常性の促進ができている。母親はこどもに今回の入院理由を正常性の促進の観点で説明することができている。こどもの理解は現時点では不明。今後は喘息に対して，苦しい時は，周囲の大人に伝え，静かに過ごすことなどを説明し，正常と異常を理解して行動できるようにしていく。

[事例]（続き）

		①こどもに必要なセルフケア ②こどものセルフケア能力と可能な行動 ・セルフケア要件を満たす力 ・セルフケアを行う力 ・セルフケアの限界	③親または養育者がこどものセルフケアを補完するケア能力と可能な行為 ・こどものセルフケア要件を満たす力 ・こどものセルフケアを行う力 ・ケアの限界	アセスメント：①－②＋③＝④セルフケア不足：看護として行うケア
件発達的セルフケア要	9.発達	入院に伴い，母子分離不安や他者への人見知りなどが見られている。 運動発達，言語発達に遅れは見られない。 トイレトレーニングを進めている。	幼稚園に通わせる。 トイレトレーニングをこどものサインをキャッチし発達段階に合わせて行えている。	こどもは順調に発達しており，母親もこどもの発達を促進するための環境を整えるケアができている。 こどもは分離不安が見られており，年齢相当の反応である。母親が離れているときは，いつ来るか説明し，母親が必ず来ることを保証するなどして，新たな環境での学習を支援していく。
健康逸脱に対するセルフケア要件	10.健康逸脱	活気なく，ぐったりとしている。湿性咳嗽頻回で副雑音がある。肺は過膨張であり，RR＝50〜60回/分，ルームエアでSpO₂＝90〜92％。酸素マスク3LでSpO₂＝90％台後半へ上昇して維持できる。炎症反応もあり，細菌性の気管支炎も考えられる。気管支炎と喘息発作により，換気が不十分であり，十分な酸素の取り込みができていない。 マスクや吸入療法も嫌がらずに行える。 ゼリー（おくすり飲めたね®）で内服できていた。 このような苦しい発作や吸入療法，内服は初めて体験することで，まだ病気のことや治療の必要性を認識されていないために起こる限界がある。 こどもは，母が一緒にいることで検査や処置に臨むことができている。	母親は吸入時に声をかけ，姿勢を直している。病状や入院生活への質問が表出できていた。 今回は初めての発作であり，まだ発作の機序や治療との関連などは認識されていないためにケアには限界があると考えられる。 家庭での喘息や呼吸器症状に対する家族のケア能力については，情報を収集していく必要がある。 きょうだいが2人おり母親の面会時間に制限がある。 父母間の協力体制はある。	こどもは活気なく，ぐったりしていること，呼吸回数，喘鳴や陥没呼吸が見られることから，気管支炎と喘息発作により換気が不十分であり苦痛が大きい。酸素投与，補液や吸入ステロイド薬，内服により呼吸状態が改善すると同時にこれらの治療が呼吸を楽にするためのものであることをわかりやすく説明することで，こどもが不安や苦痛を持たずに治療を受ける意味がわかり，酸素が十分に取り込め，呼吸が安楽にできる援助が必要である。また，自宅と同じような内服方法を取り入れ，こどもが内服と吸入薬を有効に実施できるよう支援する。さらに，母親との安心した時間をつくることで，こどもの頑張る力を引き出す援助が必要である。 母親には，初回入院でこれまで薬物によるコントロールを行っていなかったことから，入院中に服薬・吸入薬の吸入方法，水分摂取の方法，発作の程度の見方について説明し，知識とケアの動機付けが得られるように支援する。 退院後に向けて，薬物療法や環境調整により喘息発作をコントロールしながら生活することができるように，こどものセルフケア能力と家族のケア能力を獲得する必要がある。 きょうだいが2人いて，家も遠いため，来院時間は限られるが，母親の理解は良く，こどもも理解力が高いので，わかりやすい方法で指導を進めることが必要である。 そして，家族が不安を軽減しながら，病状に対するケア能力を高める必要があり，不安の軽減と児の病状に対する家族の理解を促す支援が必要である。

5）セルフケア不足のまとめ

①**看護として行うケア**

　　初めての気管支喘息中発作である。酸素療法とステロイド吸入療法，内服で治療をしていく。たまこちゃんは，初めての呼吸苦により治療を必要とする発作を起こしており，まだ認識されていないために起こる限界がある。また，母親は初めてのこどもの発作により，知識がなくケア能力に限界がある。母親，こどもともに，現在の状況や治療，見通しなどについて説明し，こどもが不安や苦痛を持たずに治療を受けることができ，酸素が十分に取り込めて呼吸が安楽にできる援助が必要である。今後，退院に向けて家族の喘息発作の見方や病状に対するケア能力，環境の調整に対するケア能力を高める援助が必要である。これらの状況から，たまこちゃんに必要なセルフケアの一部を補完するケア能力を開発し調整する必要があるため，一部代償的看護システムとして，計画策定を行う。

・こどもは初めての入院であり，母子分離不安も強い。しかし，母親が一緒にいることで検査や処置に臨むことができている。母親と協力してこどもの頑張る力を引き出す援助が必要である。

・現在の栄養状態は問題ないが，発作により食欲が低下しており，食べやすいものを配慮していく。

・食事，排泄，睡眠，清潔などについて，入院中はこどもの健康状態と発達段階に合わせたケアを提供していく。アトピー性皮膚炎であるため，スキンケアは家庭でのやり方を継続して行う。

・運動発達は年齢相応で，転倒・転落アセスメント・フローシート危険度Ⅲである。今後，病状回復に伴う活動性の向上による転倒・転落や末梢静脈ラインの自己抜針も考えられ，安全・安楽に過ごすための援助が必要である。

・母親は毎日，面会に来る予定であるが時間に制限がある。面会者不在時の様子を父母が把握できるように声かけを行い，こどもの病状に対する家族の理解を促していく。

②**長期目標：こどもと家族が将来持つことが望ましい能力または状況**

・たまこちゃんが安心・安楽な入院生活の中で，苦痛な喘息発作が早く軽減するように効果的に治療を受ける力を高める。

・退院後も自宅で療養し，喘息発作をコントロールすることができる。

6）こどもへの支援：看護計画

看護システム：一部代償的看護システム

看護計画策定

【看護として必要なケアと期待される成果(短期目標)】

#1喘息発作により呼吸が苦しい状態である。安楽な呼吸への改善が必要である。

①充分な酸素を取り込み,安楽に呼吸ができる。

②副作用を起こさずに効果的に治療を受けることができる。

③こどもの苦痛や不安が軽減し,治療に参加することができる。

#2こどもが母子分離不安や治療や処置への不安を最小限にして過ごすことができる。

①処置や検査が必要であることを理解し前向きに取り組むことができる。

②家族が不在な時に安心して過ごすことができる。

#3こどもが呼吸困難感や倦怠感に合わせながら,十分な栄養と水分を摂る必要がある。

①呼吸状態や倦怠感に合わせながら,経口で食事や水分を摂取できる。

#4家族が喘息発作を予防するための治療の継続,こどもの環境調整や体調管理について理解する必要がある。

①家族が喘息の予防をするための治療の継続の必要性を理解し,環境調整ができる。

②家族がこどもの体調管理を把握しコントロールする方法を理解ができる。

③家族が発作への対処ができる。

#5点滴治療や安静が必要な状態であり,こどもの安全と安楽が確保される必要がある。

①点滴ルートを自己抜去することなく過ごせる。

②転倒・転落せずに安全に入院生活を送れる。

③倦怠感に合わせて,こどもが遊びを行える。

#6入院中もアトピー性皮膚炎に対してスキンケアを継続される必要がある。

①呼吸状態や倦怠感に合わせ,皮膚の清潔ケアを受け清潔が保たれる。

②保湿剤塗布により皮膚の状態が維持される。

引用文献

・Dennis, C. M.(1996/1999). 小野寺杜紀(監訳), オレム看護論入門―セルフケア不足看護理論へのアプローチ. 医学書院.
・Orem, D. E.(2001/2005). 小野寺杜紀(訳), オレム看護論―看護実践における基本概念(第4版). 医学書院.
・櫻井育穂, 望月浩江, 添田啓子, 長谷美智子.(2019). 長期入院中の子どものセルフケア・親のケア能力の獲得プロセスとそれに対する看護師の関わり. 保健医療福祉科学, pp.8, 10-16.
・埼玉県立小児医療センター看護部, 埼玉県立大学小児看護学領域.(2016). オレム理論の視点を取り入れた看護計画ガイドブック(第2版)(pp.14-15).(非売品). 日本学術振興会科研費基盤研究(C)16K12154助成.

第 **5** 章

こどもと家族

A. こどもへのケアと家族へのケア

　こどもセルフケア看護理論による看護の目標は，こどもに必要なセルフケアを補完することである．すなわち，こどもをサービス単位として，こども自身へのダイレクトな看護ケアを中核としながら，こどものセルフケアを補完するケアに責任を持つ親または養育者へのケア，基本的条件付け要因の1つである家族システムを調整するケアを展開する．

　看護者は，こどものセルフケア能力やセルフケア，親または養育者がこどものセルフケアを補完するケア能力，こどものセルフケアを補完する親または養育者のケア，基本的条件付け要因の1つである家族システムをアセスメントする．これらに基づき，中核であるこどもへのダイレクトな看護ケアと，家族へのケアの優先順位やバランスを検討しながら，こどものセルフケアを補完する親または養育者へのケアを展開したり，家族システムを調整するケアを行うことで家族機能の回復や維持，高める看護実践を行うことが重要である[図5-1]．

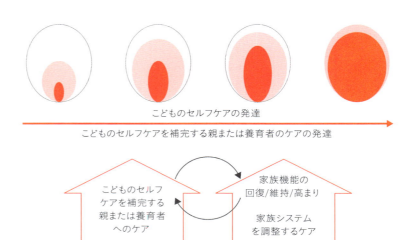

[図5-1] こどもセルフケア看護理論における家族へのケア

B. こどもセルフケア看護理論における家族のみかた

児童の権利に関する条約[注1]においては，こどもは，人格の調和の取れた発達のために，家庭環境の下で，幸福，愛情および理解のある雰囲気の中で成長すべきであり，家族は，こどもの成長および福祉のための自然的環境として，その責任を果たすことができるように必要な保護および援助が与えられるべきであることが前文に明記されている。また，親または家族は，こどもが権利を行使するにあたって，こどもの能力の発達と一致する方法で適当な指示および指導を行う責任，権利および義務があること（第5条），親または場合によって法的保護者は，こどもの養育および発達に対する第一義的責任を有すること，この責任を果たすに当たり適切な援助を与えられること（第18条）が明記されている。

こどもセルフケア看護理論では，児童の権利に関する条約の考え方に基づき，家族は，こどもの発達，成長および福祉のために重要な存在であり，こどもが発達に応じて権利を行使できるように支援し，こどもの養育および発達に対する権利と義務を有し，最も重要な責任を担う存在であると捉えている。一方，現代の家族は，超高齢少子社会の進展に伴う小家族化，ひとり親家族の大幅な増加，親の再婚によるステップファミリーの増加，婚姻関係を伴わないパートナーとの同居など，家族形態もさまざまであり，家族の抱えている問題も多様となっていることから，こどもの養育および発達に対する第一義的責任を果たす上で，支援が必要な家族が増加している状況である。

[注1] 1989年に国連総会にて採択され，日本は1994年に批准した。

c. こどもセルフケア看護理論における家族の位置付け

こどもセルフケア看護理論では、家族をフリードマン（Marilyn M. Friedman）による「絆を共有し、情緒的な親密さによって互いに結びついた、家族であると自覚している、2人以上の成員からなる」と考える（Friedman/野嶋, 1986/1993, p.114）。家族の中で、「こどものセルフケアを補完するケア」に責任を持つ人を「親または養育者」と表現する[注1]。

また、家族を基本的条件付け要因の1つである「家族システム要因」として位置付け、「多様で複合し、相互に関連した対人的・社会的関係、および家族単位の機能」と定義付ける（Dennis/小野寺, 1996/1999, p.30）[注2]。こどもは、生まれながらに備わっている生きる力を土台に、基本的条件付け要因の1つである「家族システム要因」を背景として、家族集団内の文化的基準を学習する中でセルフケア習慣を学習し、成長発達に沿って、こどものセルフケア能力と行動を発達させていく[注3]。すなわち家族システム要因は、こどものセルフケア実施能力、セルフケアの種類と量に影響を及ぼすとともに、親または養育者のこどものセルフケアを補完する能力、こどものセルフケアを補完する行為に影響を及ぼす。そのため、こどもに必要なケアを算定する際に、アセスメントが必要である。家族システム要因のあり様を捉え、家族システムとしての健康条件を満たすことができるように必要に応じて調整することが重要である。

こどもセルフケア看護理論では、全代償的看護システム、一部代償的看護システム、支持・教育的（発達的）看護システム、いずれの場合も「必要に応じ

注1）『オレム看護論』では、「一個人がサービス単位であるときには、家族は患者のセルフケアシステム、治療的セルフケア・デマンド、およびセルフケア能力を条件付ける一要因としての意味を持つ」（Orem/小野寺, 2001/2005, p.374）と説明されている。基本的条件付け要因を「セルフケア実施能力に影響を及ぼす、もしくは必要なセルフケアの種類と量に影響を及ぼす内的・外的要因を基本的条件付け要因という」（Orem/小野寺, 2001/2005, pp.227-228）と定義し、10の要因を挙げている。その1つに家族システム要因がある。

注2）オレムのセルフケア理論では、「家族」の中で依存的ケアに責任を持つ人を「依存的ケア・エージェント」と表現している。また、「家族」を集団として捉え、個人は家族集団内の文化的基準を学習すること、その中でセルフケア習慣を学習することなど、個人のセルフケア、セルフケア能力、依存的ケアや依存的ケア能力に影響するものとして捉え、基本的条件付け要因の1つとして「家族システム要因」を位置付け、「多様で複合し、相互に関連した対人的・社会的関係、および家族単位の機能」と定義付けて家族システム理論に基づき家族を捉えている（Dennis/小野寺, 1996/1999, p.30）。

注3）オレムのセルフケア理論では、家族システムと社会文化的・スピリチュアルな指向は、人間の学習・生活の状況の一部分として、密接に関連していることから、これらをひとまとめとして捉え、生活状況を明らかにし、文化的に許容されていることだけではなく、規定されていることも明確にすると述べられている（Dennis/小野寺, 1996/1999, p.31）。

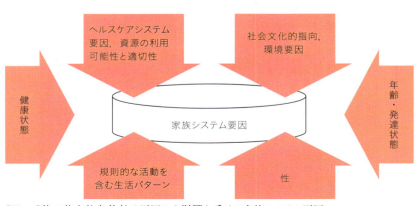

[図5-2] 他の基本的条件付け要因から影響を受ける家族システム要因

て家族システム等の基本的条件付け要因を調整する」ことを位置付けている（p.115［図4-6］）。さらに家族システム要因は，他の基本的条件付け要因の影響を受ける［図5-2］。こどもを育てている家族，特に誕生間もない家族の場合，その家族独自の価値観・文化などの形成過程にある。そのため，父親と母親は，各々の育った家族の価値観・考え方の影響を受けていることから，父親と母親の価値観・考え方に相違が大きいほど葛藤を抱えている場合が見られる。

親の再婚によるステップファミリー［図5-3］や婚姻関係を伴わないパートナーとの同居などの場合，さらに家族関係は複雑となり，家族内に葛藤を抱えることとなる。例えば，ステップファミリーの場合，父親と母親は，各々の育った家族の価値観・考え方の影響のみならず，各々が離婚前の家族で築いてきた価値観・考え方の影響を受ける。新たにきょうだいとなった3人のこどもは，自分が誕生した家族の考え方・価値観と，現在の家族の考え方・価値観の影響を受け，相違が大きいほど家族内で葛藤を抱えることとなる。これらのことから，こどもセルフケア看護理論では，家族システム要因のアセスメントおよび家族システムを必要に応じて調整する家族へのケアについて，詳細に示している。

家族システム要因は，こどものセルフケアの「種類と量」やこどものセルフケア能力，親または養育者がこどものセルフケアを補完するケアや「親または養育者がこどものセルフケアを補完するケア能力」に影響を及ぼす。看護者は，現代の家族の多様性を理解し，多様性に対応することが求められている。

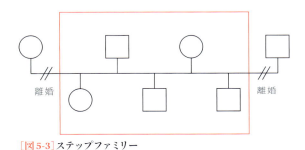

［図5-3］ステップファミリー

D. こどもセルフケア看護理論における家族へのケア

　こどもセルフケア看護理論では，家族システム要因など基本的条件付け要因をアセスメントし，必要に応じて「こどものセルフケアを補完する親または養育者へのケア」「家族システムを調整するケア」を行う。

1. 家族システム要因のアセスメント

　家族システム要因について，1）家族システムの5つの特性（[図5-4]～[図5-8]参照）からアセスメントを行い[表5-1]，家族システム図を作成する。次に，2）家族システム要因が他の基本的条件付け要因から影響を受けることより，表5-2（p.139）に示す視点から家族を多面的にアセスメントする。これらの視点から包括的で綿密なアセスメントを行うことは，各々の家族の独自性を理解する上で役に立つ。

　特に，こどもの健康問題が長期間の経過をたどる場合などは，家族システムのアセスメントを詳細に行い，時間軸の中で変化する家族システムを把握し，こどものセルフケア能力・こどものセルフケア，親または養育者がこどものセルフケアを補完する能力・補完するケアに及ぼす影響を理解することは重要である[注1]。

注1）アセスメントを行う際に必要な家族システム理論の基本的な考え方は，Column（っ.161）を参照。

1）家族システムの5つの特性からのアセスメント

　家族システムの特性には，全体性・非累積性・循環的因果関係・組織性・恒常性の5つがある。Aくんの家族（両親，長女5歳，長男Aくん1歳の4人家族）において，Aくんが突然の緊急入院となった例を示しながら，アセスメン

[表5-1] 家族システムの5つの特性からのアセスメントの視点

全体性	家族員の変化により，家族全体にどのような変化が現れているだろうか？
非累積性	全体の機能は家族員の機能の総和以上のものになっているだろうか？
循環的因果関係	1人の家族員の行動により，家族内にどのような反応が呼び起こされているだろうか？
組織性	家族の階層性と役割期待は明確だろうか？
恒常性	家族システムは，内外の変化に対応して安定状態を取り戻そうとしているだろうか？

トについて説明する。

①全体性：家族員の変化は，必ず家族全体の変化となって現れる

Aくんの緊急入院により，母親に「初めての入院でもあり，長男に付き添いながら家の事まで手が回らない」という変化が生じている。母親に生じた変化は，さらに父親に伝わり，「長男の事が心配でたまらないが，仕事も忙しい状況だけでなく休息をとる時間がなくなり，職場でも長女にも怒る機会が増える」という変化につながっている。一方，長女は，「祖父母に預けられることになり泣いてばかりである」ことや，「弟に会いたいが病院に連れて行ってもらっても会えない」こと，「両親に甘えたくても相手にされない」と訴えている。このように，母親の変化により家族全体が大きく揺れている。

家族システム要因のこのようなあり様[図5-4]により，母親がAくんのセルフケアを補完するケア能力（「親または養育者がこどものセルフケアを補完するケア能力」）に望ましくない影響を及ぼし，「こどものセルフケアを補完するケア」を遂行することが難しくなることが予測される。したがって，母親へのケアを行うことにより，家族システム全体の揺れを落ち着かせ，家族システムを望ましい状態に調整する必要がある。

②非累積性：全体の機能は，家族員の機能の総和以上のものになる

Aくんが突然の入院となった状況を2つの家族図[図5-5]から見てみると，左の図は家族全員がそれぞれに一生懸命，Aくんのために力を発揮している現在の状況である。これは，入院当初は大きな家族の力の発揮となるが，入院期間が長期に及ぶと，家族員のエネルギーが枯渇していく。

図5-5の右図のように，家族で話し合い，父親・母親・長女・祖父母が役割分担をしながら，一致団結・協力するという体制が作られると，家族が持つ力が発揮でき，1人ひとりの家族員の機能の総和以上の機能を遂行し続け

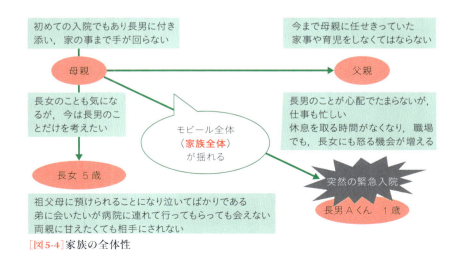

[図5-4]家族の全体性

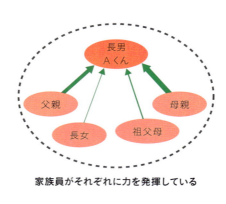
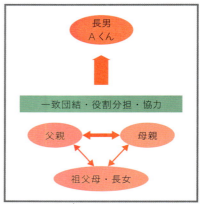

家族員がそれぞれに力を発揮している

家族員が協力して総和以上の力を発揮している

[図5-5]家族の非累積性

ることができる。したがって，家族システム要因の非累積性を捉え，「親または養育者がこどものセルフケアを補完するケア能力」が継続的に発揮されるように，家族の体制づくりに働きかけ，家族システムを望ましい状態に調整する必要がある。

③循環的因果関係：1人の家族員の行動は，家族内に次々と反応を呼び起こす

緊急入院をしたAくんの身体的苦痛の増強や家族との分離に伴う精神的苦痛が，母親の反応を呼び起こす。母親の反応として，「病状の悪化に伴うこどもを失う怖さ」だったり，「付き添い続けなければならない負担」が続くことで「心身ともに疲労困憊」し，「攻撃的またはうつ症状・無気力」を生じるリスクが高い。このような母親の反応が父親の「母親に引き続き疲労困憊」を招き，長女にも「保育園で乱暴な行動が見られる」など，「家族内に苛立ちや緊張感が増強する」だけでなく，「両親の疲労感や家族内の不和」をAくんは察して，さらにAくんの身体・精神的苦痛が助長されるという，悪循環に陥りやすい[図5-6]。

このように家族システムのあり様が悪循環に陥ることにより，「親または養育者のこどものセルフケアを補完するケア能力」「こどものセルフケアを補完するケア」に影響を及ぼすだけでなく，「こどものセルフケア」の種類と量にも望ましくない影響を及ぼすこととなる。したがって，家族システムに生じている悪循環を食い止め，これ以上の悪循環とならないように「家族システム要因を調整するケア」（p.115[図4-6]）が必要である。

一方，この循環的因果関係の考え方は悪循環となるだけでなく，循環を変化させる看護ケアを展開することで好循環になることもある。例えば，"祖父母も含めた家族でやっていこうよ"という家族の持つ力を活かして，好循環を生み出すプランに転換することもできる。

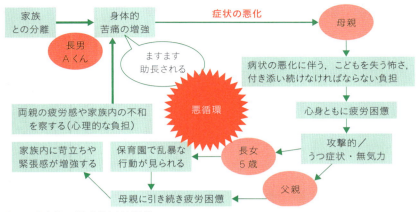

[図5-6] 家族の循環的因果関係

④組織性：家族には，階層性と期待される役割がある

　階層性とは，家族内の主として親世代と子世代の影響力の層をいう。家族システムが健康な状態の家族は，両親間の親密性やつながりが親子間よりも強く，親はこどもよりも家族内で強い影響力を持っている。

　例えば，Aくんの家族では，父親は「仕事に出て大黒柱として収入を得る」，母親は「家事や子育てを行い，夫と情報を共有する」という期待される役割を持っている。長女は「両親の注意に従ったり両親の手伝いをしたりする。弟を助ける」という役割，Aくんは「両親の注意に従う，5歳の姉に従う」という役割が期待される。親とこどもの間には階層性があり，「家族の生活を支える」「こどもを育てる」「夫婦で協力し合う」という親世代が持つ役割や，「親から社会性を学ぶ」「親を見習い従う」「きょうだいで助け合う」という役割がこどもに期待される。同様に祖父母についても「息子夫婦と連絡を取り合い，アドバイスをする」というような役割が期待される。このように，それぞれが役割を持ち，階層性が明瞭になることで，家族は1つの組織，すなわち，家族機能を発揮しやすい家族システム要因として成り立つ。

　しかし，Aくんの緊急入院により，図5-7の右図のように，祖父母が両親に相談なく，両親の意向と異なる考え方で孫の世話をすると，両親と祖父母との間にある階層性が崩れたり，期待される役割にずれが生じることになり，家族機能の低下につながる。これは，Aくんの母親がAくんのセルフケアを補完するケア能力に望ましくない影響を及ぼす。

　したがって，どのような階層性や期待される役割を持っている家族であるのか，持っていた家族であるのかという組織性から家族システム要因を捉え，望ましい状態に調整することにより，「こどものセルフケアを補完する能力」が発揮されるように家族ケアを展開することができる。

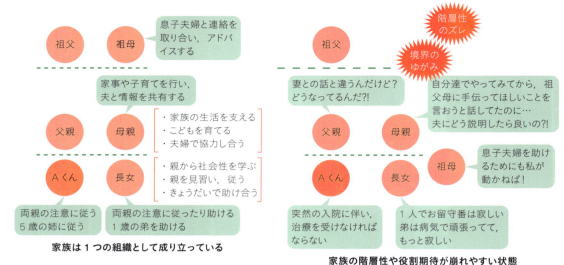

[図5-7]家族の組織性

⑤恒常性：家族システムは内外の変化に対応して安定状態を取り戻そうとする

　Aくんの症状が安定してくると，家族は自ら「役割調整・社会資源の活用」や「情緒的支え合い」「役割調整・協力」などを行い，Aくんが緊急入院をする以前の家族の状態をゴールとして，家族なりの安定を保とうとするようになっている[図5-8]。Aくんが元気であった時の家族とはどのような家族だったのかを知り，家族の恒常性から家族システム要因を捉え，「こどものセルフケアを補完する能力」の種類や量を査定しながら，家族システム要因を望ましい状態に調整することにより，「こどものセルフケアを補完する能力」が発揮されるように家族ケアを展開することができる。

　このように家族の5つの特性である，全体性・非累積性・循環的因果関係・組織性・恒常性の視点から家族をアセスメントすることによって，家族システムが健康であるかどうかを見極めやすくなる。

　家族システムが健康であるとは，家族システムが家族機能を果たしやすい構造となっており，表5-2の4つが要件として考えられている。

2）家族の多面的なアセスメント

　表5-3・表5-4に示す視点から，家族を多面的に捉えてアセスメントを行うことにより，さらにその家族特有の家族システムのあり様をつかむことができる。

　家族の多面的なアセスメントの具体例として事例を示す[表5-5]。

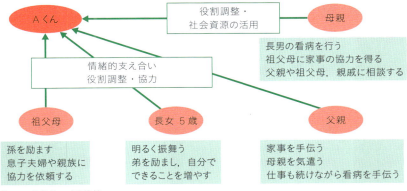

[図5-8] 家族の恒常性

[表5-2] 家族システムが健康である4つの要件

1. 家族システムは、オープンシステムである。
2. 家族システムは、家族の内的境界が明確である。
3. 家族システムは、適応したシステムである。
4. 家族システムは、明確なコミュニケーションフィードバックを持っている。

[野嶋佐由美. (2005). 第6章-Ⅰ 家族システムに関する考え方. 野嶋佐由美(監), 中野綾美(編). 家族エンパワーメントをもたらす看護実践(p.89). へるす出版. を一部改変]

[表5-3] 家族を多面的にアセスメントする視点(1)

- 家族構成*
- 家族の職業(職歴)
- 家族の経済状態
- 家族の発達段階*
- 生活歴
- 家族の力関係*
- 家族の役割関係*
- 家族関係
- 家族内コミュニケーション*
- 家族の価値観*
- 家族の適応力,問題解決能力*
- 親族や地域社会との関係,家族の資源*
- 家族と医療者の関係
- 家族対処行動や対処能力*
- 家族の期待,希望*
- 家族の健康に関する信念
- 家族のこどもの病気の捉え
- 家族に及ぼす健康の影響

＊付の10項目については、表5-4を参照.

[表5-4]家族を多面的にアセスメントする視点（2）

家族構成（家族図を描くことを勧める）	・どのような家族員から成り，同居者は誰か ・家族員の年齢，性別，居住地，職業，学歴，婚姻・離婚年月日 ・家族員同士のつながり ・家族史的に意味深い出来事やその他の重要な出来事 ・家族員の健康状態，既往歴，すでに死亡した人（何の病気で何歳の時に死亡したか）
家族の発達段階	・家族の現在の発達段階は？* ・取り組む必要のある発達課題は？ ・発達課題をどのように達成しようとしているか？ ・現在まで，どのように取り組み，達成してきたのだろうか？
家族の力関係	・家族のリーダー，キーパーソンは誰か？ ・誰が何を決定しているか？ ・物事を決定する時に互いが話し合っているか？ ・どのような方法で決定しているか？
家族の役割関係	・どのように役割分担をしているだろうか？ ・役割過重が生じていないだろうか？ ・役割期待は明確になっているだろうか？ ・家族内に役割葛藤はないだろうか？ ・新たに学ぶべき役割行動はあるか？ ・役割交代は柔軟に行われているだろうか？
家族内コミュニケーション	・機能的で明確なコミュニケーションが取れているか？ ・オープンに自分の意見や感情を表現できているか？ ・互いに傾聴する姿勢があるか？ ・会話の中で暖かい思いやりのあるフィードバックがされているか？ ・攻撃的・否定的なコミュニケーションは多くないか？ ・コミュニケーションは一方的でなく，相補的だろうか？
家族対処行動や対処能力	・家族が一丸となって，積極的に問題解決に取り組む対処を取っているだろうか？ ・負担を経験したり現状を打開するために，さまざまな方法を試みる方策的対処を取っているだろうか？ ・可能な限り普通の生活を維持するノーマリゼーション的対処を取っているだろうか？ ・対応できなくなり，回避的な行動や資源を求める危機対応対処を取っているだろうか？
家族の適応力，問題解決能力	・今までの問題に対する適応力はどの程度か？ ・現実検討能力はどの程度か？ ・現実的な目標や計画を立てていく力があるか？ ・意思決定能力はどの程度だろうか？
親族や地域社会との関係，家族の資源	・問題が生じた時，親族や近隣からの支援を得てきたか？得る可能性があるか？ ・社会資源を利用しているか？ ・援助や支援を得ることについてどのように考えているか？
家族の価値観	・家族はどのような考え方を重視しているか？ ・病気の家族員の世話をする上で何を大切にしているか？
家族の期待・希望	・家族はどのようなことを期待しているのだろうか？ ・家族の希望は？ ・家族員間で期待や希望は一致しているだろうか？

＊Column「家族発達理論の考え方」内の表1（p.163）を参照。
［上記10項目は，野嶋佐由美. (2005). 家族看護エンパワーメントガイドライン. 高知女子大学看護学部. より引用］

[表5-5] 家族の多面的なアセスメントの事例

事例：重症新生児仮死でNICUに入院したRちゃんの家族

重症新生児仮死と診断されたRちゃん。こどもの出生直後，母親にはうつ症状がみられた。入院2か月を過ぎ，Rちゃんがコットに出た頃から，母親は「Rを連れて家に帰りたい」と話し，父もその意向に賛同して在宅療養移行を目指すことになった。Rちゃんに必要な医療的ケアとして，経管栄養と吸引，抗けいれん薬の内服，浣腸，緊急時の対応があり，習得練習を開始した。Rちゃんは啼泣など非言語的コミュニケーションを用いて他者と意思疎通を図ることが困難で，四肢は硬直している。

家族構成	アセスメント
Rちゃんは現在，生後3か月で，退院後は両親，姉（学童前期）と4人で暮らす予定である。両親の祖父母は他界している。	核家族，第2子。Rちゃんの在宅療養移行後，祖父母からのサポートは得られない。母親以外に介護，育児を担うのは，父親となる。

[解説]
在宅療養移行後，親以外にこどものセルフケアを補完するケアを提供することが可能な家族員がいるかどうかがわかる。家族の役割や親族，地域社会との関係などの情報と総合的に判断する。退院後，親だけでこどものセルフケアの和を充足することが難しい場合は，家族員からの支援が期待できるのかを判断し，家族や専門職者による支援体制がとれるように支援する。

家族の役割関係	アセスメント
両親で家事や育児を分担してきた。母親は週3回程度，父親は週末に面会に訪れている。在宅移行後，Rちゃんの医療的ケアや育児に関しては，母親がそのほとんどを担うことになる。母自身は「Rは自分がみていく」と話す一方で，父親には「経管栄養くらいは，練習してくれないと」と，面会に訪れた際に医療的ケアの習得を促す様子が見られた。近くの訪問看護ステーションに協力を依頼しており，週に3回程度の入浴，全身状態の管理，緊急時の対応を依頼する予定である。母親は，「毎日になると，どうなるかわからないし，急に体調が悪くなったりしたら不安」と話している。	今までは，両親が互いのできるところを分担して協力してきた。しかし，母親はRちゃんが自宅に戻った後は，自分に役割過重が生じるのではないかと危惧している。父親には，医療的ケアも手伝ってほしいという役割期待があるが，両親の間で明確な話し合いは行われていないようだ。母親は，自分で何とかしなくてはと考えているが，自分だけでこどものケアができるのか，異常に気付くことができるのかという葛藤もあり，父親と共に話し合える関係を持ちたいと考えているのではないか。家族の中で互いに寄せる期待や葛藤，柔軟な役割交代ができるように，また，社会サービスを活用しながら，こどもの身体状態を把握し，母親の役割過重を防ぎレスパイトサービスも活用できるような調整が必要となる。母親が父親へ，医療的ケアの習得を促す様子が見られ，今後も父親の参画を見守る必要がある。

[解説]
在宅療養移行後，Rちゃんのセルフケアを補完するケアを親が責任を持って提供することが可能か，役割調整が必要なのか，役割荷重によって，親自身の健康状態を良好に保つことが難しい状況があるかを判断することができる。家族構成や親族，地域社会との関係などの情報と総合的に判断し，長期に渡って，こどものセルフケアの和を充足することが難しいと判断する場合は，訪問看護師，保健師などのケア提供への参加を調整し，その役割を明確にすることが必要となる。

(続く)

[表5-5]（続き）

親族や地域社会との関係	アセスメント
祖父母は他界し，親族とはほとんど交流がない。現在の自宅に10年以上住んでいるが，近隣とのつきあいは挨拶を交わす程度である。保健師とは，入院中から社会サービスの手続きなどの支援は受けている。地域では，育児支援サービス，障がいを持つこどもの家族へのサービスもあり，利用可能である。	親族，近隣の住民の支援を受けることは難しい。保健師との関係性は良い。地域では育児支援が充実しており，こどもの身体状態が安定すれば利用できる。両親も，支援に関しては受け入れる体制ができている。家族が社会から孤立することなく生活できるよう，社会との繋がりを持てるように支援する必要がある。

[解説]
在宅療養移行後，親以外にRちゃんのセルフケアを補完するケアを提供することが可能なケア提供者がいるか，両親が孤立することなく，地域とのつながりが保てるかがわかる。Rちゃんの場合は，保健師や地域の育児サービスなどを活用することができる。Rちゃんが身体的安定を保ちながら，地域の活動に参加することを支援することは，発達を促進する環境を提供することにつながる。

家族の発達段階	アセスメント
家事や育児は主に母親が行っており，父親はできる範囲で手伝っている。母親は専業主婦。父親は自営業で，平日も深夜に帰宅することが多い。姉は入院中のRちゃんに手紙や絵を描き，「今度いつ会える？」と両親に聞いている。両親からは，Rちゃんは入院して病気の治療をしていると聞いている。	母親は従来の姉の育児，家事に加え，Rちゃんの介護，育児を行わなければならない。両親で分担してきた家事や育児だが，父親は仕事のために時間が制限され，医療的ケアはほとんど，母親が担うことになる。家族は，Rちゃんのサインを読み取りながら，ニードを把握していくが，Rちゃんは，その反応が読み取りにくく，さらに，身体的変化をきたすことも考えられ，家族は困難を感じる可能性がある。姉にとっては，両親から注がれてきた愛情や注意が，多くの場合，Rちゃんに注がれることとなる。Rちゃんのニードを満たしながら，家族のバランスが崩れないように新しい役割を調整して，両親で協力し，姉にも意識が向けられるよう支援する必要がある。

[解説]
1人ひとりのニードを達成しながら，家族全体としてのニードも達成していくことが求められる。情報のアセスメントは，家族が現在，どのような発達における課題を辿ってるのか（発達的危機）を知ることができる。さらに，病気の家族員を抱えていることによる問題（状況的危機）が加わることによって，家族は身体的・心理的・社会的な安定性を損なう可能性がある。家族がこれまでの発達段階でどのように課題や健康問題に取り組み乗り越えてきたのかを知ることは，これからの支援の手がかりとなる。

家族のこどもの病気についての捉え	アセスメント
NICUに入院した当初から脳に障害があり，今後，反応が出てくることは難しいと思うと話されている。両親からは「吸引したとき嫌そうだよね」「お風呂に入ると，本当に穏やかな顔するね」という発言が聞かれる。	両親の現状の捉え，今後の見通しは明らかになっていない。

[解説]
両親が現状，予後や経過，治療法，必要な療養行動をどう捉えているのかを知ることができる。Rちゃんの両親は，Rちゃんの表情からその反応を意味付け「生きている力」を感じ，Rちゃんに発達する環境を整えたいと考えている。しかし，医療者の病気の捉えと異なったりずれたりしている可能性もある。Rちゃんに必要なセルフケアを両親と共に確認し，支援する。

［表5-5］（続き）

家族の期待・希望	アセスメント
母親は「Rを連れて家に帰りたい」と話し，父親もその意向に賛同し，在宅療養移行を目指している。母親は，Rちゃんにはいろいろな体験を通して，楽しいことや社会とのつながりを作ってほしいと思っている。	Rちゃんの全身状態は現在，落ち着いている。医療的ケアはあるが，在宅移行後，家族との時間を過ごすことは可能である。両親共にRちゃんを自宅に連れて帰りたいという希望は一致している。

[解説]
アセスメントすることで，これからのこどもの生活の見通しを立てることができる。現在のRちゃんのセルフケア能力と可能な行動，両親のこどものセルフケアを補完するケア能力と可能な行為を確定し，Rちゃんのセルフケアの和を充足するために不足しているケア能力を両親が獲得できるように，退院までの期間に支援，調整する。看護師は将来，親が得ることが可能なケア能力と行為を見通し，獲得・開発を支援する。家族の期待・希望がRちゃんの最善の利益につながるかを見極めることが重要となる。

家族の勢力関係	アセスメント
「Rを連れて家に帰りたい」と母親は発言し，その意思決定に父親が賛同している。育児や家事の分担について話し合い，互いに協働する体制が整っている。母親は，父親のことを頼りにしており，「いざとなったらお父さん」と話している。姉も，Rちゃんの病気のことを少しずつ理解し，将来は自宅に戻って一緒に暮らすと聞かされている。	家族のリーダーとしては，父親なのかもしれないが，両親が互いに話し合い，意思決定している。姉にもRちゃんのことは伝えられており，家族全体として，Rちゃんを迎える準備をしている。

[解説]
アセスメントすることで，家族が意思決定する際に，誰が，何を，どのような方法で決定しているかがわかる。在宅移行については，両親で十分な話し合いが行われていると考えられ，今後，困難なことが予測されても，互いに話し合いながら解決することが可能である。

家族内コミュニケーション	アセスメント
両親は，自宅や病院に通う車の中で，Rちゃんの現状や今後，姉について話し合っている。両親は面会時に撮った映像や写真などを通して姉にRちゃんの様子を伝え，姉が描いた絵をベッドサイドに飾っている。	家族は，夫婦を中心として，まとまりのある集団である。互いにコミュニケーションを取りながら，家事，育児，介護について話す機会を持つ，正常な夫婦サブシステムを有している。また，姉に対してはできることを探し，きょうだいサブシステムの構築を図っている。両親は，将来，家族の中にある個々のサブシステムが機能し，家族全体で支え合うことができるような家族形成を目指している。Rちゃんの退院後，家族間のコミュニケーションが円滑に図れるように，それぞれのサブシステムが正常に機能するように見守る必要がある。

[解説]
家族の関係性や情緒的つながり，勢力などがわかる。家族内コミュニケーションを良好に維持することによって，Rちゃんの身体状態を互いに確かめ合いニードを把握したり，ケア方策を創造してニードを充足したり，知識，経験的学習を共有したりすることができる。家族システムの安定のためにも重要な視点である。

（続く）

［表5-5］（続き）

家族に及ぼす健康の影響	アセスメント
Rちゃんは，栄養剤の注入などの医療的ケアを必要とする。啼泣など非言語的コミュニケーションを用いて他者と意思疎通を図ることが困難で，四肢は硬直している。両親以外に介護，育児を行う人はいない。	Rちゃんの注入時間や回数など，Rちゃんの生活と両親，姉の生活を統合し，休息と活動のバランスが取れるような支援を考える。両親がRちゃんのニードを読み取り，身体状態の安定を図り，専門職者や地域からの支援を受けながら生活できるように調整する。

[解説]
病気の家族員を抱えていることによる問題（状況的危機）が，家族全体の健康にどのような影響を及ぼすかがわかる。Rちゃんは，状態の悪化，急変も予測される。家族の生活と統合してケアの見直しも行うが，両親の十分な休息が確保できないことも予測される。休息を取れない状況が継続すれば，Rちゃんに必要なセルフケアを補完することが難しくなる。アセスメントは，病気の家族員を抱えていることによる問題を予測し，その対応策を事前に検討することにつながる。

家族対処行動や対処能力	アセスメント
夫婦は，互いにRちゃんが退院することへの不安の表出や育児に関する相談をしている。姉は，Rちゃん出産後，母親のうつ症状出現時は，「学校に行きたくない」と話していたようだが，それ以降不登校はない。	両親は，互いに感情を表出してストレスを緩和したり，状況を捉え直したりしながら新たな方策を見い出している。在宅移行後は，両親がソーシャルサポートを活用できるように方策的対処行動の拡大への支援，気分転換や感情表出への支援，家族の急変時の不安に対しては，知識の獲得を支援する。Rちゃんが自宅に戻った後の姉の反応を確認し，両親との時間が確保できるようレスパイトの活用を考慮する。方策的対処がとれるかどうか，状況を見守る。

[解説]
アセスメントすることで，対処行動や能力の強化を支援することができる。過去の対処行動を強化しながら，新たな対処方策を獲得できるように支援することは，親がこどものセルフケアを補完するケア能力を開発することにつながる。

家族の適応力，問題解決能力	アセスメント
母親は，Rちゃんの身体状態，必要な医療的ケア，育児などについて，看護師のアドバイスをもらいながら習得している。不明な点や，自宅に戻ってから考えられることを想定しながら，質問することができている。父親は，面会の機会が少ないため，こどもの身体状態をつかみきれていないが，看護師が作成した医療的ケアのパンフレットを見ながら，質問したり，母親と在宅での準備を整えている。	両親共に，不明な点は適切に確認できている。ただし，在宅療養に関しては，想定外のことも起こり得るので，事前の外出，外泊時などに，困難に感じたことはないか確認し，時間に余裕を持って適応力，問題解決能力を強化していく必要がある。在宅移行後は，訪問看護師などの力を借りながら，経験的な学習を積み重ねられるように支援する。

[解説]
両親は，今までも専門職者などの意見を聞きながら問題を解決してきた。今後は，多くの時間を家族のみで過ごすことになるため，こどものセルフケア能力を読み取り，こどものニードを親が充足するために必要なケア方策を取ることが必要となる。知識や経験的な学習を積み重ね，こどもに必要なセルフケアを補完するケア能力を獲得できているか，ケア行為ができるか，将来，ケアの能力やケア行為の獲得が可能かを見定める際にも，アセスメントが役立つ。

2.こどもセルフケア看護理論における家族へのケア

1) こどものセルフケアを補完する親または養育者へのケア

こどものセルフケアを補完する親または養育者へのケアは，こどものセルフケア能力を引き出すこどものためのケアであると同時に，こどもの養育および発達に対する権利と義務を有し，最も重要な責任を担う存在である親または養育者がその責任を果たすことができるように支援する家族のためのケアでもある［表5-6］。

2) 家族システムを調整するケア

家族システムを調整するケア［表5-7］により，「こどものセルフケアやセルフケア能力」「こどものセルフケアを補完する親または養育者のケアやケア能力」に望ましい影響を及ぼすことができる。「こどもへの看護システム3つの基本型」（p.115［図4-6］）に示しているように，全代償的看護システム，一部代償的看護システム，支持・教育的(発達的)看護システム，いずれの場合も，必要に応じて家族システムを調整するケアを行う。これは，こどものためのケアである一方で，こどもを養育する親(家族)の第一義的責任を果たせるように支援することであり，家族システムを良い状態に整え，家族機能を回復・維持・高めることを目指した家族のためのケアでもある。

家族システムに焦点を当てたケア［表5-7］の具体例として，家族システムとしての健康を維持することができるように家族発達の視点から検討した事例を示す［表5-8］。また，小児看護専門看護師(小児看護CNS)による看護実践の中から家族システムを調整するケアを抽出し，その実践例を示す［表5-9］。

［表5-6］こどものセルフケアを補完する親または養育者へのケア

- 看護者はこどもの健康を維持するために，親または養育者と協働して，こどもの正常な成長発達を支援する。
- 看護者は親または養育者が，こどものセルフケアを行う者であることを自覚し，こどものセルフケア能力を開発することを支援する。
- 看護者は，親または養育者がこどものセルフケアを補完するケア能力を開発することを支援する。

[表5-7] 家族システムを調整するケア

● **看護者は，家族システムとしての健康を維持できるように予防・緩和することができるように支援する**

a. 基本的条件付け要因である家族システムは，「こどものセルフケアおよびセルフケア能力」「親または養育者がこどものセルフケアを補完するケア能力」「こどものセルフケアを補完する親または養育者のケア」に影響を及ぼすことを理解する。

b. 外来や病棟で出会った時から，家族を集団として捉え，家族システムのアセスメントをする。

c. 家族システムなどの基本的条件付け要因のアセスメントに基づき，家族システムの状態が「こどものセルフケアおよびセルフケア能力」に，どのような影響を及ぼしているかをアセスメントする。次に，「こどものセルフケアを補完する親または養育者のケア」「親または養育者がこどものセルフケアを補完するケア能力」に，どのような影響を及ぼしているのかをアセスメントする。

d. こどもに必要なセルフケアの充足が家族システムにどのような影響を及ぼしているかをアセスメントする。

e. 家族システムが，「こどものセルフケアおよびセルフケア能力」「こどものセルフケアを補完する親または養育者のケア」「親または養育者がこどものセルフケアを補完するケア能力」に肯定的な影響を及ぼすことができるように支援する。

● **看護者は，「こどものセルフケア」および「こどものセルフケアを補完する親または養育者のケア」の諸側面を，家族の生活と統合し，継続できるように支援する**

a. 「こどものセルフケア」および「こどものセルフケアを補完する親または養育者のケア」の諸側面と，家族の生活の諸側面をアセスメントする。

b. こどもにとっての最善を考えながら，「こどものセルフケア」および「こどものセルフケアを補完する親または養育者のケア」を，家族の生活に組み込み，生活プランを立てていくことができるように支援する。

[例]
・家の浴室で安全に安楽に入浴できる方法を工夫し，退院後の生活プランを立てることができるように調整する。
・レスパイトの機会を利用して，母親や父親自身のための時間を持つことができるように調整する。

[表5-8] 家族システムの健康を維持することができるように
家族発達の視点から検討した事例

事例：Cちゃん，5歳。両親（30歳代）と妹のKちゃん（2歳3か月，気管支喘息）の4人
家族である。両親とも仕事をしており，Cちゃんは3歳から，Kちゃんは1歳から保育所
に通っている。Kちゃんは2日前より発熱があり，ウイルス感染で内服薬の処方がされて
いた。保育所を休んで日中は近くに住んでいる祖母が世話をしていたが，発熱して3日目
に喘息発作を起こし，小児病棟に入院となった。

　入院後は母親が仕事を休んでKちゃんに付き添っている。そのため，祖母がCちゃん
の保育所の送り迎えをしていたが，朝保育所に行くのは「お母さんと一緒じゃないと行か
ない」と嫌がり，何とか保育所に到着するが祖母にしがみついて「帰りたい」と泣くように
なった。保育所ではトイレでの排尿が間に合わず，失敗するという出来事があり，Cちゃ
んが落ち込んでいた様子を母親は祖母から聞いた。母親は看護師に，「Kも私が居なく
なると泣くから離れられないけど，お姉ちゃんのCのことも心配です。お父さんも仕事が忙
しくCが眠ってから帰宅しているので，話もあまりできていません」と悩みを話した。

Cちゃん家族を家族発達の視点からアセスメントする

Cちゃん家族の発達段階	**Cちゃん家族の発達課題への取り組み**
第1子であるCちゃんが5歳であり，第3段階：学齢前期のこどもを持つ段階にある。	今回，Kちゃんが喘息発作を引き起こしたことで入院し，家族はKちゃんの健康問題を中心において生活を調整しなければならない状況になっている。入院前，Cちゃんは保育所に通うことで社会を広げ，基本的生活習慣を獲得し家庭でも身の回りのことは自分でできていた。一方Kちゃんは「Kがする！」「いや！」と自己主張が強くみられ，外出時には急に走り出すため母親は事故防止に注意を払っており，Kちゃんから目を離せない状況があった。
Cちゃん家族の発達課題	
家族は「こどもが役割を取得できるように育てる」「こどもの事故や健康障害を予防する」「第1子のニードを満たしながら第2子のニードを満たす」「親役割と夫婦役割を調整する」「親子関係を調整する」などの基本的発達課題に取り組んでいる段階である。	両親は忙しく働く中でも親役割，夫婦役割を調整し，Cちゃんは保育所での話をよくするため，母親はKちゃんが父親とお風呂に入っている時など，毎日一定の時間はCちゃんが甘えられる時間を気にかけてとり親子関係を調整し，家族はCちゃんのニードを満たしながらKちゃんのニードを満たすという発達課題に取り組んでいた。

Kちゃんの入院に伴うCちゃん家族が取り組まなければならない発達課題

Kちゃんの入院に伴い，母親と離れて過ごす時間が長くなった姉のCちゃんは，自立して
いた排泄行動を失敗して落ち込み，保育所に行きたがらずに泣き，Cちゃん自身，どうし
たらよいかわからない状況に陥っていると考えられる。Cちゃんは母親がいない寂しさや，
Kちゃんに何が起きているのかわからない不安からストレスが強く，うまく対処行動がとれ
ず，保育所でも排泄を失敗したことから友達と積極的に遊べず，罪悪感を強く感じてい
ると考えられる。母親と愛着が形成されているCちゃんは，3歳から母親と離れてひとり
でも保育所で過ごすことができるようになり，ほかのこどもと遊ぶことができていた。Kちゃ
んの入院に伴う家族の生活の変化から，Cちゃんには防衛機制である退行現象が見ら
れ，母親は悩み，安心してKちゃんの付き添いは行えず，家族の負担が増すことも考え
られる。

Cちゃん家族へのケア

1. Kちゃんに付き添っている母親と話をする時間を確保し，家族の中で起こっている事，困っている事，心配な事を一緒に整理する。	①入院しているKちゃんのことで心配なこと ②祖母と過ごしているCちゃんの様子や母親が心配していること ③母親自身のセルフケアは満たされているのか，疲労度はどうか ④父親の仕事の状況や現在の状況をどのように思っているのか ⑤祖母の心配事や疲労度など

（続く）

D. こどもセルフケア看護理論における家族へのケア　147

［表 5-8］（続き）

2．家族生活を安定させる上でどのような支援があればよいのかを一緒に考え，看護師は必要な調整を行う。	①Kちゃんの身体的状況や治療状況，母親と離れて過ごすことができる心理状態か，などアセスメントし，入院期間から見通しを立てて，母親の付き添い時間を調整し，Cちゃんと過ごすことができる時間をつくる。 ②母親のセルフケアは満たされているのか，満たされていない場合は必要なケアを提供し，母親の心身状態を健康に保つ。

ケアの効果：家族システムの安定・こどものセルフケア能力の発達・親のこどものセルフケアを補完する能力の向上

①家族システムの安定

- 看護師は母親とじっくり話す時間を取った。母親はCちゃんとKちゃんの2人のこどもの心配事，夫と話ができていないこと，祖母に負担をかけてしまっている気がかり，自分も眠れずあまり食事も摂れていないことなど，抱えていた悩みを話した。看護師はチームカンファレンスにて，Kちゃんの入院に伴い，家族の生活が不安定になっていること，母親にとって過度な負担になり，退院後の環境が整えられていない現状は，Kちゃんが退院後も母親から離れられない状況が続き，喘息をコントロールしながら保育所で過ごす生活に戻るのが難しいことを問題提起した。
- 看護師は母親に，症状は改善していること，Kちゃんが看護師にも慣れてきて最近は，母親が食事などで離れても，看護師と一緒に遊んで過ごしていることから，夜間の付き添いをやめて家に帰り，父親と話し合いをしてCちゃんと一緒に過ごす時間を取ることを提案した。母親は，看護師の協力が得られるのであれば家に帰ることを希望し，看護師はまずCちゃんが母親と一緒に過ごす時間が必要であると考えていると伝えた。
- 母親は安心してKちゃんから離れ，Cちゃんと過ごす時間を取ることができた。また，夫婦で話し合い，これからは毎日，母親は家に帰って寝ること，週末は父親がKちゃんに付き添い，母親がCちゃんと家で過ごす調整をした。現在のところ祖母には負担はなく，Cちゃんの世話ができていると母親に伝えた。

②Cちゃん・Kちゃんのセルフケア能力の発達

- 母親はCちゃんと過ごす時間ができたため，Cちゃんと一緒に入浴した際，「Cちゃんが頑張っていること，寂しい思いをしていることはわかっているよ。Kちゃんは点滴が終わってお薬が飲めるようになったら，お家に帰って来られるよ。お母さんもお父さんもCちゃんのこともとっても大事だよ」と伝えた。
- Cちゃんは，母親が毎日夜は家に帰ってくることで安定し，朝保育所には「おばあちゃん一緒に行こう！」と祖母と元気に通えるようになった。保育所では友達と仲良く遊び，Kちゃんの入院を保育士に自分から話した。
- Kちゃんは，母親に寝かしつけてもらい，日中は母親が来るのを待って過ごすという入院生活のリズムができ，看護師とのおしゃべりが増えた。朝，母親が面会に来るまでの時間に，吸入や内服を看護師と一緒に行うことができるようになり，母親に「できたよー」と笑顔で伝えるようになった。夜間，途中覚醒した際も看護師がそばにいるとすぐに眠っていた。

③親のこどものセルフケアを補完する能力の向上

- 両親で入院しているKちゃんの生活とCちゃんの生活の両方を整えるために，話し合いを持った。母親はKちゃんと離れて過ごす時間を持ち，Cちゃんと一緒に過ごす時間を作るため，父親と親役割を調整することを夫婦で決めた。その結果，Kちゃんは看護師と一緒に内服を行うなど，症状コントロールを行っていく力を付けていった。母親はKちゃんの様子を見て，退院後保育所で過ごす上で必要な症状管理について，看護師や保育士に伝えていくことが退院後の生活環境を整えることになると考え，自ら医者や看護師に質問した。
- 父親は週末Kちゃんに付き添い，看護師からKちゃんの症状の変化や入院中の様子を聞き，一緒にKちゃんの日常のケアを行うことで，Kちゃんが「お父さんと一緒にお薬飲む」と伝えるようになった。父親は，家に帰るとKちゃんの様子を母親に伝え共有した。

- 母親は父親と毎日話ができ，家で食事と睡眠を取り，身体が楽になったと話した。今回，夫婦で互いの生活を調整し合ってこどもにとって良い決定ができたこと，祖母の身体状態も気にかけ，力を借りたいときには相談をする関係性が築くことができ，今後困ったときにはどうしたらよいのか，家族で見通していく力を高めていくこともできた。

[表5-9] 小児看護CNSの実践から抽出した家族ケアの実際—家族システムを調整するケア

母子サブシステムの凝集性を緩和する

こどもと母親の強い結びつきを調整する

定義：病気であるこどもと母親との母子サブシステムの凝集性が高まり過ぎてしまい，家族自ら家族システムのバランスを整える難しさを抱えているため，母親の気持ちに配慮しながら母子間の結びつきが緩むようなケアを展開したり，社会資源を活用したりすること。

具体的な支援内容：母親でありながら，母親個人としてのバランスを調整するといった課題に取り組むことができるよう，レスパイトの機会を利用して，こどもと母親の分離を促進した。

こどもの持つ力に対する気づきを促す

定義：母子サブシステムの凝集性が緩和してきた母親に対して，こどもの他者に見せる表情や行動を一緒に見たり，見たことを言葉にするなど，母子間では見えなかったこどもの様子に関心を向けること。

具体的な支援内容：母親は，さまざまな障害を抱えたこどもやその母親たちと出会った。母親は，レスパイトを体験する中で，わが子をこどもだけの社会に出すことにより，わが子の人間関係が広がっているのを目の当たりにした。

在宅療養を振り返る時間を意図的に作る

定義：母親がこどもを中心に取り組んできた在宅での療養生活を改めて振り返ることができるように声をかけたり，こどもの心身の安全が守られる環境を保障しながら，こどもと離れて十分に考えることができる時間を確保すること。

具体的な支援内容：自宅で母親はこれまでの在宅療養を振り返った（内省の時間を十分に確保した）。その時間が，わが子の将来を考えるといった"この子"にとって自立を考えることとなり，その自立を促すために，意識的に母親がこどもと離れる時間を持つことで適切な距離を維持することが可能となった。

強みを活かした家族の恒常性を促す

きょうだい関係の形成を図る

定義：面会できないきょうだいに対して，病院で過ごすこどもの様子がわかるような伝え方を親に提案したり，届けられたきょうだいの思いをこどもに伝えていくことで，家族内の恒常性を保つようにすること。

具体的な支援内容：両親が面会時に撮ったビデオカメラの映像や写真などを通してこどもの様子をきょうだいに伝えたり，きょうだいが弟のために描いた絵を両親が持参してベッドサイドに飾るといった方法で，きょうだいサブシステムの構築が図れるように支援した。

家族が望む家族生活を見定める

定義：家族が現状として捉える病気のこどもも含めた家族生活や，退院後の家族生活に対する希望などを言動や行動からアセスメントし，家族が描く家族生活を確認していくこと。

具体な支援内容：将来的な視点を踏まえて，家族が退院後，どのように家族4人で生活を営んでいきたいと考えているかについても検討していく。

絆を結び家族生活の素地を育む

定義：入院中のこどもと家族員の関係性が物理的・時間的な理由で阻まれてしまわないように，家族が望む家族のあり方を可能な範囲で検討し，これからの家族生活を考えていくことができるようにすること。

具体的な支援内容：NICU/GCUは感染予防などの観点から両親以外の面会は制限されている。そこで，両親は間接的にきょうだいが関わることができるような工夫をしている。今後，退院し，家族4人で生活を営んでいくためには，きょうだいの関係性をさらに促し，互いに発達を促し合うことができるように，面会方法などについて検討する。入院中から家族4人で過ごす環境の調整を行う。

（続く）

［表5-9］（続き）

家族員の意見を共有し家族生活を方向付ける

定義：今後の家族生活や，病気を持ちながらも社会の中で生きていくこどもの将来に対する家族の願いや思いを話す機会を設けて，家族員が個々に持つ価値観や考えに気付くことができるようにすること。

具体的な支援内容：家族がこどもとどのように生活を共にしていきたいか，また，こどもと社会をどのようにつなげていきたいと考えているかについて話し合う。

家族の持つ力を発揮できるように支える

親役割の遂行を肯定的にフィードバックする

定義：こどもの親として，また，家族の一員として，こどもの療養生活を主に担う母親と共に役割分担を行ったり，こどもにとってより良いケアとなっていることを言語化して，伝えること。

具体的な支援内容：こどもは口腔ケアに対する意欲を持ち実施ができたため，父親にはこどもが口腔ケアを行った後の評価やフィードバック，困難時の相談相手としての役割を果たせるように助言した。

医療的ケアを担う家族の負担を査定する

定義：医療的ケアの実施に必要となる物品の経済面，ケア方法や手順などが家族生活にどのような影響を及ぼすのかについて，現状のみならず退院後の家族生活を見込んでアセスメントすること。

具体的な支援内容：栄養剤の注入時間が現行のまま（3時間ごと）では，長期的に継続して家族がこどものセルフケアを満たすことが困難になる可能性があることが予測される。

安全なケア提供となるように工夫を施す

定義：医療的ケアを必要とするこどものペースだけでなく，ケアの実施者である家族が安心して，負担も最小限となるような工夫を施し，家族が安定してこどものケアを継続できるようにすること。

具体的な支援内容：ケア手順やケア時に留意するポイントなどを記載した写真付きのパンフレットを作成し，仕事が多忙で面会頻度が少ない父親も，習得したいと考えているケア手順（経管栄養注入）について自宅で振り返ることができるようにする。

こどもとケア提供者との関係調整を行う

定義：こどもの心身状態の安定を図りながら，ケア提供者として協力してくれる人（祖父母など）の気持ちを受け止め，こどもと関わるポイントやコツを伝えたり，一緒に取り組むことを通して，ケア提供者としての役割ができるようにすること。

具体的な支援内容：孫との関わりを通して祖父母は「孫は人嫌いだから」といって抱くことがなかったが，心身共に安定した状態での抱っこや声かけができるように支援した。徐々に成長する孫との関わりが増え，意思表示がはっきりしてきたことでこどもとのコミュニケーションの機会が増えた。こどもは母親以外の家族に身体をゆだねることができるようになり，愛着形成が育まれた。

家族の全体性を活かす体制作りを強化する

こどもの一大事に家族全体で備える

定義：こどもに何か緊急事態が発生した場合，家族全体として個々の力が展開されるように，今からできる対応策などを学習する機会を提供したり，地域の専門職者に依頼できる体制を作るなどの準備を整えること。

具体的な支援内容：発作予防のための内服管理は家族が行うことができているが，家族がこどもの急変時の判断ができ，迅速に症状への対処・対応が受けられるように，急変時の症状の見方などを確認し，必要に応じて地域の専門職者と連携できる体制を構築する援助を行った。

[表5-9]（続き）

この家族らしい生活に貢献する	
定義：こどもの成長発達を促す遊びの工夫などを多職種に相談して知りえた情報を家族と共有し，家族生活が豊かになるように働きかけること。	**具体的な支援内容**：きょうだいが弟と遊びを通してどのように関わりを持つことができるかについて理学療法士（PT）に相談し，その方法について両親，きょうだいに情報提供する。

E. 家族システムを調整するケアとこどものセルフケアを補完する親または養育者のケア

　こどもへのダイレクトな看護ケアと，家族へのケアの優先順位やバランスを検討しながら，こどものセルフケアを補完する親または養育者へのケアを展開したり，家族システムを調整するケアを行うことで家族機能の回復や維持，高める看護実践を行うことが重要である。ここでは，事例を通して，家族システムを調整するケアがもたらすこどものセルフケアと親または養育者のこどものセルフケアを補完するケアへの効果について述べる。

事例

　4人家族のMちゃんは，骨折のため入院をして牽引治療をしなければならなくなった。入院するまでのMちゃん家族は，大黒柱である父親，そして，専業主婦として母親が役割分担をしながら，4歳のMちゃんが基本的生活習慣を身に付けたり，保育園の中でも社会性を学ぶことができるように夫婦で協力して生活を営んでいた。

　今までMちゃんが入院するような体験はない。また，生まれてまだ6か月である弟のことをMちゃんはかわいいと思い，両親と共に愛情を注いできた。父方の祖父母は遠方に住んでいるが，母方の祖父母は近隣に住み，祖父母夫婦は健康のためにゲートボールなどに通ったり，経済面を自分達で担いつつ，Mちゃん家族との交流を持ちながら，それぞれの家庭を大事にしてきていた。Mちゃんの骨折に伴い，どのような変化がMちゃん家族に起こるのだろうか。

1) 家族のシステムの変化を時間軸で捉える

　Mちゃんの家族について，過去，現在，そして将来の家族システムの変化を図式化して捉える［図5-9］。

①今までのMちゃん家族のシステム

　母親はMちゃんと弟の世話を行い，父親は大黒柱として家族を養い，こどもの成長を夫婦で育んできた家族である。すなわち，夫婦のサブシステムが親子サブシステムよりも強固であり，安定した家族であったと考えられる。ま

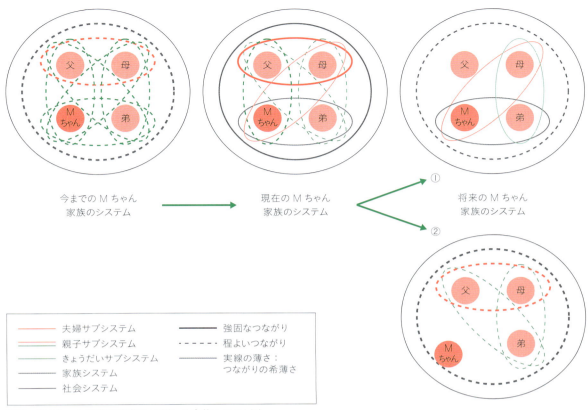

[図5-9] Mちゃん家族の変化を予測した家族システム図

た，遠方に住んでいる祖父母にも援助をお願いしたいと伝えられるような関係性であり，社会との交流もある健康な家族システムであったと考えられる。

②現在のMちゃんの家族システム

　骨折のため，入院して牽引治療が必要になったMちゃんに対して，両親はどのようにMちゃんの入院生活を支えていったら良いか話し合ったり，祖父母に援助を依頼していることからも，夫婦サブシステムを強固にしながら，Mちゃんのことを考えた変化に対応しようとしている。しかし，父親は仕事を休むことができず病院に行けないことや弟の世話をすることも難しい状況である。そのため，母方の祖父母に「家に来て手伝ってほしい」と援助を依頼するが，祖父母も急に今までの生活を変えて母親に応えることが難しい状況である。したがって，母親はMちゃんの入院生活も，弟の世話も家事もすべて「自分1人で対応しなければならない」と言うように，役割過重を一手に引き受けなければならない危機的な状況に直面している。

　このような家族としての凝集性が高まって緊張が走る中，Mちゃんは基本的生活習慣を身に付けることに積極性を発揮してきた段階であった。しかし，牽引治療が始まることによりMちゃんの苦痛が強まり，今までできた食事や

排泄行動もできず泣いていることが多く，母親もMちゃんのことが心配であり，Mちゃんとの母子サブシステムの凝集力を強めながら対応に苦慮している。

③将来のMちゃんの家族システム

現在の状況に看護介入がなされなければ，Mちゃんの家族システムとして2つの変化が予測されると考える。

母親がMちゃんのこと，弟の世話，そして家事といったすべてを1人で担わなければならない状況が続いてしまうと，夫婦間の情緒的なつながりや互いの意見を自由に話す健康的なコミュニケーションスタイルが時間的にも取れず，母親の役割葛藤や役割過重は増幅し，夫婦サブシステムが破綻してしまうリスクがあると考えられる。そして，母親は以前にも増してMちゃんのこと，弟の世話，家事を1人で担うために母子サブシステムを強固にしなければならず，図5-9の①のように父親が家族の中で孤立することが考えられる。Mちゃんの家族は家族としてのまとまりが保てず，つながりが希薄な家族として社会との関係性もより希薄になるとともに，Mちゃんのセルフケアを補完する親のケアが発達することが難しくなる。一方，父親が孤立することに伴う家族の変化をMちゃんは感じ取ることにより，自らセルフケアを発達させていくことへの影響が懸念されると考えられる。

次に，Mちゃんの入院が長期化する場合，母親が弟の世話や家事を担うことは父親が仕事を全うしていくためにも重要なことであり，Mちゃんのことは病院に任せてしまうことで，家族としての安定を図ろうとするリスクもあると考えられる。図5-9の②のようにMちゃんが家族の中で孤立すると，成長発達が阻害されるだけでなく，牽引治療も効果的でなくなり，Mちゃんのセルフケア能力やセルフケアの発達に影響が及んでしまう。一方，家族はMちゃんが孤立した状態で家族の凝集性を高めてしまい，Mちゃんのセルフケアを親が補完することができなくなったり，親がMちゃんのケアを補完するケア能力の向上が望めないという影響が及ぼされることも考えられる。

2)家族システムをアセスメントする

家族システムの変化として起こり得ることを時間軸で捉えることによって，Mちゃん家族が今，どのような状態にあるのかといった家族システムの状況が見えてくる。そして，もし，このまま介入がなされなければどのような危機的な状況に家族が置かれるのかといった家族システムが見えてくる（[図5-9]の①または②）。したがって，家族システムの状況に応じて，私たちがどのような介入・支援を行うことが効果的であるのかを判断するためにも，家族の価値観や家族の歴史を踏まえた家族システムをアセスメントすることによって方向性が見えてくる[表5-10]。

3) 家族システム要因のアセスメントに基づき，家族ケアを考える

　Mちゃんが骨折し入院・治療が必要になったという家族の状況的危機に加え，発達的危機に直面したMちゃん家族は，それらの変化を母親が一手に引き受けて役割過重となっている。これは，家族員である母親の変化が大きく，家族全体の変化となって現れていると考える。したがって，母親の労をねぎらい情緒的支援を行いながらMちゃんの痛みの緩和に一緒に取り組むなど，母親をケア対象として捉えたケアを提供していった。その結果，母親が落ち着いてくると，Mちゃんの状況を理解し，家族として見通しを立てることができるようになるなど，家族全体の変化が少しずつ落ち着きを取り戻し，家族の協力体制を整え直そうといったMちゃん家族が本来持つ力を発揮する中で，Mちゃんのセルフケアを補完する力が高まるようになった（p.160［表5-11］）。

　また，Mちゃんの家族が「週末には交代で行くことはできると考えている」祖父母の存在に気付くことができるように，祖父母とのコミュニケーションを持つ機会が得られるように支援することによって，家族の非累積性が発揮されると考えた。そのためにも，夫婦サブシステムが安定することが必要であり，夫婦間のオープンなコミュニケーションスタイルを取り戻すことができるように，Mちゃんの不安や苦痛が高められないようなケア計画を看護チームで展開することで，夫婦や夫婦と弟との時間的・空間的な距離に働きかけるケアを展開した。その結果，Mちゃん家族の組織性が保たれ，祖父母がMちゃん夫婦と力を合わせる方法を見出し，拡大家族としてMちゃんのセルフケアを補完する能力が高まり，Mちゃん家族としての恒常性が発揮されやすくなっていった。これらの家族ケア［表5-11］を看護師はアセスメントに基づき，巧みに組み合わせながら展開することによって，Mちゃん家族の家族機能は回復し，維持，高まっていく。

　また，Mちゃんのセルフケアを補完する親または養育者のケア能力も向上するとともに，Mちゃんのセルフケアを補完する親または養育者のケアがスムーズに行われるようになった。このような変化は，家族機能を良い状態に高めていくことに影響を及ぼす。

　さらに，Mちゃん自身も牽引治療に取り組みながら安静を保つことができるようになったり，牽引治療に対して「足さんが元気になるためにしてるの」や「こうしてたら痛くないの」と教えてくれるなど，自らセルフケア能力を高めたり，セルフケアが発達していくことを可能にしていた。したがって，親または養育者がMちゃんのセルフケアを補完するケア能力の向上やMちゃんのセルフケアを補完する親または養育者のケアが発達するに従って，看護師によるMちゃん家族の家族システムを調整するケアやMちゃんのセルフケアを補完する親または養育者へのケアは減少していく［図5-10］。

[表5-10] Ｍちゃん家族の家族システムのアセスメントの例

家族構成	アセスメント
Ｍちゃんは4歳であり，両親，6か月の弟との4人暮らしである。父方の祖父母は遠方に在住だが，母方の祖父母が近隣に住んでおり，電話で援助を求められるような関係性である。父親の職種はわからないが，家族の大黒柱として仕事をしている。	核家族であり，Ｍちゃんの入院生活が必要となり，母親が6か月の弟の世話も並行して担うことが予測される。父方の祖父母は近隣にいないが，母方の祖父母がどれぐらい物理的な距離があるのかは不明であるが，毎日ではなくても母親の役割をサポートしてもらえる可能性はある。

家族の発達段階	アセスメント
Ｍちゃんは保育園に通っている。6か月の弟の世話を母親が担っている。今回の骨折をするに至った経緯は情報が得られていない（遊びの最中による受傷ではある）。特に今まで大きな病気や事故に遭遇した経験はない。また，Ｍちゃんは自宅や保育園に通いながら，基本的生活習慣（食事や排泄）や友達との遊びをするなど社会性に対しても積極性を発揮しており，日常的に取り組むことができる環境にある。	家族の発達課題は，第3段階（学齢前期のこどもを持つ家族）であり，こどもが役割を取得できるように育てたり，こどもの事故や健康障害を予防することが課題である。今回，第1子であるＭちゃんが骨折したことからも，遊び中の不注意によるものなどを確認する必要がある。また，第1子のニードを満たしながら，第2子のニードを満たしていくことが必要であり，夫婦でこども達のニードを満たしていくためにも，役割調整を具体的に話し合うこと，祖父母との調整も可能な範囲で得られることで，発達課題をも乗り越えていくことが課題である。

家族の期待・希望	アセスメント
父親が仕事で病院には来られないため，母親はＭちゃんに付き添うために，母方の祖父母に家に来て手伝ってほしいと直接，祖父母に連絡をしている。しかし，その希望がかなえられないと祖父母から言われている。 Ｍちゃんが受診し，入院・治療を受けることができていることからも，両親共にＭちゃんの回復を願っている。	母親は，自分だけの力ではなく拡大家族の力も借りて，Ｍちゃんの入院生活と弟の世話，家事を含めた家族の生活を成り立たせたいと考えている。しかし，父親に家事や弟の世話を手伝ってほしいと思っているかは不明であるが，仕事があるために言い出せないと考えているかもしれない。家族はＭちゃんが回復して退院することを期待しているが，そのゴールに向かって家族が取り組む具体性が見出せずにいる。

家族の役割調整	アセスメント
父親は家族のために仕事に励み，毎日忙しい日々を過ごしている。休日は病院に来られるかどうかは不明である。母親は，妻として，また2人のこどもの母親としての役割を果たしたい一心である。しかし，「自分1人でしなくてはいけない」と語ることからも，役割過重や責任を強く感じている。また，骨折の影響や牽引治療に伴い痛みを訴えるＭちゃんに，どう対応したらよいかわからず，親役割の発揮に困難感を抱えている。母方の祖父母がＭちゃんの家に滞在して，母親との役割分担を果たすことはできないが，「週末には交代で行くことはできると考えている」という情報を母親から看護師は聞いているが，母親からその後どうすることにしたかは話されていない。	家族のために自身の役割遂行を責任を持って果たそうとする両親である。しかし，Ｍちゃんの入院という突然起こった危機的状況によって，互いの思いを推し量り，母親がすべての役割を引き受けることに至っている。そのため，父親との役割調整はなされておらず，母親の役割が過重となっている。また，母親が担う役割を祖父母に家に来て手伝ってほしいと依頼するがかなわなかったことで，その後の祖父母の考えを再確認して，役割の再調整を図ることができないままの状態となっている。 弟は6か月であり，基本的信頼感を獲得していく重要な時期にあり，母親との関わりが不可欠である。また，Ｍちゃんも入院という非日常性の中で，痛みを伴う治療に取り組まなければならない役割を果たしていく上で，重要他者からの愛情や安心を得ていくことが必要とされる。

［表5-10］（続き）

家族の勢力関係	アセスメント
父親は仕事を行い，母親は子育てや家事を行っている。母親が仕事をしていたかは不明である。今回の入院・治療においても，両親で決定している。また，母親がすべての役割を担うことについて，父親と相談してはいない様子である（母親自身で決定している）。また，孫の緊急事態の連絡を祖父母が受けていること，そして，母親の期待には添えないが，祖父母ができることをしたいと考えている。	家族の勢力関係にどのような特徴があるかは不明であるが，Ｍちゃんの入院・治療に伴い，母親がすべての役割を認識していることから，父親が仕事を全うできるように，細々したことは母親が行うなど，父親を家族のリーダーとして捉えているとも考えられるが，情報が不足している。また，祖父母が母親からの連絡を受けて，できることを考えていることより，世代間の境界を超えないような階層性がしっかりしている拡大家族である。
家族内コミュニケーション	アセスメント
母親から父親と密に相談をしているような言動はみられていないが，家族の大黒柱として仕事に勤しむ父親を思って，仕事のために病院に来られないことを話す。しかし，「自分が１人でしなくてはいけない」という思いを夫に伝えてはいない。一方，Ｍちゃんの両親・祖父母に対するコミュニケーションスタイルは不明であるが，Ｍちゃんは今，自立していた基本的生活習慣ができなくなったり，骨折や牽引治療に伴う痛みや恐怖，非日常性に対して泣いて過ごすことが多い。	突然の受傷，入院・治療に伴い，夫婦で話をする時間的・空間的な機会確保が難しく，本来持っている家族のコミュニケーション機能やスタイルを発揮することができず，コミュニケーション不足にある家族であると考える。また，Ｍちゃんにとって今回の入院・治療すべてが初めての体験であり，経験してきた以上のことを捉えることはまだ難しい認知発達段階にある。よって，入院生活自体や医療者から求められることに対して，恐怖や不安を"泣く"ことで表出していると考えられる。母親にとってもＭちゃんの変化は初めての体験であり，どうしたらＭちゃんが落ち着いてくれるのか，Ｍちゃんのそばにいたいが弟の世話もある現状に圧倒されてしまい，他者に援助を求めることも難しい状況に置かれていると考える。
家族のこどもの病気についての捉え	アセスメント
両親共にＭちゃんの骨折に伴い，入院・治療が必要であると聞いている。牽引という治療の説明は聞いているが，その治療がＭちゃんの日常行動にどのような制限が生じるのか，それに伴う苦痛，治療期間などの説明を聞いているのか，聞いてどのように理解しているのかは不明である。	今回の受傷，そして入院・治療について家族員個々，ならびに，家族全体としてどのような体験と捉えられているのかについて，情報収集していく必要がある。その情報を基に，家族としてＭちゃんの病気に対する理解をどのように進めていくことが必要なのか，見通すことができると家族が本来持っている力が発揮しやすくなると考える。
家族対処行動や対処能力	アセスメント
Ｍちゃんの入院・治療の体験は家族にとって初めての経験である。祖父母に援助を求める対処行動を取っているが，母親が望む対処がかなえられない状況である。家族が持つ対処行動や対処能力とはどのようなものなのか，情報がなく不明である。	核家族であり，夫婦で家族の危機や課題を対処するスタイルであるが，家族が持つ対処能力を超える場合には，祖父母に援助を求めることができる家族であると考える。しかし，今回は母親の期待がかなえられない状況が重なり，母親は"自分１人で抱え込む"という対処方法を取っている。Ｍちゃんに付き添って入院生活を支援したいと思っても，弟の世話は自分がしなければならない役割であると認識していることからも，新たな対処行動を導き出す必要性があると考えられる。

（続く）

E．家族システムを調整するケアとこどものセルフケアを補完する親または養育者のケア

[表5-10]（続き）

家族の適応力，問題解決能力	アセスメント
母親からは，足を牽引しているMちゃんをどのように世話したらよいかわからず困っていること，痛がった時にどうしたらよいかわからないと話す。また，Mちゃんに対して，骨折したこと・牽引という治療が必要になったことがどのように伝えられているのかは不明である。	母親はMちゃんの様子を敏感に感じ取り，こどもの不安や苦痛を軽減するために，医療者に相談して問題解決を図ろうとする力があることが考えられる。しかし，現在，母親への役割過重となっている状況から，いつもならMちゃんの訴え（例えば，泣く）に落ち着いて対応を考え，対応することができる力があったとしても，弟の世話や家事のことにも対応しなければならず，余裕がない状況にあるとも考えられる。
家族に及ぼす健康の影響	アセスメント
Mちゃんは骨折をして，入院・治療が必要な時期である。母親はMちゃんだけでなく，6か月の弟の世話や仕事に精を出す夫も含めた家事にも全力で取り組んでいる。Mちゃんにとって今回の入院は初めてであること，6か月の弟を家においてMちゃんの世話に従事できない（仲の良い友人に面会中は弟を預けてきたりしているようである）。父親が現状をどのように捉えているかは不明である。	母親への役割過重が長期化すればするほど，母親に健康障害が起こる可能性が高くなる。もし，母親が健康障害を抱えてしまうと，Mちゃんだけでなく弟の世話も，家事全般も果たすことが困難となり，家族全体が危機に陥ると考えられる。さらに，母親の不安定さがMちゃんの治療に取り組む意欲やセルフケア行動に良くない影響を及ぼすリスクが考えられる。
親族や地域社会との関係	アセスメント
仕事が忙しい父親がどの程度支援が可能であるかどうかの情報はない。祖父母は母親から電話を受けて週末であれば母親と交代してMちゃんや弟の世話，家事をすることができると考えている。また，母親に仲の良い友人がいて，Mちゃんの面会中は弟を預けることができるようであるが，それがいつまで可能であるかなどの情報は不足している。	両親がMちゃんの支援者として対応できるかどうか，父親に関する情報を収集していく必要がある。母方の祖父母はMちゃんの入院・治療に対して週末の支援は可能であると考えているが，家に来て手伝ってほしい母親の意向とは異なるためか，週末に来てほしいいことが祖父母に伝わっていない状況であり，かつ夫にも相談できないと考えられる。また，祖父母以外に支援者となり得る親族がいるかどうかの情報も収集していく必要がある。

家族システム要因

　核家族，第1子。Mちゃんの家族は，両親，Mちゃん，6か月の弟の4人家族であり，父方の祖父母は近隣に住んではいないが，母方の祖父母は近隣に住んでおり何かあった際の支援は得られる関係性である（家族の非累積性）。今回，遊びの中でMちゃんが骨折をして，入院・牽引治療が必要となる状況的危機に遭遇していること，さらに，Mちゃんの健康を守り基本的生活習慣が確立されるように子育てするという家族の発達的危機にも直面している。このような危機的状況に対して，母親は家族のために働く父親が仕事に専念できる環境を守りながら，Mちゃんの受傷に伴う家族の変化に自身の役割過重を引き受け，対処しようと試みている（家族の恒常性）。しかし，1人で引き受けきれないことも理解しているため，祖父母に援助を求めたが，母親が期待した援助を求めることができず，母親は自分に課せた役割過重を必死に果たそうとしている（家族の組織性）。一方，父親はそのような母親の現状に対して，どのように捉えているかは情報が不足して不明であるが，親として母親との間の役割調整を試みるための夫婦コミュニケーションを発揮する時間的・空間的な機会を確保できていない状況である（家族の組織性）。

［表5-10］（続き）

　したがって，母親がMちゃんのこと，弟の世話，そして家事を1人で担わなければならない状況が続いてしまうと，夫婦間の情緒的なつながりや互いの意見を自由に話す健康的なコミュニケーションスタイルが崩れ，母親の役割葛藤や役割過重は増幅し，夫婦サブシステムが破綻してしまうリスクが高い（家族の全体性）。そして，母親はMちゃんのこと，弟の世話，そして家事を1人で担うためにも以前よりも増して母子サブシステムを強固にしなければならず，父親が家族の中で孤立すること，さらには祖父母の「週末には交代で行くことはできると考えている」ことを受けて役割の再調整をする余裕がなく，拡大家族として本来持ち得る力が発揮されずに，Mちゃん家族のまとまりが希薄になることが懸念される（家族の循環的因果関係）。

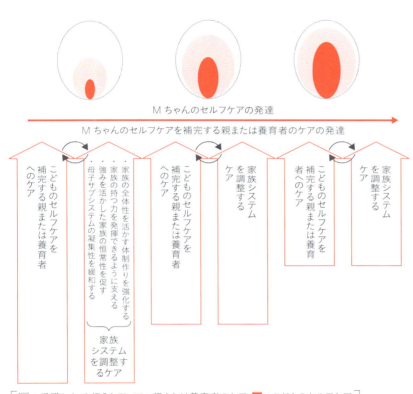

［図5-10］Mちゃんのセルフケア能力・セルフケアの発達を支える家族ケア

[表5-11]家族システムを調整するケアの事例

母子サブシステムの凝集性を緩和する

こどもと母親の強い結びつきを調整する	**Mちゃん家族の家族ケア** ・家族の置かれている状況を考慮し，家族の労をねぎらう ・母親に情緒的支援を行う
こどもの持つ力に対する気付きを促す	・母親が不在の間のMちゃんの治療への取り組みや頑張っている様子を伝えるなど，母親の安心感を高める
(在宅)療養を振り返る時間を意図的に作る	・母親が安心して自宅に帰り，家事や弟の世話もできるように夫婦で話し合う機会を持つ

強みを活かした家族の恒常性を促す

きょうだい関係の形成を図る	・母親から家の様子や弟の状況を教えてもらい，Mちゃんと弟の関係をつなぐ
家族が望む家族生活を見定める	・互いの役割の変化について，家族員の認知や期待，思いを表出できるような場を提供したり，きっかけを作る ・母親の負担や意向を考慮し，Mちゃんのケアを一緒に計画して行う
絆を結び家族生活の素地を育む	・家族がMちゃんの状況を理解し，見通しを立てることができるように情報提供を行う ・Mちゃんと両親が一緒に過ごすことができる面会時間の調整を試みる
家族員の意見を共有し家族生活を方向付ける	・役割葛藤や思いのずれがある場合，家族が現実的に関係性を捉え直すことができるように声をかける

家族の持つ力を発揮できるように支える

親役割の遂行を肯定的にフィードバックする	・父親の仕事とのバランスを図りながら，高めることができるセルフケアを共に考え，支援する
(医療的)ケアを担う家族の負担を査定する	・母親が必要としている支援と祖父母や父親から得られる支援の内容を明らかにする
安全なケア提供となるように工夫を施す	・母親がそばにいない時間もMちゃんの不安や苦痛が緩和されるように，痛みの除去，並びに，遊びの活用などを行う
こどもとケア提供者との関係調整を行う	・牽引治療について，Mちゃんの日常生活にどのような影響があるのか，食事行動や排泄などの清潔行動について具体的な情報を提供する ・祖父母や父親にできる母親への支援について提案する

家族の全体性を活かす体制作りを強化する

この家族らしい生活に貢献する	・ベッド上での安静を強いられるMちゃんの情緒的な反応に対して，予測できることを伝え，どのように対応していったら良いかを一緒に考えて展開する

Column

健康な家族システムの図式化

システムとしての家族

　健康な家族システムは図1（p.162）のように示すことができる。

　家族は1つのユニットとし，〈家族システム〉を形成し，〈社会システム〉という上位のシステムに含まれている。一方，〈家族システム〉内に注目すると，夫婦関係に焦点を当てた〈夫婦サブシステム〉，親子関係に焦点を当てた〈親子サブシステム〉，父子に注目すれば〈父子サブシステム〉，母と子に注目すれば〈母子サブシステム〉である。きょうだいがいる場合は，〈きょうだいサブシステム〉が含まれる。

　図1中の実線・破線・点線は境界を意味している。境界とは，システムとその境界間で，物質や情報，エネルギーを絶え間なく交換できるフィルターとして存在するものである（野嶋，中野，2005，pp.87-88）。このフィルターの透過性が高いほど，システムとその環境との相互作用の程度は高くなるが，境界の透過性が低ければ低いほど，システムはその環境から孤立することを意味する。

　例えば，家族の凝集力が低くまとまりがない場合は，家族システムと社会システムの境界（外的境界）が不鮮明な状態であり，広い間隔の薄い点線で示し，希薄な状態を表す。逆に，家族が社会から孤立している場合は，家族システムと社会システムの境界（外的境界）を実線で示し，外的境界が強固な状態を表す。このように，家族は物質，エネルギー，情報を環境と交換しているオープンシステムであり，物質的・社会的・文化的環境と常に相互作用している（野嶋，中野，2005，pp.87-88）。

家族サブシステムの特徴

　家族サブシステムの特徴として，内的境界が存在する。中でも，夫婦サブシステムが他のサブシステムよりも強く安定している場合，他のサブシステムからの侵入がなされず，世代間境界が明瞭であり，家族として安定している。しかし，家族サブシステムの境界が不鮮明な場合，サブシステム単位のまとまりが希薄であるため，家族員それぞれがバラバラになりやすい。

　逆に，家族サブシステムの境界が強固な場合，家族内の特定の構成員のまとまりが強固であるため，家族システムの中で孤立が生じてし

（続く）

まうことが挙げられる。健康な家族システムでは，さまざまな変化に家族全体として，あるいは家族員個々が力を発揮して柔軟に対応していくこと，機能的なコミュニケーションを展開することができる家族は，健康な家族システムであり，家族機能を発揮しやすいといえる。したがって，過去，現在，未来の家族システム図を描くことにより，家族の全体性を見渡すことが可能となる。

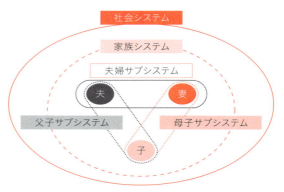

[図1] 家族システム図

引用文献
・野嶋佐由美．（2005）．第6章-Ⅰ　家族システムに関する考え方．野嶋佐由美（監），中野綾美（編），家族エンパワーメントをもたらす看護実践（p.86）．へるす出版．を一部改変．

Column

家族発達理論の考え方――家族の発達段階と発達課題

　家族発達理論では，家族を長期に生存する集団として捉え，「個人が発達段階を経ていくのと同様に，家族にも発達段階があり，各発達段階固有の発達課題に取り組み，発達段階を乗り越えていくことにより，集団として発達していく」と考えられている。この理論は，家族が発達段階を歩んでいく過程の標準的な発達経緯に焦点を当てて説明したものである。表1は，家族の8つの発達段階と各段階で家族が取り組む発達課題を示している。

　実際の家族は多様化しているため，家族発達理論を活用して家族を理解する一方で，家族の固有な発達を見極め，その家族が独自にどのような発達過程を辿っているのかを捉えていく必要がある。

[表1]家族の発達段階と発達課題

家族発達段階	発達課題
第1段階 **家族の誕生**	・互いに満足できる結婚生活を築く ・調和の取れた親族ネットワークを築く ・家族計画を立てる
第2段階 **出生家族** (年長児が2歳6か月になるまで)	・子ども，母親，父親それぞれの発達ニードを満たす ・家族メンバーが新しい役割(例えば，父親・母親)を学習する ・家族で役割の調整を行い，家族機能や家族関係を拡大する ・家族計画を立てる
第3段階 **学齢前期の子どもを持つ家族** (年長児が2歳6か月から5歳になるまで)	・子どもが役割を取得できるように育てる ・子どもの事故や健康障害を予防する ・第1子のニードを満たしながら，第2子のニードを満たす ・親役割と夫婦役割を調整する ・親子関係を調整する(親の子離れ，子の親離れ)
第4段階 **学童期の子どもを持つ家族** (年長児が6歳から13歳になるまで)	・子どもの社会化 ・子どもが学業に励むよう配慮する ・円満な夫婦関係の維持 ・子どもが親から分離できるように促す
第5段階 **10歳代の子どもがいる家族**	・子どもの自由や責任を認める ・子どもを巣立たせる準備をする ・家族の統合を徐々に緩め，子どもを解き放していく ・両親と子どもとの間に開放的なコミュニケーションを確立する
第6段階 **新たな出発の時期になる家族** (第1子が家庭を巣立ってから末子が巣立つまで)	・第1子の巣立ちを援助する ・その他の子どもが巣立つのを準備する ・子どもの結婚により新しい家族員を迎え，家族を拡張する ・子ども夫婦のライフスタイルや価値観を認める ・夫婦の役割を調整し，再確立する
第7段階 **壮年期の家族** (空の巣から退職まで)	・成長した子どもとの関係を再定義しながら子どもから独立することに取り組む ・健康的な環境を整える ・年老いた両親や孫と有意義な関係を維持する ・夫婦関係を強固なものにする
第8段階 **退職後の高齢者家族** (配偶者の退職から死まで)	・満足できる生活状態を維持する ・減少した収入での生活に適応していく ・夫婦関係を維持する ・配偶者の喪失に適応する ・家族の絆を結合させたものとして維持する ・人生を振り返り自分の存在の意味を見出す

参考文献
・野嶋佐由美(監)，中野綾美(編)．(2005)．家族エンパワーメントをもたらす看護実践(pp.94-95)．へるす出版．

引用・参考文献

・Bertalanffy, Lvon.(1945/1973). 長野敬, 太田邦昌(訳), 一般システム理論―その基礎・発展・応用. みすず書房.
・Dennis, CM.(1996/1999). 小野寺杜紀(監訳), オレム看護論入門―セルフケア不足看護理論へのアプローチ(pp.71-78). 医学書院.
・Friedman, MM.(1986/1993). 野嶋佐由美(監訳), 家族看護学―理論とアセスメント(p.114). へるす出版.
・外務省.(2019). 児童の権利条約(児童の権利に関する条約).
 https://www.mofa.go.jp/mofaj/gaiko/jido/index.html(検索日2019年8月15日)
・森岡清美, 望月 嵩.(1997). 新しい家族社会学(4訂版). 培風館.
・野嶋佐由美.(2005). 家族看護エンパワーメントガイドライン. 高知女子大学看護学部.
・野嶋佐由美(監), 中野綾美(編).(2005). 家族エンパワーメントをもたらす看護実践(pp.94-95). へるす出版.
・Orem, DE.(2001/2005). 小野寺杜紀(訳), オレム看護論―看護実践における基本概念(第4版)(p.30, pp.227-228). 医学書院.

第 **6** 章

こどもセルフケア看護理論の
活用事例

事例の前に──実践から見る看護者に必要な力・親または養育者に求める力

　こどもセルフケア看護理論における看護者に必要な力とは，こどものセルフケア不足を充足するための意図的行為を遂行する力であり，その能力を発達させていく力である。看護師の実践からセルフケアに着目した力を明らかにするため，2016年に13名の小児看護CNSによる事例介入を記述したシート（p.170［資料6-1］）や研究途中で作成したモデルへの課題記入シート（p.171［資料6-2］）と，2017年に11名の小児看護CNSによる本理論を臨床活用に向けて作成したモデル案に基づき18の事例介入について記述したシート（p.172［資料6-3］）や課題記入シート（p.173［資料6-4］）から，セルフケアに焦点を当てて実践内容を抽出し，分析を行った。

　その結果，看護者に必要な力と親または養育者に求める力について，以下の能力が挙げられた。

1. 実践から見る看護者に必要な力

1｜こどもの力を見極める

- 現在こどもが獲得しているセルフケア能力を確認する

　普遍的セルフケア要件，発達的セルフケア要件から，現在，こどもが獲得しているセルフケア能力を確認する。発達段階や基本的生活習慣の獲得状況を，こども自身がセルフケア行動できる能力について確認する。

- 現在こどもが獲得しているセルフケア行動を確認する

　普遍的セルフケア要件，発達的セルフケア要件から，現在，こどもが獲得しているセルフケア行動を確認する。発達段階や基本的生活習慣の獲得状況から，こども自身が可能な行動について確認する。

- 現在可能なセルフケア行動を判断する

　普遍的セルフケア要件や発達的セルフケア要件から，こどもが獲得しているセルフケア能力やセルフケア行動を確認し，健康逸脱に対するセルフケア要件により，こどもの現在，可能なセルフケア行動を判断する。

- 本来可能なセルフケア能力を判断する

　普遍的セルフケア要件や発達的セルフケア要件から，こどもが獲得しているセルフケア行動やセルフケア能力を確認し，健康逸脱に対するセルフケア要件により，こどもが本来可能なセルフケア能力を判断する。

- 将来, 獲得可能となるセルフケア能力と必要になるセルフケア能力を予測する

2 | 親または養育者の力を見極める

- 親または養育者が獲得しているセルフケア能力とセルフケア行動を確認する
- こどものセルフケアを補うためのセルフケア能力とセルフケア行動を確認する
- 将来, こどものセルフケアを補うために必要となる能力を予測する
- 将来, こどものセルフケアを補うために獲得可能な能力を予測する

3 | 全体像をつかみセルフケア不足を見極める

- こどものセルフケア不足の要因を明らかにする
- 基本的条件付け要因を明確にする

4 | 現在と将来のこどもへの介入

- こどものセルフケア不足の要因を調整する
- こどものセルフケア能力を引き出す

5 | こどもに必要な親または養育者の介入の判断・調整を行う

- ケア能力や行為に影響する要因を明確にする
- ケア能力や行為に影響する要因を調整する
- ケアを明確にして方向付ける
- 補完するケアを調整する

2. 実践から見る親または養育者に必要な力

1 | こどもの持つ力を受け止める力

- こどもの身体的な状態を理解する
  - ・増悪を見逃さない状態観察
  - ・リスクや急変の予測
  - ・こどもができない理由の検討
  - ・できることの見守り
  - ・こどもが体験していることを感じ取る

2 | こどもにとって望ましいケアを選択・実施する力

- こどもの苦痛な体験を軽減できる方法を考え, 実施する
  - ・安楽なポジショニングを実施する

・必要なケア方法をこどもと検討する

・必要なケアを実施する

● こどもにとって将来必要となる支援を判断する

・退院後の見通しを付ける

・必要となる医療を選択する

・必要な社会的支援を受ける

● こどもの思いを代弁する

・表情やサインを読み取る

・できていることを褒める

・こどもの思い・考えを表出する

・こどもの考えを後押しする

● こどもと医療者との関係をつなぐ

・こどもへフィードバックする

・医療者に相談する

3 | こども自身の良い体験を促す力

● こどもが自分の状態を捉えられるように促す

● こどもが治療を受けやすい環境を整える

4 | こどもの力に応じた支援を実施する力

・こどもができることを共に確認する

・抱っこや歌などの快刺激を活用する

・本人のペースに応じる

5 | 家族の一員としてのこどもの居場所を保つ力

● きょうだいの子育てとのバランスを取る

・祖父母の協力を求める

・母親が担う通園時の送迎を調整する

・夫婦や家族間の役割を明確にする

● きょうだいとの関係性をつなぐ

・面会や接触する機会の設定

　看護者は，こどものセルフケア能力や親または養育者がこどものセルフケア不足を補完する能力を十分に発揮することができるように働きかけ，こどものセルフケア能力や補完する能力を開発し調整する。その際，こどものセルフケア能力やセルフケア不足，およびセルフケア不足に介入する部分を見極め，判断し，こどもや親・養育者，家族あるいは集団

を対象に，適した援助方法を実施することが必要である。

　こどものセルフケア看護を実践する看護者は，こどものセルフケア能力や親または養育者がこどものセルフケアを補完する能力を見極め，こどものセルフケア不足の要因を明らかにして，こどものセルフケア不足を判断する。その上で，どの部分に看護が介入するか，どういう方法で介入するかを判断する。看護者が実践する際，看護者によって，あるいはケアが必要となる状況によって，こどもと親または養育者を分けて見ることもあれば，同時に見ていくこともある。さらに，現時点の状況だけでなく，今後に予測される状況やこどもに必要となるセルフケアを予測し，ケアの決定に際して統合された判断力が含まれている。

　適切な方法で介入するためには，こどものセルフケア能力や親または養育者のケア能力を引き出し，こどものセルフケア不足の要因や，親または養育者のケア能力や行為に影響する要因を調整することが必要となる。これらは看護者が直接介入する場合もあれば，こどもや親または養育者ができるように支援する間接的介入もある。親または養育者がどのような役割を持ち，その役割遂行のためにどのような力が必要であるか，さらに，こどもや親または養育者が能力を十分に発揮できるような環境および資源を調整する力も必要となる。

　こどもセルフケア看護理論は，こどもを主体とする看護を実践するための理論であり，臨床で活用できることを目指した理論である。本章では，10名の小児看護専門看護師（以下，小児看護CNS）によるこどもセルフケア看護理論に基づいた実践の一部を紹介する（p.174）。実践例については，セルフケア看護の展開が適用できるのかと問い合わせがあったNICUや外来，急性期等の例を含めた。

　なお，個人が特定されないよう，執筆者である小児看護CNSの名称はふせ，こどもの疾患名や治療内容など実践内容に影響がない情報は，事例紹介等において匿名性への配慮を加えている。

［資料6-1］実践記録シート

大学code：（　　　　　　）
CNScode：（　　　　　　）

事例の概要：

場面：

看護実践：

170　　6｜こどもセルフケア看護理論の活用事例

［資料6-2］課題記入シート（「こどもセルフケアモデル（案）Ver. 2」）

班 code：（　　　　　　　）
CNScode：（　　　　　　　）

　実践記録シートに記載していただいた内容とは別に，添付している本研究班で作成中の『こどもセルフケアモデル（案）Ver. 2』をご覧いただき，1. こどものみかた，2. こどものセルフケア，3. こどものセルフケア不足と依存的ケア，4. こどもへの支援について，それぞれの項目にご記入をいただきたくお願い致します。なお，空欄の項目があってもかまいません。

1. こどものみかたについて

1）修正したほうがよいと考えられる事柄と理由（根拠）：

2）よいと思う点と理由

2. こどものセルフケアについて

1）修正したほうがよいと考えられる事柄と理由（根拠）：

2）よいと思う点と理由

3. こどものセルフケア不足と依存的ケアについて

1）修正したほうがよいと考えられる事柄と理由（根拠）：

2）よいと思う点と理由

4. こどもへの支援について

1）修正したほうがよいと考えられる事柄と理由（根拠）：

2）よいと思う点と理由

5. その他何かご意見がありましたらお聞かせください。

事例の前に──実践から見る看護者に必要な力・親または養育者に求める力　171

[資料6-3]事例介入シート

事例の特性		備考
発達段階		
疾病の経過	健康促進・予防	
看護提供する場所	学校	
健康逸脱の状況	病気(主に身体面)	
看護介入の特性	こどもと家族の支援	

こどもセルフケア看護実践のデザイン(枠組み)

事例の概要:診断名,疾病の経過,現在の治療や医療的ケア等

*すべての情報を記載するのでなく,情報として説明が必要な内容を記載する。

基本的条件付け要因:年齢,性,社会文化的志向,ヘルスケアシステム要因,家族システム要因,環境要因等

*基本的条件付け要因の中でも説明が必要な要因を記述する。対象の概要として他者にもわかるように,意図性を持って記述する。
　情報は後から付け加えることもある。その際には,追記したことがわかるように示す。

アセスメントの時点:

こどもに必要なセルフケア	③こどものセルフケア能力と行動	④こどものセルフケアを補完する親または養育者のケア能力と可能な行為	⑤こどもに必要なセルフケアの和から③こどもの可能な行動,④親または養育者の可能な行為を除いた ⑤-(③+④)=⑥ ⑥セルフケア不足:看護として必要なケア
セルフケア項目			
a.普遍的セルフケア			
1.空気摂取(循環・体温の維持等を含む)			
2.水分摂取			
3.食物(栄養)摂取			
4.排泄過程と排泄物に関するケア(清潔ケアを含む)			
5.活動と休息のバランスの維持			
6.孤独と社会的相互作用のバランスの維持			
7.人間の生命・機能・安寧に対する危険の予防			
8.正常性の促進			
b.発達的セルフケア			
c.健康逸脱に対するセルフケア			

⑥セルフケア不足のまとめ:看護として必要なケアアセスメントまとめ

こどもと家族が将来持つことが望ましい能力,到達しているべき状況(長期的な目標)

看護として必要なケア
#1
#2
#3
・・・

⑦看護デザイン	看護システムのタイプ
期待される成果(問題ごとの短期目標) #1 #2 #3 ・・・	目標は,目前にある課題と,目指していく目標が異なれば,期日も含めて明記する。 目標を修正した場合は,日付も含めて記載する。
計画 #1 #2 (行を増やして記入)	

実施した結果の観察・評価
#1　*実践を進めるにあたり意図を明確にし,実践のプロセスがわかるように記載する。
#2
(行を増やして記入)

〔埼玉県立小児医療センター看護部,埼玉県立大学小児看護学領域.(2016).オレム理論の視点を取り入れた看護計画ガイドブック(第2版)(pp.14-15).(非売品).日本学術振興会科研費基盤研究(C)16K12154助成を一部改変〕

［資料6-4］課題記入シート（「こどもセルフケアモデル（案）Ver. 4 手引き付」）

班code：（　　　　　　　）

CNScode：（　　　　　　　）

　実践記録シートに記載していただいた内容とは別に，「こどもセルフケアモデル（案）Ver. 4」をご活用いただき，Ⅰ．こどものみかた，Ⅱ．こどものセルフケア，Ⅲ．こどものセルフケア不足，Ⅳ．こどもへの支援，Ⅴ．こどもと家族　について，お気づきの点やご感想，修正が必要な部分等，それぞれの項目にご記入をいただきたくお願い致します。なお，空欄の項目があってもかまいません。

Ⅰ.こどものみかたについて

1）お気づきの点やご感想

2）修正したほうがよいと考えられる事柄と理由（根拠）

Ⅱ.こどものセルフケアについて

1）お気づきの点やご感想

2）修正したほうがよいと考えられる事柄と理由（根拠）

Ⅲ.こどものセルフケア不足

1）お気付きの点やご感想

2）修正したほうがよいと考えられる事柄と理由（根拠）

Ⅳ.こどもへの支援について

1）お気付きの点やご感想

2）修正したほうがよいと考えられる事柄と理由（根拠）

Ⅴ.こどもと家族

1）お気付きの点やご感想

2）修正したほうがよいと考えられる事柄と理由（根拠）

その他何かご意見がありましたらお聞かせください。

| 新生児・乳児期 事例 1 | こどもの在宅移行時の呼吸状態の安定化を図るセルフケア能力を高める支援 |

事例紹介 Aちゃんは超低出生体重児として誕生し，NICU入院中に慢性閉塞性肺疾患（以下，COPD），後天性水頭症を発症した。呼吸状態は徐々に安定し，生後5か月（修正月齢1か月）で，酸素療法を用いながら自宅で生活することを想定した在宅移行支援が開始となった。後天性水頭症による脳室拡大よって，今後，運動機能障害や発達障害を発症する可能性が高かった。

1. 基本的条件付け要因等，アセスメントの視点

1 基本的条件付け要因

Aちゃんは，両親との3人家族。主な養育者は母親であり，ケア提供者として母方祖母の支援が期待できるが，母方曾祖母の介護をしているため，積極的な育児支援を得ることは困難な環境にあった。しかし，Aちゃんの退院に向けて両親間で話し合いを重ね，療養環境を整えることもできており，両親間のコミュニケーションは円滑であった。Aちゃんが入院中の基幹病院やリハビリテーション施設への交通の便は良く，両親が希望すれば訪問看護や訪問診療などのサービスを受けることが可能であった。

2 アセスメントの視点

COFDがあるAちゃんが安定した呼吸状態を保つためには，在宅酸素療法（以下，HOT）が必要である。加えて，呼吸器感染症に罹患すると急速に重篤化する可能性が高い。しかし，乳児期にあるAちゃん自身が，自身でセルフケアを充足することは困難であり，自宅退院後も安定した呼吸を維持するためには親によるセルフケアの補完が必要となる。また，脳室拡大により神経学的予後が不良であることが予測され，発達を促すための支援も重要となる。

[普遍的セルフケア要件]

十分な空気摂取の維持（循環の安定も含む）に着目して述べる。

Aちゃんは安静時にはSpO_2 90%台後半で過ごすことができているが，啼泣時や労作時には呼吸労作が増大することで，肩呼吸やSpO_2 60%台への低下をきたしていた。酸素療法を導入することで，SpO_2 80%台半ばまでで回復することができるようになり，HOT

を用いながら療養生活を送る予定となった。酸素療法を用いることで呼吸状態は安定したが，COPDがあるため呼吸器感染症に罹患することで，急速に呼吸状態が重篤化する可能性が高かった。Aちゃんは呼吸苦が出現してもチアノーゼといった顔色変化が少ないことに加え，第1子であったため，両親がAちゃんの微細な顔色変化などから呼吸苦のサインを読み取ることが困難な状況があった。そこで両親は，呼吸状態を客観的に数値化して知らせてくれるモニター値を見ながら，SpO$_2$値が90%を切るとカニューレの位置を調整したり，啼泣しそうな時は早め早めにあやすなど，Aちゃんの出しているサインを読み取り，呼吸労作が増大しないよう事前にその状況を回避してAちゃんの酸素化の安定を促す行動を取ることができていた。

　自宅退院後もAちゃんが安定した呼吸状態を維持しながら生活するためには，両親がAちゃんのサインを読み取り，呼吸状態をアセスメントして対応しつつ，必要量の酸素が供給されていることが必要不可欠であるため，急変や機器の異常作動時といった非常事態に対応するための方策や，医療機器が正常作動する環境を整えるための支援が必要であった。

[発達的セルフケア要件]

　緩やかではあるが右肩上がりの成長曲線を描いており，追視や甘え泣き，あやされると泣き止むといった反応があり，修正月齢相応の発達が見られていた。

　しかし，今後，脳室拡大によって，精神発達遅延・運動機能障害などが生じる可能性が高く，月齢相応の成長発達を辿ることが困難になることが推測された。両親はAちゃんと手遊びをすることで微細運動の獲得を促したり，自宅退院後は学童期のいとこ達との関係性を通して，社会性などを身に付けてほしいと考えることができていた。また，障害を発症した場合には，療育環境を整えることでAちゃんなりの成長発達を促していきたいという意向を持つことができていた。一方で，呼吸器感染症罹患リスクのある学童期のいとこ達との過ごし方や利用可能な資源などに関する知識の獲得について，これから検討していく必要があった。

[健康逸脱に対するセルフケア要件]

　COPDがあることから呼吸器感染症の予防に努め呼吸状態の安定化を図ることが優先された。Aちゃんは乳児であり，自身が主体となって感染予防や危機回避行動を取ることはできない。両親はAちゃんがCOPDであること，呼吸器感染症に罹患すると容易に重篤化する可能性があることなどを理解した上で，感染症罹患のリスクを軽減しながら呼吸状態を維持し，Aちゃんらしい成長発達を促すことができるのかといった疑問を抱いていた。自宅退院後の生活を想定し，呼吸器感染症予防に関する対処行動についての知識や方策を獲得するための支援が必要であった。

2. セルフケア不足のまとめ

　COFDがあるＡちゃんにとって，安定した呼吸状態を維持することはすべてのセルフケア要件に関わるため，呼吸器感染症への罹患を防ぎつつHOTという医療的ケアが提供される必要がある。しかし，乳児期にあるＡちゃん自身がセルフケアを充足することは困難である。両親は，Ａちゃんに呼吸苦が出現する前にサインを読み取り，呼吸労作が増大しないようにケアができており，Ａちゃんの呼吸状態が安定している時は，両親のみで安定した呼吸状態を維持することができる。しかし，急変時や機器の異常作動時といった非常事態に対応するための方策に関する依存的ケア不足が生じていた。

　また，Ａちゃんの成長発達を促すためには，Ａちゃんが安定した呼吸状態を維持した上で成長発達を促される環境を整えられることが必要である。両親がＡちゃんの発達を促すための環境を整えるためには，呼吸器感染症罹患リスクのある学童期のいとこ達との過ごし方や利用可能な資源などに関する具体的な知識や方策に関する依存的ケア不足が生じていた。

3. こどもへの支援：看護デザイン，計画

［看護デザイン］

　家族への一部代償的看護システム，支持・教育的（発達的）看護システムとした。

［看護問題・目標・計画］

#1 Ａちゃんが安定した呼吸状態を維持するための環境を整える知識や方策に関する親の能力が不足している

目標 ❶退院後もＡちゃんが，HOTを用いて安定した呼吸状態を維持するために必要なケアを，親や地域の専門職者によって充足することができる。

　❷Ａちゃんの呼吸状態悪化を未然に防ぐために，親が，呼吸器感染症予防対策を獲得することができる。

計画 ❶-1 Ａちゃんの急変時に現れる症状や対処に関する知識を親が獲得することで，急変時の初期対応がスムーズに受けられるように支援する。

　❶-2 医療機器メーカーと共にHOTが常に正常に作動する環境を整える（定期点検・異常作動時のアフターフォロー・災害時などの対応方法など）ことで，Ａちゃんが安定した呼吸状態で過ごすことができるよう支援する。

　❷退院前の予防接種の実施や退院後の外出の頻度について医師と話し合いを行い，両親が感染予防行動を取ることができるように支援する。

#2 Aちゃんが安定した呼吸状態を維持しながら，Aちゃんらしい成長発達を促す環境を整えるための知識や方策が不足している

目標 ❶安定した呼吸状態を維持しながらAちゃんの成長発達を促すことができるような環境調整や関わりを持つことができる。

計画 ❶学童期のいとこ達との交流のタイミングとして，呼吸器感染症流行時期は避け，手洗い・うがいを励行するといった対策を親や医師と共に検討していくことで，呼吸器感染症罹患リスクを軽減しつつ，Aちゃんの成長発達が促される環境を整える。

❷リハビリテーションや地域の支援サークルに関する情報提供を行い，家族が療育環境を整えるために必要な内容を取捨選択することができるよう支援する。

4. 実施した結果の観察・評価

#1 Aちゃんが安定した呼吸状態を維持するための環境を整える知識や方策に関する親の能力が不足している

❶Aちゃんが急変した場合の症状の読み取り方と，HOTを用いてどのように初期対応するかについて親や医師と共に検討できたことで，急変時の早期対応といった対策を獲得することができた。また，医療機器メーカーからHOTの正常作動・異常作動などの判断の仕方や，緊急時の対応について説明を受けられるように調整を図り，アフターフォロー先を明らかにしたことで，親が機器の正常・異常の判断を獲得し，異常作動の際にどのように行動すると良いのかといった対策を獲得することができた。

加えて，親や医師と共に，災害時などの対応方法として，携帯用酸素の備蓄・使用方法・補充間隔についても話し合うことができたので，非常事態に陥ってもAちゃんの酸素化を安定させて過ごすことができる環境を整えることができた。

❷退院前に予防接種を実施することで，自宅退院後の呼吸器感染症罹患リスクを軽減することができた。母親は「Aちゃん大事な注射だから頑張って。これしたら安心してお家帰れるよ」とAちゃんに声をかけるなど，感染症罹患に関する両親の不安も軽減できたと考える。また，両親が外出の頻度などについて医師と話し合うことができたことで，自宅退院後の生活のイメージを持つことができた。

#2 Aちゃんが安定した呼吸状態を維持しながら，Aちゃんらしい成長発達を促す環境を整えるための知識や方策が不足している

❶両親は，いとこ達と過ごす環境を整えるイメージがついたことで，「安心してAと一緒に過ごす時間を持てる」といった発言も聞かれるようになった。加えて，いとこ達とどのような時間を持つことがAちゃんの成長発達を促すことにつながるのかを想定することができるようになり，現時点のみでなく，長期的な視点を持ってAちゃんの成長発達が促される環境を整えていきたいといった発言も多く聞かれるようになった。

❷Aちゃんの成長発達を促す支援として，両親は，自宅退院後にはリハビリテーションを定期的に受けさせてあげたいという意向を持ち，Aちゃんの修正月齢を踏まえてリハビリテーション導入時期を検討しようとする姿勢が見られるようになった。

5. 理論を活用した感想やコメント

　新生児や乳児期のこどものサインは読み取りにくいといわれるが，この理論を用いることで，こどもの生きる力と生きている力を捉えることができ，セルフケア能力を拡大していくための支援について検討することができた。また，家族を，こどもの世話をする存在として捉えるのではなく，こどもに必要なセルフケアの和を満たせるよう補完し，こどもの能力を育む存在であると捉えることで，こどもを中心とした家族へのケアという視点を持つこともできた。

事例2 NICUに入院中の終末期にあるこどものセルフケアへの支援

新生児・乳児期

| 事例紹介 | 在胎20週後半に極低出生体重児として生まれた双胎の弟。出生後、呼吸障害、壊死性腸炎によるストーマ造設、心疾患による手術などを受けたが、徐々に全身状態が悪化し臓器不全となった。本事例では、NICUに入院中であった終末期のBくんが、Bくんらしく生きるために、どのように身体状態を捉えて在宅移行を進めたか、在宅生活を安心して送るにはどのような支えが必要であったかを検討した。|

1. 基本的条件付け要因等、アセスメントの視点

1｜基本的条件付け要因

Bくんは生後5か月の男児で、母方祖父母、両親、姉、2人の兄と8人家族である。Bくんは、経鼻酸素療法、経管栄養法、ストーマケアといった医療的ケアを必要としていた。Bくんが終末期にあることは、主治医より両親に説明されていた。両親は、Bくんを自宅に連れて帰って家族と共に過ごしたいという思いはあるものの、どこで、どのように生活することがBくんにとって最も望ましいのか思い悩んでいた。

2｜アセスメントの視点

[普遍的セルフケア要件]

十分な空気摂取の維持（循環の安定も含む）と食物（栄養）摂取に着目した。Bくんは、出生直後から手術による治療などを受けてきたが、全身状態が改善することはなく、現在、自分で呼吸をすることは可能であるが、貧血症状と既往の慢性肺疾患に伴う肺機能の低下から、経鼻酸素療法0.5 L/分を行っていた。両親は、Bくんの呼吸状態を見ながら、「数日もつだろうか」と死期が差し迫っていると感じながらも、皮膚色などで呼吸状態を判断し、腹水が貯留したBくんの安楽な呼吸を促すポジショニングを行っていた。

Bくんは、哺乳意欲がある時期は、経口摂取もしていたが、嘔気を伴うようになり、末梢静脈栄養で水分・栄養を摂取していた。腹水が貯留する中で、ほとんど体重増加が見られず低栄養状態にあり、頭部・体幹の浮腫が増強し、皮下組織や筋肉の損失が強く、運動発達面に影響を及ぼしていた。両親は、Bくんが必要とする経鼻酸素療法、経管栄養法、ストーマケアといった医療的ケアは安全に行うことができた。

［発達的セルフケア要件］

　　治療環境という限られた空間ではあったが，毎日母親の面会があり，人の声かけ，ベビーマッサージ，特に入浴によって，気持ちが良いという表情を見せて身体の緊張がほぐれ，その後，睡眠が十分に取れることがあった。おもちゃにも興味を示して，感情を豊かに表現することができた。身体状態が安定しないときは，身体をもぞもぞと動かし泣いて感情を表出し，抱っこやメリーを見ることによって落ち着くこともあった。全身状態が悪化してからは，時折虚ろな目をして，反応が乏しくなることがあった。しかし，同時期に姉の面会を促し抱っこしてもらったことで，笑顔で生き生きとした表情が見られ，バイタルサインも安定した。Bくんは，両親やきょうだいの面会時に開眼し，穏やかに過ごしている時間が多く見られた。このような体験を通して，両親は，Bくんを一度は自宅に連れて帰って，一緒に寝たり，写真を撮ったりすることで，生きる力を発揮し，Bくんらしく生きることができるのではないかと考え，在宅移行への思いを強くしていった。

［健康逸脱に対するセルフケア要件］

　　Bくんの健康状態は，急激に呼吸困難が増悪したり，易出血性による多量出血によって生命の危機状況が迫っていた。その中で，病院では安楽な体位を工夫したり，ストーマ周囲から出血すれば輸血したりと，対症療法が主な治療法となっていた。両親は，日に日に状態が悪化することを感じ，「この状態で輸血するってどうなんでしょうか？」など，治療自体がBくんに負担になるのではないかと感じていた。そう発言する一方で，母親は，「何も食べられない状況になったときに輸液もしないのは忍びない」と話し，一度もBくんと会ったことがない祖父母は，「元気になって帰ってきてほしい」と積極的な治療を希望した。

　　両親は，Bくんに一番良い選択をするための状況の捉え方や考え方を模索していた。それに加えて，祖父母やきょうだいがこどもの死に直面したときに，湧き上がるさまざまな感情に対処できるだろうかと揺れていた。

2. セルフケア不足のまとめ

　　Bくんは，低栄養・呼吸障害・肝障害の進行によって，自分の力で経口から哺乳をしたり，自由に体を動かすことできない健康状態にあり，可能な限り身体的苦痛を緩和し，安心できる環境の中で生命を維持する支援を必要としている。

　　両親は，一度も家に帰ったことがないBくんと，自宅で家族と一緒に生活する時間を持ちたいと願っていたが，そのことが意思を表明することができないBくんに苦痛を与えることになるのではないかと考えていた。Bくんの死期が迫っていることに気付き，今後状態が急速に変化することに家族だけで対応できるのだろうかと揺れている両親の意思決定を支え，Bくんが最期まで安寧を得，尊厳ある生を全うできる環境を整える必要があった。

3. こどもへの支援：看護デザイン，計画

[看護デザイン]

　　家族は，Ｂくんのセルフケア要件を満たすケア能力は持っているが，刻々と変化するＢくんの病状をタイミングよく状況判断し，Ｂくんの状態に応じてセルフケア要件を変更する力は持たないため，一部代償看護システムとし，支持・教育的(発達的)に援助した。

[看護問題・目標・計画]

#1 Ｂくんに臓器不全に伴う苦痛や不快感がある

目標 ❶安楽な生活環境を整え，症状による苦痛や不快感が緩和できる。

計画 ❶Ｂくんの意識状態，活動性，表情など，症状に伴う苦痛や不快感の観察を家族と共に実施することで，Ｂくんのサインを，家族が視覚・触覚で捉え病状が理解できるようにする。

❷病状を理解しながら，家族が実践できる温浴やマッサージ方法で，バイタルサインが安定する方法を見付け，快刺激を積極的に日常の中に取り入れられるように助言する。

❸医療的処置を実施する際には，優しく声をかけながら実施する。例えば，パウチ交換の際には，腹圧がかからない体位で行い，メリーなどで気を紛らわせることで腸管脱出を防ぎ，Ｂくんの協力を求められるように助言する。

❹テープ類など皮膚の刺激になるものは必要最小限とし，はがす時は皮膚を損傷しないよう予防的スキンケアに努める。

❺寝返りや体動が困難なため，タオルやクッションを使用し，同一体位を避け，安楽な姿勢を保持する。

#2 家族には，こどもの生命に関わることの重責がのしかかり，最善の意思決定が困難である

目標 ❶家族全体のコミットメントを促進することで，家族の合意形成がなされる

計画 ❶Ｂくんに対する家族員の思いを引き出せるように承認しながら，考えや体験，感情を整理する。

❷話しやすい雰囲気を作りながら，Ｂくんに対する家族の意思決定を支える(支え続ける)。

❸Ｂくんが家族と共に穏やかに過ごすことができるように環境を整え，精神的な苦痛を軽減する。

❹Ｂくんの治療の方向性や療養の場について家族内の合意形成を目指せるよう，きょうだい，祖父母の面会を行い，家族関係を構築する。

#3 Ｂくんと家族を地域で支える受け皿が不足している

目標 ❶こどもらしい療養生活が送れる環境が整えられ，専門的ケアを継続して受けることができ

事例2　181

る。

計画 ❶急変に直面することは，心身共に大きなストレスとなるため，家族が，在宅で対応可能な
医療内容について知り，いつでも往診医に連絡できる体制を構築する。

❷こどもと家族が望むケア内容について思いを確認し，Bくんの日常性を保つことができる
支援体制について在宅支援者と共に共有する。

4. 実施した結果の観察・評価

両親の気持ちや希望を聴き，現在の病状，療養の場への意向について確認し，再度
目標設定を行った。父親は，こどもの緩和ケアについて知りたいと希望した。緩和ケアに
ついて説明し，生きること，家族と共に生活することの意義について問いかけ，意味付け
を促した。両親は，「きょうだい揃って川の字になって寝たり，お風呂に入ったり，穏やか
な時間を過ごしたい」と希望した。母親より「食事が徐々に摂れなくなって，点滴もしない
のは忍びない」と，自宅での点滴を希望した。

在宅での看取りを希望されても，出血は視覚的にも死をイメージする症状であり，大出
血ではない場合でも急変と捉えて病院に救急搬送となることも考え，受け入れベッドの確
保と，診療所の医師・訪問看護師・救急隊と共に退院前カンファレンスを行った。家族
は，葛藤の中で覚悟を決め，自宅で過ごすことの意思決定ができ，退院した。退院後も，
Bくんのセルフケアは充たされ，家族と共に生活することができた。数日後，意識レベルが
低下し，家族に看取られながら，最期まで家族と共に過ごすことができた。家族は，「自
宅で家族と過ごせてよかった」と語った。

5. 理論を活用した感想やコメント

NICUのような場で集中治療を必要とするこども達は，意思表示の方法として，苦痛な
表情やバイタルサインの変化，身体のサインを通してケアを求めている。Bくんと家族のセ
ルフケア能力を査定することで，Bくんの生きる力が引き出され，Bくんと家族らしい生活の
あり様を見出すことができたモデルである。

障害のあるこどもの発達に応じた親子関係を育む支援

事例紹介　幼児期後期のCちゃんは，染色体異常，てんかんがある。1年前の低血糖症状による急性脳症発症後から，経口摂取不足が生じやすくなり，経管栄養を併用することがある。Cちゃんは，夏季に食事摂取不良から脱水になり，その後も食事摂取量が回復せずに3か月以上経過している。現在は，経口摂取量に応じて母親の判断で栄養剤の注入量を調節している。

1. 基本的条件付け要因等，アセスメントの視点

1｜基本的条件付け要因

　　Cちゃんの現在の健康状態は概ね良好である。疾患に伴う障がいのため，障害者手帳（2級）および療育手帳（A判定）を取得していた。児童発達支援（母子通園，単独通園の併用）を週3〜5回利用し，翌年度より保育園への就園を目標にしていた。

2｜アセスメントの視点

　　Cちゃんに必要とされるセルフケアは，Cちゃんが"健康状態を維持しながら，嚥下・摂食機能を考慮した「食べる力」を身に付け，経管栄養を中止して経口摂取のみでの「十分な食物摂取の維持」ができるようになること"である。このことについて，以下のように，Cちゃんのセルフケアをアセスメントした。

［普遍的セルフケア要件］

　　食物（栄養）摂取：Cちゃんは咀嚼力は不十分であるが，嚥下機能は良好で食事形態を調整することで「食べる」力はあった。1日の食事摂取量は不安定であるため，経口摂取と経管栄養との併用で必要な摂取エネルギーは確保できており，体重および身長の伸びも良かった。このことから，必要な栄養摂取ができており，セルフケア不足は生じていなかった。

　　一方で，Cちゃんは疾患に伴う疲れやすさや眠気は生じやすいものの，「食べる」力はあり，今後，保育園への就園を目指していることを考えると，経口摂取不足の原因を明確にし，経口摂取量の安定，経管栄養の中止を目標とする必要があった。

[発達的セルフケア要件]

　Ｃちゃんは単独通園では「食べる」が，母子通園や自宅では十分に「食べない」ため，母親は「自分が食べさせると食べない」と気にしていた。母親はＣちゃんに食べないとどうなるか，食べることの必要性について切々と話すが，Ｃちゃんは母親から目を反らす，口を堅く閉じる，などして食べなかった。

　幼児期は，さまざまな経験を重ねる中で自律性を身に付け，自主性につながる意思が獲得される時期である。Ｃちゃんはこれまでの経験に加え，単独通園という新たな社会が増えることで，家族とは異なる人との関係性の中で社会性および自律性の発達が促されたと考えられた。そして，母親はＣちゃんの示す行動が自発性に基づくものであるといった発達への理解が十分にできていないために，Ｃちゃんとの母子関係における課題が生じていた。つまり，Ｃちゃんの発達について親が理解するという「補完される必要があるケア」の不足が生じていると考えられた。

[健康逸脱に対するセルフケア要件]

　Ｃちゃんの健康状態は，家族がＣちゃんのセルフケア不足を補完する，具体的にはてんかんに対する服薬を行う，てんかん発作の頻度や睡眠／生活リズムに応じて活動に参加する，経口摂取量に応じた経管栄養を実施することで維持されていた。Ｃちゃんの「食べる力」は場所によっては十分にあることから，経管栄養を中止し，経口摂取を促していくことは可能である。

　しかし，現在のＣちゃんの経口摂取のみでの「十分な食物摂取の維持」は家族が補完するケアのみでは不足しており，通園における看護師を含む支援者のケアにより充足されていた。そのため，経管栄養を中止する過程において，栄養不足に関連する健康逸脱に対するセルフケア不足が生じる可能性があった。

2. セルフケア不足のまとめ

　Ｃちゃんの「十分な食物（栄養）摂取の維持」に関するセルフケアは，経口摂取と経管栄養の併用を家族が補完することにより充足されていた。一方で，Ｃちゃんが置かれた環境により，食事を「食べる」「食べない」と決めていたことについて，看護師はＣちゃんの社会性や自律性の発達に伴うものであると判断したが，家族はＣちゃんの発達に関する理解が不十分であった。そのため，Ｃちゃんには補完される必要があるケアの不足が生じていた。

　このことにより，看護師は経口摂取を促すためのケア，母親がＣちゃんの発達を確認しながら関わりを変化させていく親子関係を育む看護ケアを行う必要があった。

3. こどもへの支援：看護デザイン，計画

[看護デザイン]

　　<u>支持・教育的（発達的）看護システム</u>に基づき，Cちゃんと家族への支援を実施した。

[看護問題・目標・計画]

#1 Cちゃんは十分な食物（栄養）摂取を維持するための食事摂取量が不足している

目標 ❶Cちゃんは経口摂取と経管栄養の併用により，Cちゃんに必要な食事摂取が維持され，健康状態が保たれる。

❷Cちゃんは経口摂取量を増やすことができる。

計画 ❶看護師は，家族（主に親）の経口摂取／経管栄養による栄養摂取への取り組みの実際と考え方について情報を得る。そして，家族の取り組みを支持すると共に，経口摂取を促すためのアドバイスを行う。

❷看護師は，母子通園の場で食事介助を行う。また，単独通園と母子通園でのCちゃんの摂食状況の違いを確認し，どのような状況において，Cちゃんは「食べる」「食べない」という選択をしているのかについてアセスメントする。それに基づき，Cちゃんの摂食につながりやすい環境作りを検討し，実施する。

#2 家族（主に母親）は，Cちゃんの発達に伴う摂食行動の変化に関する理解が不十分である

目標 ❶家族は，Cちゃんのセルフケア力（嚥下・摂食に関する能力，成長発達に関する能力）を十分に理解し，Cちゃんに必要な食物摂取を提供できる。

計画 ❶看護師は単独通園と母子通園の場でのCちゃんの食物摂取状況の違いについて家族に説明する。その中で，家族がCちゃんの成長発達過程における自律性や社会性の発達に伴う摂食行動の変化について理解できるよう，Cちゃんの発達に配慮した関わり方について助言する。

4. 実施した結果の観察・評価

#1 Cちゃんは十分な食物（栄養）摂取を維持するための食事摂取量が不足している

❶家族（主に母親）は，Cちゃんの食思不振に伴う低血糖を心配していた。そのため，食べないことを心配し，できるだけ摂取量が増えるようにと必死であったが，次第にあまり深く悩まないよう，忙しい時に食事の準備をして食べないことに苛立つよりも，食事を無理に作らず注入すれば良いと考えるようになったと話した。また，「食べない」のは一時的なも

ので，いずれ自然に食べるようになるだろうと考えていた。Cちゃんは，もとから朝食の量は少なかったため，母親はまずは昼食を必要量摂取できることを目標にしていた。

看護師は母親の取り組みを支持すると共に，注入量および注入時間を考えると経管栄養によるカロリー摂取が充足されているため摂食行動につながらない可能性について伝え，注入量をこどもの摂取量に応じて減らしていくと良いと伝えた。Cちゃんは夏季の昼食をほとんど食べない時期を過ぎると，初秋から摂取量が増加傾向にあった。これは，母親のCちゃんに向き合う姿勢が上記のように変化してきたことも要因の1つであると考えられた。

❷看護師は，単独通園におけるCちゃんの様子や環境について，実際の食事摂取の場を観察した。単独通園は人の数が少なく音楽を流すなど落ち着いた雰囲気であるのに対して，母子通園は雑然とした様子であった。また，単独通園でCちゃんは5〜7割まではテンポよく食べているが，残りの時間は開口に時間を要したり，食べるのを嫌がる様子も見られた。Cちゃんが単独通園では「食べないといけない」「頑張ろう」という思いがあるが，母親と一緒だと「食べたくないから食べない」と甘えが生じている，つまり，Cちゃんが社会性や自律性を獲得する中で，環境によって「食べる」「食べない」を決めているのではないかと考えた。

看護師はCちゃんが食事摂取時にヘッドレストのある椅子であるとそこに身体をゆだねて眠ることが多いことから，ヘッドレストのない椅子に変更することを提案した。このことにより，頭部のぐらつきは生じたが，食事摂取中に眠ることは少なくなった。また，通園時に一定量の食事摂取ができるようスタッフの介入を要することをスタッフと検討し，食事介助を行った。母親が食事介助を行った後，経口摂取のペースが落ちる，ほとんど食べなくなったタイミングで食事介助を交代した。1〜2割ほど摂取量が増えることで，全体の7〜8割は摂取できるようになり，昼食時に経管栄養を必要とする頻度は少なくなった。

#2 家族（主に母親）は，Cちゃんの発達に伴う摂食行動の変化に関する理解が不十分である

スタッフ間でCちゃんの発達状況，および母親への支援の共通認識を図った。母親とは，支援者による食事介助の様子との違いを実際に確認した。母親は「自分だと食べない」と焦らずにCちゃんのペースに合わせて，Cちゃんの意思を大切にした関わりが必要であると捉えることができた。

5. 理論を活用した感想やコメント

Cちゃんが食事を「食べる」「食べない」という「食物（栄養）摂取」に関する課題に焦点を当て，セルフケア理論を用いて看護ケアを実施した。セルフケア理論を活用し，普遍的セルフケア要件・発達的セルフケア要件・健康逸脱に対するセルフケア要件をアセスメント

することで，同じ課題に対しても焦点の当て方により，充足している部分と不足している部分という異なる課題が生じていることが明らかになった。

　普遍的セルフケア要件では，経管栄養との併用により「食物（栄養）摂取」に関するセルフケアは充足されていたが，発達的セルフケア要件から考えると，Cちゃんの発達に伴う母子関係における課題が生じている可能性がわかり，健康逸脱に対するセルフケア要件では，経管栄養を中止するに当たっての健康上の課題が生じる可能性があることがわかった。このことにより，どのセルフケア不足が生じているか，看護として必要なケアが何であるのかが導き出され，こどもの健康状態および家族のこどものセルフケアを補完するケア能力に応じた看護支援の方向性（看護デザイン）を導き出すことができた。

|幼児期 事例| 4 | 周術期で痛みや処置による恐怖感のある こどもへの支援 |

事例紹介　　Dちゃん，6歳，女児。5歳頃から鼻水，咳，発熱の症状で近医のクリニックを受診し，症状への対処療法（内服治療）で軽快していた。しかし，風邪様症状のたびに39℃以上の発熱を繰り返すようになり，熱も以前とは違いすぐに解熱することが少なくなり，尿検査をすると細菌が3+で膀胱尿管逆流を疑い，紹介受診となった。超音波検査，RI検査，尿検査にて両側膀胱尿管逆流と診断され，抗菌薬の予防内服を開始し，手術療法（両側尿管新吻合術）を提案された。幼稚園を長期に休める夏休みを選んで手術日を予定した。
　　しかし，母親は本人が怖がるため，手術や入院の話をしないで治療を受けさせたいと話したが，母親と相談し，本人に入院や治療の話をし，外来でプレパレーションを実施しての入院となった。入院の次の日，手術となったが，尿管カテーテルの挿入と術後の痛みにより，術後ドレーン抜去後もベッド上からほとんど動かず，食事もほとんど摂取せず話すこともなく術後経過していた。

1. 基本的条件付け要因等，アセスメントの視点

1 | 基本的条件付け要因

　　Dちゃんは，入院・手術の前にプレパレーションを受けて，手術後に挿入される点滴やドレーン，尿管カテーテルのことは知っており，Dちゃんなりに理解はしていた。しかし，手術がDちゃんにとっては，こんなに大変でつらいものとは思ってはいなかった。ドレーンも尿管カテーテルも術後3日で抜去することができ，感染もなく順調であった。しかし，術後の痛みやカテーテルの事故抜去防止のためにベッド上安静であったことから，Dちゃんにとっては「動くこと」で痛みが出るのではないかという恐怖感から，食べること，水分を摂ること，動くこと，すべてにおいて消極的となっていた。

2 | アセスメントの視点

[普遍的セルフケア要件]

　　「十分な水分摂取」「十分な食物摂取の維持」から，Dちゃんにとって十分な水分摂取や食事摂取がなければ点滴は継続となり，行動は制限される。そして，臥床が続くことが腸の蠕動運動を妨げ，便秘を生じ，排泄過程にも影響を与える。
　　Dちゃんは手術後の痛みへの恐怖感を抱いており，Dちゃんなりにベッド上でじっとしていることが，「生命・機能・安寧に対する危険の予防」であった。そのため，Dちゃんの痛

188　　6 | こどもセルフケア看護理論の活用事例

みがどれくらいあるのか，痛みは十分に評価されているのか，痛みのコントロールを含めて対応する必要があった。

[発達的セルフケア要件]

　Dちゃん自身は，年齢に合わせた説明により状況を理解でき，自分でどう行動したら良いのか，自分で考えて行動するような自主性が見られ，年齢相応の行動がとれていた。しかし，自分から看護師をはじめとする医療者に痛みを伝えたりすることは難しく，この時期の母親も，この子にどう接したらいいのか，手術したことの事実を受け止めることだけで精いっぱいであり，自分の気持ちや行動に困惑していた。そのため，Dちゃんの表現を引き出すことが必要であった。

[健康逸脱に対するセルフケア要件]

　Dちゃんにとって術後に起きた「痛み」という現象は，自分自身で何とか対応しようとする行動が見られている。できるだけ動かずにベッド上で静止していることで，痛みが和らぐよう行動している。Dちゃんのキーパーソンである母親は，そのほうがこの子にとって良いことなのかの判断が難しく，目の前のDちゃんの行動について迷いが生じていた。痛みが出るかもしれないというDちゃんの恐怖感が，食事摂取量の減少や便秘等による腹部膨満が排泄過程にも影響を与えることを理解でき，1つひとつの症状に対応していく必要がある。そのため，Dちゃん自身の痛みに対する思いや行動がどう結びついているのかを含め，痛みに対するケアが必要である。

2. セルフケア不足のまとめ

　Dちゃんは，痛みのフェイス・スケールを使って痛みを評価することができるのは手術前に知っていた。手術自体がDちゃん自身には衝撃であり，自分で何をどうしたらいいのか他者に伝えることができなかった。さらに，母親も手術によって状況が変わっているため，どう対応したらいいのか戸惑い，その不安がこどもの訴えを阻んでしまっていた。

　痛みの表現を手助けすることで，本人の不安や痛みを軽減し，痛みのコントロールが必要と考えた。さらに，痛みがコントロールされることで，水分や食事摂取がどれくらい改善されるのかを観察していく必要があった。そして，恐怖心による行動制限や水分や食事摂取の減少が排泄過程にも影響を与えていることから，本人の恐怖心を軽減させるケアが必要である。

3. こどもへの支援：看護デザイン，計画

［看護デザイン］

　　手術後であり，通常とは違う環境下に置かれる。そのため，痛み軽減のケアが十分に
され，本人ができていることへの承認，目に見える目標，こどもにとってのキーパーソンへの
ケアが十分にされていることが，こどもへの安心感となり，セルフケアが促される。また，家
族だけではなく，看護師がこども自身の訴えを聞くことで看護師との信頼関係ができ，安
心して治療に向かえることが必要であった。Dちゃんの理解度，手術後の状態から<u>一部
代償看護システム</u>を適用した。

［看護問題・目標・計画］

#**1** 手術後の痛みにより，ADLが制限されている

目標 ❶Dちゃんの術後の痛みの評価ができ，痛みの恐怖心を和らげ，安楽な生活環境を整え，
　　　ADLが拡大できる。

計画 ❶Dちゃんの心情と状況を見ながら痛みを評価でき，コントロールできる。

　　・Dちゃんが手術で頑張ったことを伝える。

　　・Dちゃんが今，どんな状態にあるかを話す。

　　・Dちゃんに，今の状態（ドレーンやカテーテルが取れて，良くなってきていることや，どれくらい動
　　　いても大丈夫なのか等）を話す。

　　・Dちゃんの表情，バイタルサイン等をチェックする。

　　・痛みを評価するためのフェイス・スケールを用いて，Dちゃん自身に確認する。

　　・痛みがある場合は医師と相談し，薬剤等が必要な場合は使用できるように調整する。

　　・痛みへの非薬理学的療法を行う。

　　・Dちゃんの痛みが和らぐ方法を一緒に考え，実践する。

　　・Dちゃんが痛みや気持ちを訴えやすいよう，オープン・クエスチョンで対応する。

　　❷Dちゃんの痛みの状況を把握しながら，ADL拡大ができるよう一緒に確認し，評価する。

　　・痛みの状態を確認する。

　　・痛みがある場合は，薬物療法，非薬物療法を行い，本人の痛みに対応する。

　　・痛みがコントロールできるようになった場合にできそうなことを，本人と相談しながら，食
　　　事・水分摂取・歩行などを実践してみる。

　　❸手術に関連する母親の不安が軽減でき，一緒にケアに参加することで，Dちゃんの不安
　　　が軽減できる。

　　・Dちゃんへのケアが十分でき，家族にも理解できるよう，日々のDちゃんの状態を説明
　　　する。

　　・母親が可能な限り，一緒にケアに参加してもらう。

　　・Dちゃんの表現を手助けできるよう，母親にも痛みや行動等を確認する。

・今後の事や対応方法など伝え，家族の不安や術後経過を把握しながらケアに参加できるよう声かけをする。
・母親や家族の気持ちに寄り添う。

4. 実施した結果の観察・評価

#1 手術後の痛みにより，ADLが制限されている

❶Dちゃんは，痛みのフェイス・スケールを使って痛みを評価することができるのは手術前に知っていた。まずは,Dちゃんが手術を頑張ったこと，そしてDちゃんが頑張ったので，ドレーンやカテーテルが取れて，良くなってきていることを伝えた。そして，手術して痛みはないか，今痛みはどれくらいなのか，Dちゃん自身に確認した。すると，Dちゃんはフェイス・スケールで5段階中3を指した。Dちゃんに聞くと，お薬はいらないけどさすってほしいと訴えたため，傷口周囲は避けて，背中に手を当てさすった。その後もフェイス・スケールで痛みの評価をしながら，1つずつ，本人ができそうな事を一緒に行っていった。

❷痛みに寄り添い，Dちゃんの表現を補完することによって，水分や食事を摂取できるようになった。動くとまた痛みが出るかもしれないという本人の恐怖心を緩和することで，水分や食事も摂取できるようになり，さらには痛みが大丈夫であれば動いてみようという気持ちを促すことができた。

❸母親もいつもと違う状況の中で緊張と不安でいっぱいとなり，面会に来ても泣いてばかりいたこともあり，Dちゃんができる事が1つずつ増えていくことにより母親の不安を軽減させ，一緒にケアに参加してもらうことで，Dちゃんの不安な気持ちを支える役割を担ってもらった。

　その結果，水分・食事も自分から摂取できるようになった。日中は，遊びを含めてプレイルームまで一緒に行くことができるようになり，便秘も解消され，感染なく術後経過し，退院となった。

5. 理論を活用した感想やコメント

　こどものセルフケア能力をアセスメントしながら，本来持っている力や発達上不足している部分をこども自身が引き出すために何が必要かを考える上で，セルフケアの概念の活用が最も役に立った。

| 学童期 |
| 事例 5 |

複雑な疾患を抱え，セルフケア能力を発揮することが難しいこどもへの支援

事例紹介 　先天性心疾患を持つ学童期のEさん。これまでも困難な手術を繰り返し受け，今回も心疾患に対する手術のため入院となるが，手術後より合併症が重症化し，数か月の集中治療管理が必要であった。現在，症状は内科的にコントロールが可能となったため，一般病棟に転棟となった。

1. 基本的条件付け要因等，アセスメントの視点

1 基本的条件付け要因

　普通校の特別支援学級に在籍する小学5年生の女子で，体格は痩せており，小柄である。両親と3人家族である。Eさんは慣れない人と話すことがとても苦痛であり，入院中は母親がEさんの苦痛を少しでも取り除きたいという思いから終日付き添いをし，Eさんの症状や思いも主に母親が代弁していた。Eさんの精神発達年齢は7歳程度であった。

2 アセスメントの視点

[普遍的セルフケア要件]

　〈十分な空気摂取の維持（循環の安定も含む）〉に着目した。Eさんは手術後遠隔期合併症が今回の手術で悪化したことにより，血管外に漏出した水分が胸水・腹水となり，呼吸苦や酸素化の低下を招き，生命を脅かす可能性が高い状態であった。現在，注射薬から内服薬への移行を試みており，症状の再燃をきたす可能性があり，症状を認めた際は早期に治療を強化することが必要であった。

　加えて，〈人間の生命，機能，安寧に対する危険の予防〉〈正常性の促進〉に着目した。これまでEさんは，点滴刺入部位が痛いことを黙っていることや，合併症再燃の徴候やしんどさに自身で気付いている様子はあるが，「しんどくない」と医療者に話すことがあった。その背景としてEさんは，これまでの治療経過の体験の積み重ねの中で「痛い」ことや「しんどい」ことを伝えると何をされるかわからない，入院期間が延びるかもしれないという恐れがあった。また，病状悪化を繰り返してきた経緯から，これを頑張ったら良くなるという保障と目標がない中，「頑張っても良くならない」といった諦めのような感情もあった。また，母親が思いや症状を代弁してくれるため，自分が医療者に伝える必要性は感じていなかった。Eさんの病状からも，Eさん自身が医療者に正しい情報を伝え，治療を受ける必

要性を理解し，自らの身に起こると予測される不調を回避することや体調を改善させるための行動を取る必要があった。

[発達的セルフケア要件]

　思考が直感的であり，複雑な因果関係を理解することは難しいが，単純な因果関係は理解できる発達段階にあり，そのことが「痛い」ことや「しんどい」ことを訴えれば入院期間が延びるという恐れを生じさせていると解釈した。同時にEさんは自分の身に起こる状況を予測・理解できないことに伴う不安も強く，医師がベッドサイドに来た時は不安そうに「何があるの？　何が始まるの？」と周囲に聞いている姿も見られていた。

　Eさんは，これまでの経験から負の因果関係を多く経験してきていること，また，自分の身体に起こっている状況を理解できていないために自分で身体をコントロールする感覚を持つことができていなかった。自分の身体に起きる状況を知りたいという思いはEさんからの発言にはないが，表情や行動から汲み取れた。少しずつEさん自身が自分の身体のことを理解し，自分で体調の変化を発信し，自分で選択し，意図的に対処したことが自分の身体を改善させるといった正の因果関係が生じる体験を通して，身体と生活を調整する自信を獲得していく必要があると考えた。

[健康逸脱に対するセルフケア要件]

　合併症症状の安定化が最優先された。現行の治療で症状もコントロールできているが，容易に症状の再燃をきたす可能性がある状況であり，常に水分出納，体重の変化，浮腫の程度，腹囲の観察が必要であり，経口水分の補充など細かい管理が必要であった。また，治療に伴う筋力低下や使用薬剤の副作用により，さらなるADLの低下をきたす可能性があった。今後も症状の再燃を繰り返す可能性は高く，そのことを見据えて自分の身体の不調を捉え，対応できる能力が必要であった。

2. セルフケア不足のまとめ

　Eさんにとって合併症の悪化はすべてのセルフケア要件に密接に関わっており，Eさんの協力を得ながら症状コントロールを行っていくことがセルフケア要件を満たすための最優先事項であった。Eさんは，症状を捉え周囲に発信していくことができる能力はあると推測されたが，医療者に伝えることへの誤った認識や諦めのような感情，目標が見えないこと，伝える必要性を感じていないことにより，症状を自分の言葉で周囲に伝え，対処していく行動を取ることができていなかった。そのために，自身の身体をコントロールする感覚を持つことができておらず，それがEさんの不安をさらに増強させていた。Eさんの病態や今後の発達過程を考えると，Eさん自身が自分の身体と生活を調整する能力を徐々に獲得していく必要がある。

事例5　193

3. こどもへの支援：看護デザイン，計画

[看護デザイン]

　　Eさんと親は，普段の生活においてこどものセルフケアを充足するケア能力はあるが，健康逸脱の部分については医療者が補完する必要がある段階であるため，一部代償看護システムとした。

[看護問題・目標・計画]

#1 こどもが自分の身体と生活をコントロールできる感覚を持つことができていない

目標 ❶こどもが自分の症状を認識し，自分の言葉で他者に伝えることができる。
　　 ❷現れている身体症状に対して対処方法を見付けることができる。

計画 ❶看護者がこどもにこどもの言葉で症状を確認し，その言葉に意味付けを行う。
　　 ❷治療や生活の中で選択肢がある場合は，こどもと一緒に考えてこどもの納得のいく手段を一緒に考える。乗り越えられる小さな目標を一緒に考えていく。

#2 こどもがセルフケア能力を発揮することが難しい環境にある

目標 ❶家族がこどもの持つセルフケア能力がわかり，こどもへの関わり方を見出すことができる。

計画 ❶家族に医療者とこどもとの関わりを意図的に見てもらい，こどもの持つ能力を一緒に確認すると共に，家族のこどもへの関わり方を保証する。

4. 実施した結果の観察・評価

#1 こどもが自分の身体と生活をコントロールできる感覚を持つことができていない

　　❶Eさん自身は今まで自分の症状や自分の思いを聞かれることに慣れていないこと，医療者と信頼関係を築くことができていなかったため，まずは医療者が姿勢を統一しEさん自身に症状を確認し，答えられない場合でも「昨日と比べてどうかな?」などEさんが答えやすいような質問を投げかけるようにした。はじめは聞かれた際も母親の顔をじっと見つめ，母親が「看護師さん，あなたに聞いてるのよ」と促すと「どうして私に聞くの?」といった発言や首をひねることしかなかった。徐々に「はい」「いいえ」で答えてくれるようになり，その都度，看護者がその症状に合わせ「そうか，それは昨日たくさんおしっこが出たからかな。いつもおしっこがたくさん出たときは頭痛いって言うもんね」など意味付けをすると同時に，「それなら，頭痛くならないように今日はもう少し水分を多めに摂るようにしようか」とEさんにわかるように対応を説明した。はじめはそれも黙って聞いていたが，後で母親より「さっき看護師さんに言ってもらったこと自分の中では気にしてるみたいで，いつもより頑張って

お茶を飲んでる」と，こども自身が自分で身体の変化を捉え，対処行動に移すことをしていた。そのようなやりとりの繰り返しの中で，Eさんと看護者との信頼関係が築けてくると，母親から促されて，Eさん自身が身体の不調な部分や点滴が痛い場合に医療者に伝えることができるようになった。

❷新たに治療を開始するとき，例えば点滴を確保する時は，Eさんにどちらの手が良いか，どの部位が良いか，その選択の理由を聞きながらEさんの思いを尊重できるよう医療者とEさんで一緒に考えた。また，Eさんは家で食事をすることをずっと楽しみにしていたため，そのためにはまず何ができるかを一緒に考えた。その中で，Eさんは治療が終わり，退院できれば一気に元気になり歩いたり走ったり，好きなようにご飯を食べられる入院前の生活に戻ると思っていたこともわかった。病状は少しずつ良くなっていくことを説明し，そのためには今何を頑張らないといけないのかということを一緒に考え取り組み，日々のEさんの能力の変化を観察し続け，小さな目標が達成できたときはEさんの自信につなげられるよう，その過程を実感できる声かけをした。外泊中に体調が悪くなった際も母親が「どうする？ 私は今病院に帰ったほうがいいと思うよ」と助言すると，Eさん自身が最終的に帰院することを決断した。Eさん自身が体験の中で早めに対応したほうが自分の身体が楽になること，不調があれば治療が必要な身体であることを徐々に理解してきていると思われた。

#2 こどもがセルフケア能力を発揮することが難しい環境にある

　　母親へは，Eさんとの関わりを意図的に見てもらうようにした。母親は徐々に自分から医療者へ発信していくEさんの姿を見て「こんなにこの子が人に話すと思わなかった」と語り，医療者が説明したことをEさんが理解して取り組んでいる姿を見て，「説明したらわかる歳になってた」と実感していた。徐々に母親の患者への関わりにも変化が見られ，Eさんに症状を確認するだけではなく，Eさんがどうしたいかを確認したり，「今これをするとしんどいのわかってるでしょ？」とEさんが症状を理解していることを前提に行動を調整したり対応方法を一緒に考えることをしていた。介入終了時には母親は，「いつの間にか2人で協力して考えるようになっていた」と話し，Eさんの持つ能力を実感し，関わり方がわかったことで，Eさん自身の能力を活かしながら支える存在としての役割が変化してきたと思われた。

5. 理論を活用した感想やコメント

　　理論を活用し，こどもの本来持っている自分の身体症状の変化に気付く能力や他者にそれを伝える能力，こどもが知りたいと感じていることを看護者が引き出していくことで，こどもは少しずつ自分の身体をコントロールできる自信を身に付けた。同時に，母親はこどもの持つ能力に気付き，こどもを守る役割から，こどもを支える役割に徐々に役割を変化させていった事例であった。

外来での医療的ケアを必要とする こどもへの支援

事例紹介　学童中期のFさんは，脊髄疾患による膀胱直腸障害があった．神経因性膀胱のために幼少期に清潔間歇導尿（以下，CIC）が適応となり，家族が導尿を開始した．小学校入学後，自分で導尿を行う清潔間歇自己導尿（以下，CISC）の練習を始めたが，別の神経疾患の症状が安定しない時期もあったため練習が進んでいなかった．外来でのFさんの自己導尿を含めた排尿管理のセルフケアの促進に焦点を当てた看護支援について述べる．

1. 基本的条件付け要因等，アセスメント

1｜基本的条件付け要因

　　Fさんは，学童中期の男児で普通学校に在籍しているが，知的発達はボーダーラインであった．神経因性膀胱のために1日5回CICが必要であり，母親が学校に通ってCICをしていた．神経疾患があるが治療で症状は安定していた．両親ときょうだいで生活していた．

2｜アセスメントの視点

[普遍的セルフケア要件]

　　Fさんは，尿路感染症や便秘の予防のために十分な水分摂取が必要であった．Fさんと母親は水分摂取が必要なことの説明を受けていたが，Fさんは学校に持参しているお茶を「甘くない」と話し，学校での水分摂取が進んでいなかった．母親は水筒の準備をしていたが，「飲んでこないんですよね」と，水分を促す工夫ができていなかった．Fさんに必要なセルフケアは，水分摂取の必要性の理解と水分摂取（1日約1,400 mL）の具体的な方法を考え，実施できることであった．

　　また，失禁があるためにオムツを着用していたが，関心が薄く，学校では定時でオムツ交換を行うことはできるが，自宅では自分からオムツ交換を行うことは少なかった．そのため，Fさんが排泄に関心を持ち，母親からの排泄ケアの自立が進む必要があった．

[発達的セルフケア要件]

　　FさんがCISCの練習をするに当たり，指先の微細運動能力，姿勢維持能力の把握を

する必要があった。また，知的発達がボーダーラインであるが，説明を工夫してもらうことで学校の授業の理解もできていた。しかし，看護師がFさんに自分で判断や決定をすることを求めると，母親に助けを求めることが多く，母親も「ほかのきょうだいよりこの子に甘くなっちゃう」と話しており，発達段階からも母子関係が密着していた。友達はいるが帰宅後にも一緒に遊ぶなどは少なく，他児との関わりを深めながら活動を進め，達成感を促す発達課題があった。母親はFさんのセルフケアを促すことが必要と考えていたが，CICなど排泄管理の自立が促せていなかった。

したがって，必要なセルフケアとして，Fさんが母親に頼らずにCISCやケアができ，家族以外の人との関わりの中で経験を重ね，達成感を持てることが必要と考えた。また，排泄に関して家族や医療者からケアをずっと受けており，学校では教室の一角で導尿をしており，排泄への羞恥心が十分に育っておらず，トイレでの排泄習慣を付ける必要があった。

[健康逸脱に対するセルフケア要件]

Fさんは，神経因性膀胱で導尿が1日5回必要であるが，導尿技術の習得ができていないために母親が学校に行って導尿を行っていた。導尿中には興味を示さずゲームをしていることも多かった。看護師がFさんに確認すると，尿の色は答えられたが，尿量に関心はなかった。母親が主体となってFさんの排尿機能の維持をしており，Fさんが将来的に排泄の管理を担えるために，現在の発達段階では導尿の技術習得を進め，排泄管理への理解と関心を高める必要があった。

2. セルフケア不足のまとめ

Fさんは，排泄，知的発達，運動発達からはCISCを行う能力があると考えられ，CISCを習得し，家族の支援を得ずにオムツ交換や導尿を行えることが必要であった。しかし，FさんはCICを含めた排泄管理への理解と関心が不足し，母親任せの部分が多く，セルフケアが部分的に不足であった。そのため，支持・教育的（発達的）看護システムで，自立に向けた支援と自立が促される環境の調整として「セルフケア能力の行使と開発を調整する」こと，家族が児の自立を促す気持ちと手技を進められるための支援として「こどものセルフケアを補完するケア能力の行使と開発を調整する」ことが必要であった。

長期的目標は，「FさんがCISCを習得し，学校や外出先で実施できるようになる」とした。

3. こどもへの支援：看護デザイン，計画

[看護デザイン]

　　支持・教育的（発達的）看護システムに基づいた看護を提供した。

[看護問題・目標・計画]

#1 Fさんは導尿の必要性の理解が不足しており，CISCの技術習得ができていない

目標 ❶Fさんが CIC の必要性を理解し，技術を習得する。

計画 ❶CIC の必要性を理解できる支援をする。

　　❷CIC の技術習得の支援をする。

　　・CIC の技術能力を把握しながら練習を進める。

　　・Fさんが主体となった練習を行う。

#2 家族がFさんの自立を促す後押しができておらず，母子分離が図れていない

目標 ❶家族がFさんの能力を伸ばす関わりができ，母子分離が図られる。

計画 ❶母親のFさんへの思いを傾聴する。

　　❷外来での指導はFさんと看護師とで行う。

　　❸Fさんの意思や考えていることを確認し，家族と共有していく。

#3 Fさんが学校でCISCをするための物品やトイレなどの環境が整っていない

目標 ❶Fさんが，学校で1人でCISCが行えるよう，物品やトイレ環境が整う。

計画 ❶学校での CISC 環境の確認をする。

　　❷母親の捉え方を把握し，学校との調整の支援等を行う。

4. 実施した結果の観察・評価

　　外来で短時間に指導をスムーズに行うためには動機付けが重要であり，事前に看護目標と計画内容を，Fさんと母親と共に検討した。

#1 Fさんは導尿の必要性の理解が不足しており，CISCの技術習得ができていない

　　❶Fさんの病気や身体機能と導尿の必要性の理解を深めるために，外来で2時間程度介入し，看護師がパンフレットを用いて，腎臓や膀胱の働きを説明した。Fさんが自分で考え，医療者に伝えられるよう配慮した。最初は，質問をすると母親に顔を向け，すぐに返答しなかったが，返答が得られた時には褒め，思っていることを確認し，自信を持てるよ

うに促していくと，返答時に母親に目を向けることも少なくなった。最後に，説明した内容を振り返る質問をすると，臓器の働きを答えることができた。そして，CICの手技の指導日以前から水分摂取が大事と伝えてあったため，水分摂取の状況を確認すると，表情が一気に暗くなった。指導への緊張と水分摂取が進んでいないことが考えられ，「Fさんが水分摂取の必要性を理解できているとことがわかった」と伝え，実行可能な方法を母親と一緒に考えた。話をしているうちに表情が緩み，提案した方法にうなずいた。

❷導尿手技の習得については，Fさんは指導日までに母親の導尿手技を観察してきており，指導前にCIC手順を理解していた。カテーテル挿入の難しい段階以外は，最初から自分で行えた。Fさんの自立も進むように，Fさんとは母親に頼らずに練習を進めると約束をしていたが，看護師に「難しい」と伝えてきた。看護師はできている部分を具体的に伝えて励ました。尿道口へのカテーテル挿入は微細運動が未熟で困難であったが，左右の指の動きを工夫しながら練習を続けた。カテーテルが挿入でき尿が出てきたのを見た時は，Fさんは「おもしろい」と笑顔で声を上げ，看護師に伝えた。内発的動機付けが高まっており，2回目の練習も嫌がらずに行った。その後，自宅で練習を続け，1か月後の外来ではCISCができるようになっていた。

#2 家族がFさんの自立を促す後押しができておらず，母子分離が図れていない

❶技術の指導日以前に介入した。指導を進める前に，母親に今までの子育ての思いを聴取した。出生時の思いや，排泄障害などのために母親が自分で病院を探して転院をしてきたことなど，障害を持ったFさんへの思いが表出された。そして，自立を促していきたいと思いながらも甘えさせてしまう葛藤を語りながら，最後には「私が変わらないとですよね」と話された。

❷病気や指導の話の時にはFさんと看護師とが中心で話をし，「私は後ろにいるから」と，見守る態勢をFさんにも示していた。

❸Fさんは自信を持てたようで，CISCへの意欲や動機付けが高まっていた。また，母親は，自分がいなくてもFさんはできると安心する経験を通して，母子分離への一歩となったと考えられた。

#3 Fさんが学校でCISCをするための物品やトイレなどの環境が整っていない

当初は，特別支援学級の教室内の一角に設置されたプライベートスペースで，Fさんは臥位になり母親がCICをしていた。母親は教室内でCICを行うことを「楽」であると感じながら，いつかはトイレで行わなくてはと思っていた。そのため，Fさんと母親と看護師とで，トイレの場所や物品やオムツの破棄方法など学校環境で必要な調整について話し合った。その後，母親が主体となって担任と学校環境の調整を進め，FさんがCISCをする時には職員用トイレの1室を使用することができることになった。

5. 理論を活用した感想やコメント

　こどもセルフケア看護理論によって，こどもと家族の能力を丁寧にアセスメントし，その能力を把握することでそれぞれに介入する適切な方法を見い出し，関わりやすかった。そして，意欲や動機付けを高められ，こどもと家族の変化を感じることができた。Fさんは，その後も，自分で何か新しいことが達成できると看護師に喜んで報告をしてくるようになり，セルフケアの促進に医療者の関りはとても重要と改めて感じている。

学童期	
事例	7

こどもからのSOSを支援する看護の役割

事例紹介

小学校低学年のGさんは，頭痛を主訴に救急外来を受診した。問診の際に，母親は父親による頭部と頬部の殴打があったことを話し，父親からは反省の弁があった。前額部に皮膚変色と腫脹を認め，頭部CTを実施し異常がないことが確認できた。医師の診察の際，Gさんはほとんど話すことがなかったが，父親の退室のタイミングで突然話し出し，ほぼ毎日叩かれていると訴えがあった。父子の分離目的で入院となり，翌日に院内こども虐待防止チーム（child protection team 以下，CPT）へ連絡が入り，受傷機転の確認のためGさんへ会いに行った。プライバシーの守れる場所で受傷機転を確認すると「お母さんのいないときに，3日に1回くらい叩かれる」と話した。

CPTカンファレンスの結果，ケガが軽症であること，父親自身が反省しているという理由から，市町村の児童家庭相談室へ通告し，病院から注意喚起を行うことで退院を決定した。支援内容を母親へ説明し納得したため，父親からのGさんへの暴力に関して，「こどもを守るお仕事の人とお話しをして，どうすればお父さんが叩かないようになるかをお母さんも一緒に考えてもらうから退院しよう」と話すと，Gさんは「絶対に家に帰りたくない」と話した。理由を聞くと「いつも叩かないって言うけど，嘘」と訴えた。

1. 基本的条件付け要因等，アセンスメントの視点

1│ 基本的条件付け要因

Gさんは学童期の男児で，普通学校に通学している。両親ときょうだい2人との5人暮らしである。父親から母親への心理的暴力（以下，DV）があり，Gさん以外のきょうだいに対しても「しつけ」として，暴言や暴力などが日常的にある。

2│ アセンスメントの視点

［普遍的セルフケア要件］

普遍的セルフケア要件をアセスメントし，"人間の生命，機能，安寧に対する危険の予防"の視点について以下に述べる。

入院により父子が分離されたことで一時的に危険が回避できた。Gさんの心理的安寧を考慮し，入院中は母親の付き添いを依頼した。その結果，Gさんの安寧を強化することになった。Gさんは身体的な安全と心理的な安寧が担保された環境下で，父親からの暴力行為を家族以外の者へ開示することができたと考える。Gさんが「帰りたくない」とい

事例7　201

う意思を医療者に訴える過程には，信じてもらえないのではないか，打ち明けた結果どうなるのかという恐れや不安などと葛藤し，やっとの思いで打ち明けたことが考えられた。自宅に戻ることがGさん自身の生命，機能，安寧を脅かすことになると察知し，Gさんにとって危険な存在である父親と距離を取ろうとした結果「帰りたくない」という発言となり，自ら危険を回避する行動が取れたと考えた。

Gさんの意思表明に対して看護師はGさんへ敬意を払い，誠実にこどもの意思を尊重したいと考え，もう一度CPTカンファレンスを開催し討議した。討議の中で役割分担を再確認し，医療ソーシャルワーカーによる母親との面談を行うこととした。その結果，父親から母親に暴言などのDVがあることがわかった。CPTで情報を整理し，通告場所を児童家庭相談室から児童相談所へ変更した。児童相談所は父親，母親，Gさんそれぞれの面談を院内で実施し，一時保護が決定した。「3日に1回くらい叩かれる」や母親へのDVがあるという情報から父親が普段から暴力的・衝動的傾向を持っていることが示唆され，父親の反省により暴力行為がなくなることは期待できないと判断した。Gさんの意思表明をきっかけに，CPTで再検討する際にはGさんの意思を尊重し，児童相談所との連携などこどもの心身の健康を守る具体的な介入へとつながった。

[発達的セルフケア要件]

Gさんは，父親の退室のタイミングと同時に，医療者へ助けを求めることができ，自分で状況を判断し，行動を起こす力を持っている。医療者が父親の反省やケガが軽症であることを理由に自宅退院を提案したところ，自らの安全を守るために「帰りたくない」という言葉で拒否した。母親はGさんの「帰りたくない」という気持ちを後押しすることができずにいると考えられ，Gさんの気持ちを勇気ある行動として尊重すること，そして，母親の思いを聞く機会を持つことが必要であった。

Gさんにとって家庭は安心できる場所ではなく，基本的信頼関係を維持することが難しく，今後の成長発達にも大きな影響を与えることが危惧された。

[健康逸脱に対するセルフケア要件]

家庭内での暴言や暴力が日常的となり，母親自身が適切な評価や判断をすることが難しくなっていることが考えられた。GさんからのSOSをきっかけに，Gさん自身や母親，他のきょうだいの健康を守るためにも，家庭内環境の調整が必要であった。家庭内環境の調整については，医療機関だけでなく他職種・多機関連携が必須となる。

2. セルフケア不足のまとめ

父親からGさんへの暴力に対し，痛くてつらい思いをしたこと，帰りたくないという気持ちを話してくれたことをこどもを守る仕事の人に話して，Gさんの気持ちを大切にしてくれる

ことを説明し，児童相談所との面談の準備性を高めた。すると，面談に看護師の同席を希望した。Gさんは入院という体験の中で，父親からの虐待行為の医療者への開示や，虐待行為への回避方法を自身で考え意思表明することができ，医療者はGさんを助けてくれる存在として認識している。

しかし，児童相談所職員とは初対面となり，医療者へ話してくれた時と同様には信じてもらえないのではないか，打ち明けた結果どうなるのかという恐れや不安を再体験することとなる。恐れや不安に立ち向かうための安全基地として看護師が同席することでGさんの持つセルフケア能力が十分発揮できるよう補完する必要があった。

Gさんは，年齢的にも経済面や身体面で親に依存している時期である。父親から母親への暴言などのDVがあり，慢性的に母親がGさんを守るという機能の脆弱さが考えられた。家に帰らないという選択は，Gさんにとっては危機的な状況となるにも関わらず，その意思表明を行った。Gさんの意思を支えるためには，親以外の支援で，生活を営める場所や人が必要であった。

3. こどもへの支援：看護デザイン・計画

［看護デザイン］

　　一部代償的看護システムである。

［看護問題・目標・計画］

#1 父親からの暴力に対して家族内で解決することができない

目標 ❶家族内で虐待の問題として取り扱うことができる。

　　 ❷家族以外の支援者の協力を得て，家庭内環境を整える行動がとれる。

計画 ❶看護師との関係性の構築後に受傷機転を確認する。

　　 ❷身体状況の確認を行う（身長・体重等発育の評価，受傷部位の確認，受傷部位以外の外傷の確認）。

　　 ❸母親との関係性（アタッチメント）を確認する。

　　 ❹育児状況を確認する。

　　 ❺こどもの行動を観察する。

　　 ❻こどもの発達を評価する。

　　 ❼こどもと家族の情報収集から，CPTでのカンファレンスを実施する。

　　 ❽他職種・多機関で連携する。

4. 実施した結果の観察・評価

#1 父親からの暴力に対して家族内で解決することができない

　受傷機転の確認の際は，Gさんと初対面であったため自己紹介から行った。Gさんはプレイルームで他児と遊んでいたため，看護師は遊びに参加することでGさんとの関係性を構築した。また，コミュニケーション方法や遊びの種類，他児との関係性を観察し，発達の状況や行動を評価した。その後，今回のケガについて知りたいと申し出，プライバシーを守れる個室へ移動し，ケガの状況と全身の観察を行った後，受傷機転を確認した。受傷機転を聞く前には，聞いた話を看護師以外のこどもを守る仕事の人に伝えることがあるということを話し，児童相談所への通告の準備性を高めた。また，看護師が聞いた話を他人へ伝えることでGさんが裏切られたと感じないよう配慮し，伝聞することの説明を事前に行った。Gさんに対する情報を収集した段階でCPTでのカンファレンスを開催し，支援の方向を決定した。しかし，Gさんに知らせると家に帰りたくないとの意思表明があり，Gさんの意思を尊重するため通告場所の変更を決定した。その後，児童相談所への通告を行い，一時保護が決定された。一時保護決定までのプロセスとして，Gさんと児童相談所との面談が行われたが，Gさんは看護師の同席を希望した。Gさんは面談中に看護師の手をずっと握っていた。一時保護が決定したことを児童相談所職員から説明すると，Gさんは「ありがとう」と言い，これから行く場所のことを聞いてきた。一時保護所の説明を行い，こども達がたくさんいる学校に似た場所へ移動すること，そこでGさんが暮らしている間に，今後のことは児童相談所と父親と母親が一緒に考えることを話し，Gさんの不安が軽減できるよう配慮した。一時保護所への移動まではプレイルームで本や折り紙，ゲームなどをして過ごし，移動の車まで看護師が送ると自ら乗り込んだ。

　児童相談所との面談や一時保護所への移動など，Gさんが今まで経験したことのない事象に対し，Gさんなりの準備ができるよう説明を丁寧に行うことは，Gさんの準備性を高めるだけでなくGさんとの信頼関係を構築する上でも重要なプロセスとなった。児童虐待への対応は病院という1機関だけで完結するものではなく，他機関との連携が重要となる。多くの人と関わることはこどもにとっては脅威となる場合もあるが，こども自身が次の機関との関係をスムーズに構築していくためにも，医療機関からの情報提供や取り次ぐことが重要となる。

5. 理論を活用した感想やコメント

　こどものセルフケア能力を評価する際に，1つひとつのセルフケア要件を検討する時間は臨床の場において難しい場合がほとんどである。しかし，こどものセルフケア能力を正しく評価することで，どの部分がセルフケア不足で，補完すべき支援の内容が何かを具体的に抽出することができることが理論を活用する良さであると感じた。また，こどもセルフケア

看護理論における家族の見方・家族の位置付け・家族ケアでは，家族システムをアセスメントする視点により，家族の持つ力を評価し，看護は何をすべきなのかが明らかになると感じた。

中途障害により新たな生活の再構築を必要とするこどもへの支援

思春期 事例 8

事例紹介　学童前期に不整脈と診断されていたが未受診となり，今回自宅で心肺停止となり救急搬送されたHさん。視力障害と四肢の麻痺や拘縮が残り，その後リハビリテーションにより自立歩行が可能となったが，視力については明暗や色が少し認識できる程度である。不整脈に対しては内服治療で調整を行い，心室頻拍（VT）発作はなくなったが，運動制限については今後の経過を見守る必要がある。

1. 基本的条件付け要因等，アセスメントの視点

1｜基本的条件付け要因

　Hさん，中学生の女子。毎日両親やきょうだい，祖父母らの面会・付き添いがある。院内学級に転校し，空間認知等の盲学校の授業を始めている。致死的不整脈のリスクが高く，自動体外式除細動器（以下，AED）の準備が必要であり，植込み型除細動器（ICD）の適応となっている。視力障害について，Hさんは一時的なものと認識していたため，回復が見込めない可能性があると説明されショックを受けたが，「見えないことよりも大好きな運動や部活動ができないことが嫌」「音楽が好きだから，聴力より視力障害でよかった」という言葉が聞かれている。一時的に落ち込むことはあっても，前向きに考える性格であり弱音を吐かない。

2｜アセスメントの視点

　ある日突然，心疾患を知らされ，視覚障害を持ちながら生活することとなり，これまで自分自身で行っていた身の周りのことや部活動に取り組むこと，友人との交流など，思春期の時期に当たり前にできていたことができなくなり，Hさんの生活は一変した。そのため，〈こどものセルフケア能力〉や〈こどもにとって補完される必要があるケアを行う能力〉は変化し，新たな日常生活行動や関係性を獲得して生活の再構築が必要となった。Hちゃんは，これまでの成長発達過程で獲得してきた力を基盤としながら，治療や療養行動を生活に組み込み，新たな生活への適応と成長発達に必要な課題を乗り越えることに取り組んでいる。

　両親は自責の念を抱いていたが，Hさんが日々成長していく姿に背中を押され支持する姿勢である。家族や医療者は，改めてHさんのセルフケア能力を捉え直し，ペースや思

いに添いながら支援していく必要がある。

[普遍的セルフケア要件]

　　水分や食事摂取について，準備や食器のセッティングは介助が必要であるが摂取自体は自分でできる。清潔ケアについては，転落や熱傷，頻拍発作等のリスクに対処できるよう入浴の見守りや管理が必要である。活動と休息については，見守りが必要だが，手すりに触れたり何度か通った道であれば，光を感じて自立歩行ができる。Ｈさんは運動することが好きなため，運動や活動範囲が制限されていることで歯がゆさを感じている。また，視力障害によりこれまでとは異なった生活を送っているため，疲労しやすい。孤独と社会的相互作用のバランスについては，好きなCDやDVDを聴き気分転換し，同年代との話題を共有して社会との相互作用を維持している。

[発達的セルフケア要件]

　　視覚障害を持ちながら生活していくという将来のことを考えると，両親からの薦めもあり，自分で盲学校への転校を決意している。友人との関係を大切にしており，入院中も連絡や面会を継続している。自分の意見を言うが強く押し通すことはせず，思いや感情を我慢するところがある。

[健康逸脱に対するセルフケア要件]

　　Ｈさんは医師から説明を聞き，親と相談しながら今後の治療を選択し，そのことに納得している。Ｈさんは，体調の違和感を自分自身で把握し，他者に伝えることができる。内服薬は，薬袋から出してトレーに準備すれば1人で内服できる。両親は受診を継続せずに今回の状況に至ったことを悔やんでいるが，前向きに取り組むＨさんの姿を見てできることに取り組みたいという思いがある。また，Ｈさんが1人でできることや，やりたいと思っていることについて見守る姿勢で関わり，活用できる制度や資源についての情報を収集し手続きを行っている。

2. セルフケア不足のまとめ

　　急性期の状態では疾患の治療や症状マネジメント，入院環境に合わせた生活行動の拡大を行ってきた。Ｈさんは，引き続き治療を継続しながらも，今後の生活や将来を見据え，生活の場に合わせた新たな日常生活行動や療養行動に取り組むことが必要となる。新たに生活を再構築していくためには，その過程をＨさんだけで辿ることは困難であり，家族や周囲の関係者の支援を受けながら，Ｈさんが自立に向かって進んでいくことを目指す。

3. こどもへの支援：看護デザイン，計画

[看護デザイン]

　　一部代償的看護システムを用いた。

[看護問題・目標・計画]

#1 自らの状況を掴みながら，生活の場に合わせた新たな日常生活行動や療養行動に取り組めていない

目標　　長期目標：治療を継続しながら心機能に合わせた活動を選択することや，視覚障害を持ちながらも自立した生活を送ることができる能力を獲得し，Hさんが発達課題に取り組み，本人らしく成長発達していく。

　　　　長期目標はHさんと共有し，入院中は下記の短期目標を掲げ，看護計画を立案する（以下，一部抜粋）。

目標 ❶短期目標：こどもと家族が行われている治療を知り，必要な療養行動を考え，取り組むことができる。

計画 ❶治療の意思決定を支援する：納得して手術を受けることができるように，調整できることはHさんのタイミングに合わせる。

❷Hさんが継続しやすい療養行動を一緒に考える：飲みやすい内服形態への変更や触れてわかりやすいパッケージとなるように工夫する。

❸起こり得るリスクへの対応を習得する。

目標 ❷短期目標：こども自身で取り組める日常生活行動を獲得・拡大していくことができる。

計画 ❶日常生活行動のトレーニングを継続する：獲得したことをHさんや家族と共有する。

❷1人でできることを確認し，自立範囲を拡大する：Hさんの感覚や認識を確認し，Hさん自身が自覚症状や困難なこと等を医療者や家族に伝える。

目標 ❸短期目標：こどもと家族が復学に取り組むことができる。

計画 ❶転校の意思決定を支援する：院内学級や盲学校と情報共有し，Hさんが知りたいことや希望に応える。

❷盲学校への受け入れ体制を整える：Hさんと家族を含めて支援会を開催する。

4. 実施した結果の観察・評価

#1 自らの状況を掴みながら，生活の場に合わせた新たな日常生活行動や療養行動に取り組めていない

❶Hさん自身が体験と知識をつなぎ合わせ，病気について少しずつ理解し，起こり得る自

覚症状やリスクについて説明できるようになった。Hさんと振り返る中で「手術をしたら治る?　薬は飲まなくてもいい?」という発言が聞かれ，再度一緒に情報を整理していく必要があることがわかった。両親は今回の出来事について後悔した発言や自責の念を表出されたが，必要な治療に対しては理解し，心肺蘇生(CPR)やAEDの使用方法について積極的にトレーニングを受けた。

❷他者が常に付き添って行動することに苦痛を感じたり，他者と交流することが少なく部屋で過ごすことも多かった。そのため，実際の日常生活場面の確認と心機能の状態を医師と評価し，病棟内であれば自由に活動できるようにしたり，病棟外に出かける機会も設けた。Hさん自身の感覚や空間認識を実際に共有することで，Hさんの日々の変化を捉え，セルフケア能力を把握することにつながった。

　Hさんは，学校やリハビリテーションなど援助が必要な時間帯・場面で看護者に声をかけることができるようになり，少しずつHさん自身で時間をマネジメントできるようになっていた。視覚障害は他者からはすぐに認識され難く，衝突のリスクを伴うため，Hさんは病棟内外での他者との交流を通じて，自他共に協力しながら生活することの大切さを実感し，今後日常生活を営む上での工夫点や課題について検討することにつながっていた。

❸Hさんは現在の自分にとっては盲学校に通うほうが良いと考え選択したが，原籍校に戻ることを励みに頑張ってきたところもあり，周囲には前向きな言葉を伝えながらも，会話の中での発言や表情などから寂しさや悲しさ等の心の揺らぎが感じられた。決断は急ぐ必要はないことを家族と医療者で伝え，Hさんの思いを傾聴し，その中で希望を汲み取りながら，院内学級の教員と共に盲学校での生活についてイメージ化が図れるように支援していった。

5. 理論を活用した感想やコメント

　混乱した状況において，こどもセルフケア看護理論の枠組みを用いることで，こどもを中心に現状を捉え整理することができた。今回のケースでは，こども自身の状況が大きく変化し，疾患や障害から周囲が支援することが多くなりがちであったが，本来こどもが持っている力があることや成長発達していく存在であること，一からではなくこれまで獲得してきたセルフケアに気付くことができ，こどもと一緒に取り組むことにつながったと考える。

事例 9 病棟での回復期の離床に向けたこどもへの支援

| 事例紹介 | 幼児期より手術適応外として対症療法が行われていた縦隔腫瘍のある思春期のIさん。気管支喘息での入院時に腫瘍増大に伴う気道狭窄と側弯進行による呼吸不全の悪化を認め非侵襲的陽圧換気（NPPV）を導入したが，呼吸器感染により再入院となった。本事例は病棟看護師の立場から思春期の親子のセルフケアバランスを調整しながら，患者がセルフケア能力を発揮できるよう支援したものである。 |

1. 基本的条件付け要因等，アセスメントの視点

1｜基本的条件付け要因

普通校に在籍する中学3年生で，両親と3人家族である。料理や裁縫が好きで学校では生活クラブに所属し，地域のイベントなどにも積極的に参加していた。これまで発達に関して指摘されたことはなかったが，入院数か月前に療育手帳の取得のために実施した発達検査でIQ 50～60と判明した。本人と両親は発達検査結果および病状を踏まえ進学先を検討していた。

2｜アセスメントの視点

[普遍的セルフケア要件]

原疾患およびセルフケア不足に関連の深い項目として，〈十分な空気摂取の維持〉〈活動と休息のバランスの維持〉に着目した。Iさんは腫瘍による閉塞性換気障害および側弯による拘束性換気障害があり，呼吸器感染や喘息発作に伴う気道閉塞により生命を脅かす可能性が高い状態であった。これまでの入院では，呼吸状態が改善すればセルフケアに向かうことへの困難はなかったが，今回は呼吸状態が改善した後も呼吸苦への不安が強く，離床や酸素の減量などが進まず介入が必要であると考えられた。

[発達的セルフケア要件]

軽度の知的障害はあるが，Iさんの今までの経験や知識の中で判断できる情報があれば，自分で決定し行動する能力があった。母親に干渉されず自分で決定し行動したいという一方で，母親に頼りたいという自立と依存の葛藤があり，思春期の発達課題に直面していると考えられた。しかし，母親がIさんの反応を成長として捉えることが難しく，母親

の干渉がIさんのセルフケアに影響しており介入が必要であった。

[健康逸脱に対するセルフケア要件]

　　発達検査の結果と共に窒息に伴う生命の危機について，両親から伝えられたことによる心理的動揺があると考えられ，情緒の安定を図りながらセルフケアに向かえるよう支援が必要であると考えらえた。

2. セルフケア不足のまとめ

　　呼吸状態が安定し身体状況が改善すれば，Iさんはセルフケアに関心を向け取り組む能力はあるが，疾患や予後の理解が深まったことや思春期の発達課題に伴う情緒的な不安定さにより本来の能力の発揮が困難であると考えられた。

　　また，母親はIさんの成長を捉えることが難しく，成長に合わせた関わりを持つことが困難であると考えられた。そのため，Iさんへは情緒の安定を図りセルフケア能力を発揮できるよう支援し，母親へはIさんのセルフケア能力に合わせて関われるよう支援することが必要であると考えられた。

3. こどもへの支援：看護デザイン，計画

[看護デザイン]

　　基本的なセルフケア行動は可能であるため，支持・教育的（発達的）看護システムが妥当であると考えた。

[看護問題・目標・計画]

#1 こどもがセルフケアに関心を向けることが難しく，離床のための取り組みができない

目標 ❶Iさんが活動拡大などのセルフケアに関心を向け取り組むことができる。

計画 ❶Iさんが困難であった思いの言語化を促し，情緒の安定を図る。

❷セルフケアへ関心を向けられるよう，身体状況の改善を認識できるよう支援する。

❸セルフケアの動機付けとなる内的要因（興味，情緒，意欲など）への気付きを促す。

❹活動拡大に向けて実現可能な目標を決定し，取り組めるよう支援する。

❺取り組みを振り返り，次の目標達成へつなげる。

#2 こどもが母親との関係性からセルフケア能力を十分に発揮できていない

目標 ❶母親がIさんの成長を捉えて関わり方を検討できる。

計画 ❶母親が自身とIさんの思いを整理して捉えられるよう促す。

❷Iさんの持つ能力を客観的に捉えられるよう支援する。

❸Iさんの能力に合わせた関わりを検討できるよう支援する。

4. 実施した結果の観察・評価

#1 こどもがセルフケアに関心を向けることが難しく，離床のための取り組みができない

　Iさんは情緒的な不安定さに対する自覚があり，急に苛々したり泣いたりしてしまうなどの症状を訴えることはできていたが，情緒的な不安定さを引き起こす要因についての思いを表出することが難しい状態であった。母親への反抗が始まるまでは母親へ自分の思いを表出し，母親を通して医療者に伝えることが多かったため，母親への表出が難しくなったことで，思いを整理することが難しくなっていることが考えられた。そのため，Iさんが話しやすい普段の生活や今までの体験などの語りを促す中で思いを引き出し，入院当初は話すことを避けていた疾患や予後についての思いを，Iさんが話すことができるよう機会を待ちながら関わった。

　Iさんが思いを表出し始めたところで，情緒的な不安定さの要因（身体症状，疾患や予後，母親への思いなど）について一緒に整理して気付きを促した。その結果，「（病気や予後を知ったことが）一番ってわけじゃないけどすごく関係ある。これからどうなるんだろうとか思う。正直細かいこと（治療について）は話されてもよくわからないし聞くのもしんどい。薬のこととかこうするよって決めてくれたらそれでいい。でも大きなことや大事なことは先に言ってほしいと思う」と自分の思いを表出できた。治療についても，自分の取り組める範囲や希望を述べることができるようになった。また，主治医など口頭で思いを伝えにくい相手には，手紙を通して自分の思いや希望を伝えられるようになった。

　思いが整理されたことで塞ぎ込むことが著しく減ったが，Iさんは経年的な経過の中での身体症状の悪化にばかり注目してしまい，自分はセルフケアに向かえる状態ではないと捉えていた。そのため経年的な身体症状の悪化に対する思いに寄り添いつつ，入院時からの短期的な振り返りの中で努力呼吸の程度など本人が理解できる客観的情報を示したことで，Iさんが身体症状の改善に気付くことができた。その結果，Iさんと取り組み可能な目標と範囲（酸素の減量：時間や量の決定，清潔ケア：清拭，洗髪，シャワー浴などの選択，活動拡大：車椅子での散歩，プレイルームへの移動，歩行練習など）を決め，取り組むことができるようになった。

　また，目標が達成されるたびに取り組みを支持し，セルフケアの動機付けとなるIさんの興味などに意識を向けられるよう促したところ，「家で料理がしたい」「○○のイベントに行きたいからそれが始まる頃くらいに帰れるように頑張る!」と意欲も向上し退院に前向きとなった。

#2 こどもが母親との関係性からセルフケア能力を十分に発揮できていない

　　母親は思いを整理する中で，Iさんに幼少期より日常生活の中できる限り自分でできることをさせたいと厳しく接してきた側面と，病気があることで過干渉となっていた側面があり，迷いながらもこの関わりでよいと自分を支えながらやってきたこと，知的障害が明らかとなり厳しく接してきたことへの後悔が生まれていることを語ることができた。また，Iさんが思いを話さなくなったことでの不安についても表出できた。しかし，Iさんが母親への干渉に対する苛立ちや距離を置いてほしいという思いを直接母親に伝えることができず黙るという態度で反抗していたため，母親は自身の不安から，Iさんに対してより過干渉となっていることを認識できず，Iさんの情緒も安定しない状態であった。Iさんの思いの言語化を進める中で，Iさんは母親へ苛立ちの理由などを伝えられるようになったが，一方で母親の動揺が強くなり，Iさんのセルフケアにも影響をきたしていると考えられた。

　　思春期の親子関係の揺れは正常な発達過程の一部ではあるが，病状の深刻さや予後などを伝えた経緯，今までの親子の関係性からも母親が本人の成長を捉えることは難しく，Iさんのセルフケア向上を図るには，母親への介入も必要であると考えた。母親の思いを傾聴しながら整理する中で，今まで自己主張が少なかった本人が明確に意思表示できるようになったのは成長の証であり，母親の今までの関わりがIさんの自立したいというニードにつながっていることを母親自身が捉えられるよう繰り返しフィードバックした。また，Iさんの情緒的な不安定さの要因（身体症状，疾患や予後，思春期の特徴など）とIさんへの看護支援の方向性について伝える中で，Iさんがセルフケアに向かう上での情緒の安定に母親も重要な役割を担っていることへの気付きを促し，Iさんへの関わりを振り返ることができるよう促した。

　　その結果，「私もついつい口出し過ぎちゃって。Iさんがこうするって言ってるのに，ああしといたらとかそういうのがきっとだめなのね」「（情緒の不安定さは）病気のこともあるけど，思春期でもあるからだし，そういう意味では他のこどもも通る道なのかなと思う。本人の反応に過敏にならずにどんと構えてたらいいのかなって思えるようになった」などの発言があり，母親自身の認識が変化し，Iさんとの距離を保ちながら関わることができるようになった。母親のIさんへの関わりの変化で，Iさんの情緒も安定しセルフケアに向かいやすくなった。

5. 理論を活用した感想やコメント

　　こどもがセルフケアに向かうことが難しい場合，臨床ではこどものセルフケア行動に注目して介入しがちであるが，今回の事例を通して，こどものセルフケア能力を丁寧に査定する中で，こどもがセルフケアに向かう上ではセルフケアの動機付けとなる内的要因を整えることが大変重要であると感じた。

　　また，慢性疾患のあるこどもは長期経過の中で親子関係が密着しやすくなるがゆえに，

思春期に直面した場合にこどもの成長の捉えにくさが生じやすいのはないかと感じた。理論を用いてこどもと親のケアバランスを見極めることで，慢性疾患のある思春期のこどもと親への関係に看護としてどのように介入し，こどものセルフケアを向上させるのかという示唆が得られるのではないかと考える。

事例 10 入退院を繰り返しながら成長してきた慢性疾患を持つこどもの自立に向けたセルフケア能力を獲得するための支援

事例紹介　慢性疾患による入退院を繰り返し，ストーマのケアや在宅中心静脈栄養法（以下，HPN）などの複数のセルフケアを必要とするJさんに対して，Jさんなりの自立を目指すために必要なセルフケア能力を獲得し，地域で療養生活を送るための支援を，訪問看護師の立場から検討した。

1. 基本的条件付け要因等，アセスメントの視点

1｜基本的条件付け要因

　中学3年生の女子で，両親と大学生のきょうだいの4人家族である。先天性の消化器疾患のために小腸ストーマを造設していた。新生児期から入院による治療を継続し，初めて退院したのは小学校就学前の時期であった。Jさんは就学後もたびたび，体調の悪化に伴い数週間から数か月間の入院を繰り返していた。入院・治療をするかかりつけの病院は居住地の都道府県外にあり，現在，外来受診は1か月に1度，母親と共に公共交通機関を利用して片道2時間程の距離を通院している。

　入院のために小・中学校を長期間欠席した後は，母親が主体となって学校関係者と復学の調整をしていた。Jさんは，これまでに発達について問題を指摘されたことはなく，その時々の健康状態に応じて普通校と特別支援学校のいずれかに在籍していた。しかしながら，健康問題により継続的に登校できず，欠席が多かった。そのため中学3年生からは就学の形態を，普通校から特別支援学校の訪問教育に変更し，週に2〜3日，自宅で授業を受けていた。

　中学1年生の時に，Jさんに夜間のHPNが導入されたことを契機に訪問看護の利用を開始した。

2｜アセスメントの視点

　健康状態の悪化による入院・治療を繰り返してきたJさんのセルフケア不足は，母親が医療者から指導を受けたパンフレットの内容を忠実に守り，セルフケアを補完していた。Jさんは特別支援学校中学部卒業を控えた時期にあり，これまでの成長発達と健康逸脱の経過を踏まえ，社会参加の機会の維持・促進や，セルフケア能力を獲得するという，自立に向けた支援を検討する必要があると考えた。

[普遍的セルフケア要件]

　Jさんの社会参加や自立に影響を与える要因として、普遍的セルフケアのうち、〈十分な食物（栄養）摂取の維持〉〈排泄過程と排泄物に関するケアの提供〉〈活動と休息のバランスの維持〉に着目した。

　Jさんは、短腸症候群のため必要な栄養を経腸的に摂取することが難しい状態であった。そのため〈十分な食物（栄養）摂取の維持〉は、母親が夜間のHPNを行うことによりセルフケア不足を補完して必要な栄養や水分を確保し、Jさんは半消化態栄養剤や好みの食事を体調に応じて少量摂取していた。

　〈排泄過程と排泄物に関するケアの提供〉について、Jさんのストーマの位置は腹部にある中心静脈カテーテルの刺入部に近接しており、容易に重症感染症を生じるリスクがあった。そしてストーマからは常に排液がある状態のため、日々の装具の貼り換えやカテーテルの管理は複雑で、母親も難渋していた。そのため、Jさんにセルフケアを移行できず、母親によってセルフケア不足が補完されていた。Jさんは、ストーマ装具からの排泄の手技は自立しており、1日に2,000〜3,000 g程度ある排液を適切にケアすることができていた。

　〈活動と休息のバランスの維持〉については、夜間は輸液に伴う水分摂取量の増加から、排尿のために2〜3回ほど中途覚醒するため、十分な休息を確保することが難しかった。Jさんは日中も常に倦怠感があり、自宅で過ごすことが多かった。外出時間が2時間を越えると腹部膨満感と嘔気の症状が出現し、疲労感も強いため、かかりつけ病院の受診以外の長時間の外出はしていなかった。

[発達的セルフケア要件]

　Jさんは、中学3年生からの特別支援学校の訪問授業で、中学1年生の学習内容がわからないという現実に直面して学習の遅れを自覚し、焦燥感を抱いていた。これまでの成長発達の過程の中で、同年代のこどもと学校生活を送る経験は少なく交友関係は限られ、入院中に知り合った病気を持つ友人とメールのやりとりをしていたが、Jさんをサポートする大人以外の他者と関りを持つ機会はなかった。Jさんは思春期にあり、心理社会的には親からの自立と依存の間を揺れ動く発達課題に対峙する時期にあったが、Jさんと母親は、日常生活のほとんどの時間を自宅で共に過ごし、セルフケア不足を母親が補うという、母子密着の生活をせざるを得ない状況にあった。

　Jさんは看護師との会話の中で、余暇の過ごし方について「今は、やりたいことが何も思いつかない」と話すこともあった。Jさんは、入院を繰り返し多くの時間を病院で過ごしたこと、常に健康状態によって生活が左右され自分の意思で物事を決める経験が限られてきたことから、今後の生活の見通しを持つことが難しく、心理社会的側面の発達にも影響を及ぼしていると考えられた。

[健康逸脱に対するセルフケア要件]

　Jさんが自宅で療養を継続する上で重要となる健康逸脱に対するセルフケアは，消化器症状の悪化の徴候の判断や早期の対処と，中心静脈カテーテル経由の重症感染症の予防である。健康状態が悪化した時には，Jさんの自覚的・他覚的な症状を母親が適切に判断して受診行動を取ることでセルフケア不足を補完していた。これまで母親が補完していたこどものセルフケア不足について母親は，いずれはJさんに移行しなければいけないと思いながらも，タイミングを計ることができずにいた。また，Jさんは自分の体調の変化を，家族や医療関係者以外の他者に言語化して説明する経験が乏しかった。

2. セルフケア不足のまとめ

　こどものセルフケア不足は母親によって補完されてきた。現在Jさんは，特別支援学校中学部を卒業した後の進路を検討する時期にある。しかし，これまでの多くの時間を病院と自宅で健康問題と共に過ごしてきたJさんにとって，選択肢を自由に想像し，自立に向けてさまざまな選択や意思決定することは難しい状況にあると考えられた。Jさんの発達課題の達成や今後の発達には，学習や社会参加の経験を積み重ねることができる環境を整えることが必要である。そして，健康状態を維持・向上させるためのセルフケアをJさんが獲得し，母親からJさんへセルフケアを移行し，Jさんが主体的にセルフケア不足を補完できるよう，自立に向けた支援が必要であると考えた。

3. こどもへの支援：看護デザイン，計画

[看護デザイン]

　支持・教育的（発達的）看護システムとし，こどもと母親の双方に介入することとした。

[看護問題・目標・計画]

#1 健康逸脱の影響による社会参加の経験が限られた生活により，自発的な自立の意欲を持つことができない

目標 ❶Jさんが内発的な動機のもとに，実現可能な社会参加の目標を設定できる。

計画 ❶進学や将来の生活についての提案や情報提供をした上で，Jさんと母親の思いについての情報収集，関係機関との連携や調整を行う。

#2 こどもの主体的な健康管理のためのセルフケア能力の獲得と母親からこどもへのセルフケアの移行が阻害されている

目標 ❶Jさんのセルフケア不足の補完を母親から段階的に移行することができる。

計画 ❶Jさんの疾患や治療についての認識や知識の情報収集，セルフケアの獲得と移行につい

ての方法の話し合いと教育的介入を行う。これらの過程において，Jさんが自己決定できるよう支援していく。

4. 実施した結果の観察・評価

#1 健康逸脱の影響による社会参加の経験が限られた生活により，自発的な自立の意欲を持つことができない

　中学部卒業というライフイベントを半年後に控えた時期のJさんの希望は「高校に通って友達と一緒に勉強したい」であったので，Jさんの具体的な社会参加の目標を「特別支援学校の高等部へ進学し，学校に登校すること」とした。そして，現在の健康状態や必要なセルフケアを踏まえて，学校に通学するために，学校に協力を依頼することや解決が必要な困り事について情報を整理した。

　高等部との就学相談では，母親とJさんが中心となって，セルフケアを行う療養の場や，体調管理について要望を伝えて話し合った。そして，Jさんが学校において体調を自分の言葉で伝え，体調に応じて休息を取る，帰宅を検討するなどの対処方法を判断して実行できるようになるための前段階として，中等部の訪問教育の教員にJさんが自分の体調について"伝える"練習を提案し計画に追加した。

#2 こどもの主体的な健康管理のためのセルフケア能力の獲得と母親からこどもへのセルフケアの移行が阻害されている

　看護問題#1に対する計画を実践していく中で，Jさんがかかりつけ病院の主治医に対しても，今後の生活の希望や困っている症状をより具体的に伝えることができるようになった。そして主治医から，健康状態の向上を目的とした治療として，胃瘻造設術が提案された。Jさんは身体の事やセルフケアについて主体的に考えて自分の意思を表明し，Jさんと両親は胃瘻造設術を受けると意思決定した。

　今後は，胃瘻造設術後の健康状態の安定を待ち，Jさんの健康状態や生活の場の変化に応じたセルフケア能力を獲得できるよう支援する必要がある。母親からこどもへセルフケアを段階的に移行するため，具体的な目標設定と知識や技術の習得に関する計画立案を進め，自立に向けた支援の継続を予定している。

5. 理論を活用した感想やコメント

　小児看護では，先天性の疾患を持つこどもの段階的かつ連続的に発達していくプロセスに関わるが，本事例のように，看護者は必ずしも出生後から継続的に支援するとは限らない。こどもセルフケア看護理論は，健康問題の影響によってさまざまな発達状況にあるこどもと家族が自立していくために，本来持つ力を最大限に引き出すことを保障し，支援する看護をデザインするための確かな道標になると感じた。

付章

こどもセルフケア看護理論の
構築に向けた取り組み

1. 研究の全体像

こどもセルフケア看護理論の構築に向けた研究ステップを図1に示す。

こどもセルフケア看護理論は，2013年から2018年の6年間をかけて構築した。初年度には小児看護の実践事例からオレム看護理論に追加・修正すべき要素を明らかにすることから始め（図1のPhase 1），翌年より6大学の小児看護学教育研究者や小児看護専門看護師（以下，小児看護CNS）と協働して『オレム看護論』を熟読しながら，こどもセルフケア看護理論の基礎となるモデル案を作成した（図1のPhase 2）。

モデル案は，研究者間による検討および実践に活用・修正を行い，こどもセルフケア看護理論を構築するに至った。本章では，理論を構築するまでに行ったプロセスを中範囲理論の開発方略（Meleis, 2017）に沿って以下に示す。

2. 理論構築のプロセス

1) 概念に基づく看護介入の開発と概念の定義

①「小児のセルフケア看護理論の構築に向けた必要要素の抽出によるモデルの作成」（2013年度　挑戦的萌芽研究）の取り組み

小児看護の実践に役立つセルフケア理論構築に必要な要素を抽出しモデル化することを目的に，2013年度科学研究費助成事業挑戦的萌芽研究「小児のセルフケア看護理論の構築に向けた必要要素の抽出によるモデルの作成」をテーマに研究を開始した。小児看護の実践事例からセルフケア理論に

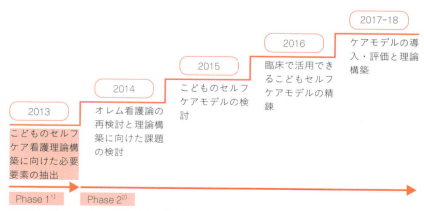

[図1] こどもセルフケア看護理論の構築に向けた研究ステップ
1) 小児のセルフケア看護理論の構築に向けた必要要素の抽出によるモデルの作成（研究代表者　片田範子　科学研究費助成事業　挑戦的萌芽研究）
2) オレムのセルフケア理論を基盤とした「こどもセルフケア看護理論」の構築（研究代表者　片田範子　科学研究費助成事業　基盤研究A）

追加・修正すべき要素を明らかにし，基礎となるモデル案を示した上で，次の研究ステップでは，実践に応用できる「小児のセルフケア理論の構築」を目指した。

本研究では，実践に根差した現象を抽出できる協力者と共に，現実的な理論構築に不可欠なモデルケースや検証を実施するため，オレム看護理論を実践や教育現場で活用している協力者を選択的に決定した。大学の小児看護学教育研究者6名と，経験3年以上の小児看護CNS 6名を研究協力者として，質的記述的研究を行った。

調査方法は「小児看護に必要なセルフケア看護」をテーマにフォーカスグループインタビューを実施し，研究協力者に事例を想起してもらいながら，こどもの主体性や親のエージェントとしての能力を考えた看護師の行動と，その行動に対するこどもと親の反応，行動に当たっての課題と残された課題，良かった結果あるいはうまくいかなかった結果等について語ってもらった。

インタビューの逐語録データから，セルフケアの看護について語られた内容を抽出しコード化した。さらに成人と小児におけるセルフケアの相違点を見出し，小児看護実践に即した要素を抽出し，小児のセルフケア看護理論を使用する上で，小児のセルフケアついて語られた内容を分析した。

その結果，日本におけるオレム看護理論に必要な要素は，「**こどものセルフケア能力**」「**親子としてのセルフケア**」「**日本における子育て文化と甘え**」の大きく3つに分けられた。3つの要素を中核としながら類似性を分析した結果，〈オレムのセルフケア理論を用いるメリット〉〈オレムのセルフケア理論と組み合わせる理論〉〈理論と実践を繋ぐ〉〈実践する上で基盤となるセルフケア理論〉〈こどもの捉え方・こどもができる力を引き出す〉〈こどもの経験知を高める〉〈家族をみる〉〈親子をみる〉〈依存的ケアエージェントとして求める能力〉〈親としての役割〉〈親との距離感〉〈親を通してこどもをみる〉〈小児看護CNSとしてのスタッフの関わり〉〈意図的介入をする上での職場風土〉〈スタッフに求める看護エージェンシー〉〈教育する上での使いにくさ〉〈言葉の使いづらさ〉〈依存と不足の捉え方〉〈子育て文化とこどもの甘え〉という19のカテゴリーに分類された。

さらに，実践にセルフケア理論を活用するという視点で検討を加えた結果，〈オレムのセルフケア理論を用いるメリット〉〈言葉の使いづらさ〉を除く18のカテゴリーとなった。さらにこれらから，『こどものセルフケア能力』『親子としてのセルフケア』『日本における子育て文化と甘え』の3要素を中核としながら，小児のセルフケア看護理論の必要要素として【**こどもの発達に応じたセルフケア**】【**こどもをできる主体として捉える**】【**こどものエージェンシーとしての能力**】【**こどもにおける依存と不足の意味**】【**依存的ケアエージェンシーとしての能**

力】【子育ての文化と甘え】【親子のあり様】【親役割】の８つが抽出された。これらの３大要素と８つの必要要素について，どのようにわかりやすく説明できるかが今後の課題となった。

本研究では，実践や教育にオレム看護理論を活用している対象者から得られた結果を基にしているが，それをこどもに適応できる理論とするには，こどもという対象をどう捉えるか，こどものエージェンシーという言葉の意味，セルフケアという概念についてどのように説明するのかが課題となった。加えて，オレム看護理論を活用していない看護職やこどもに関わる専門職にも理解しうる説明や活用できる理論構築を目指すためには，段階的な研究プロセスが必要であると考えた。

②臨床で活用できる，こどもセルフケアモデル（案）の作成

2014年度に明らかになった16の課題[表1]の検討を進めるとともに，2015年度は，国内外の学術集会においてセルフケア看護関連の発表から学術的な知識を収集するとともに，理論構築に向けた意見交換を行った。

理論構築の目的の１つとして，臨床での実践に活用できることが重要であると考えていた。そのため，前年度に検討した内容を組み入れながら，オレム看護理論の基盤となっているセルフケア理論，セルフケア不足理論，看護システム理論を基に臨床で活用できるこどもセルフケアモデル（案）作成の取り組みを開始した。理論の主要な概念を「こどものみかた」「こどものセルフケア」「こどものセルフケア不足」「こどもへの支援」とし，それぞれの研究班で分担してこどものセルフケアモデル（案）の作成を進めた。

③日本小児看護学術集会（2015）のテーマセッション

こどもセルフケアモデル（案）を実践活用することを目指し，「こどものセルフケアについて考えてみませんか―こどもの力を引き出す看護について，あなたの声を聴かせてください」というテーマで参加者と意見交換を行った。その際，「小児看護において理解したり使うのが難しい用語をどのように表現するのか」「対象となるこどもの年齢および発達段階はすべてのこどもに適応できるのか」「看護実践可能な状況の検討」「親または養育者の位置付け」について検討が必要であるという結果であった。これらを基に2016年5月にこどものセルフケアモデル（案）を作成した。

2）類似点と相違点の特定

①『オレム看護論』の精読およびこどもについて記載されている内容の検討

2013年度に行ったた先行研究結果から得た８項目の必要要素（【こどもの発達に応じたセルフケア】【こどもをできる主体として捉える】【こどものエージェンシートとしての能力】【こどもにおける依存と不足の意味】【依存的ケアエージェンシーとしての

能力】【子育て文化と甘え】【親子のあり様】【親役割】）を理論構築上，どのように組み入れていくべきか討議した。またその討議の中で，こどものセルフケアを考える前提となる，こどもをどのような存在と考えるかを示すことが重要であると考え，【こどもの捉え方】を加えた9項目を念頭に置いた理論構築に取りかかることとした。

　本研究において基盤とする『Nursing-Concepts of Practice（6th ed.）』（Orem, 2001），『オレム看護論―看護実践における基本概念』（Orem/小野寺, 2001/2005）を精読し，こどものセルフケア看護理論を構築するに当たって課題となることについて，各大学で分担し分析してビデオ会議や全体会議を繰り返した。

　『オレム看護論』において，こどもについて記載されている内容を「A. こどもを対象として記述されている内容」「B. こどもを含めて記述されている内容」「C. こどもをケアする上で必要と捉えた内容」「D. 今後の課題として検討したいこと」に分類し，さらに前述した8つの必要要素に照合しながら検討を加えた。Aは明らかにこどもについて記述している部分として捉えられるところでありそのまま分析を進めたが，B～Dについては，重複している内容があった。5回開催した合同会議の音声データを逐語録に起こした中で，実際に課題として述べられた内容について整理し，AからDをもう一度分類し整理した。

　結果，小児のセルフケア看護理論の構築に当たって検討すべき課題は，**表1**の16に整理された。

　本理論の基盤となるオレム看護理論を通して，こどものセルフケアを考えるに当たって追記や検討すべき内容や変更が不要な考え方など，セルフケアを行う主体や実践の導き方など，こどもに着目して検討することとした。また，こどもに焦点を当てた記述は明確ではなく，実践の特徴も詳細に述べられてはいなかった。そのため，原文と日本語訳を比較しながらこどものセルフケアおよびこどものセルフケア不足の考え方について定義付けを行うことが，理論構築を進める上で不可欠であることがわかった。

[表1] 小児のセルフケア看護理論の構築に当たって検討すべき課題

1. 依存と不足の考え方	9. 依存的ケアのあり様
2. 発達の概念	10. こどものセルフケアの定義
3. こどもの定義	11. こどものセルフケア能力
4. こどもの見方	12. 日本文化と子育て
5. こどもの育つ環境	13. こどもの自律
6. こどもの健康	14. 日本文化と甘え
7. 看護の対象としてのこども	15. 看護エージェンシーのあり方
8. こどもと親・家族のみかた	16. 理論で使われている用語

3）介入の臨床的思考と研究を通した検証

①オレム看護理論継承者の招聘による講演と意見交換

　米国で小児看護学を専門とし，Orem International Societyに所属するNola Schmidt氏を招聘し，講演会「セルフケア看護理論入門—小児看護に焦点を当てて」や研究者との検討会議を実施し，これまでの当該研究の方向性と課題について検討した。こどものセルフケア能力の発達やこどものセルフケアを補う親・家族，支援者との関係など有意義な意見交換となった。

　オレム看護理論を継承していく中においても，こどもに着目した理論展開はこれまでにはなく，改めて当該研究の意義を再認識した。

②こどもセルフケアモデル（案）の作成・修正

　臨床に導入するために使用する用語の検討や統一を図りながら，こどものセルフケアモデル（案）を作成した。昨年度の検討に基づいて追記・修正を進め，臨床で活用しながら精錬していくことを目指し取り組んだ。

③こどもセルフケアモデル（案）のためのワークショップ開催

　臨床でこどもの看護を実践している小児看護CNSならびに所属する施設の管理者35名と共に「こどもセルフケア看護理論」の基本的枠組みやモデル化，臨床導入に向けて予測される課題等について説明し，意見交換を進めた。

4）研究結果の統合とテーマの発見

①こどもセルフケアモデル（案）Ver. 2の作成・修正

　小児看護CNSや看護管理者から出た意見を基に追記修正して，こどもセルフケアモデル（案）Ver. 2を作成した。各研究班のパートナーとなる小児看護CNSを選定し，モデル案の精錬を目的に研究を行った。研究方法は，小児看護CNSが実践した過去の事例を基にこどもセルフケアモデル（案）Ver. 2を活用して実践記録シート（p.170［資料6-1］）に記入し，モデル案活用の可能性と課題を課題記入シート（p.171［資料6-2］）に記述してもらった。

　小児看護CNSによるこれまでの実践事例を研究として進めていくに当たっては，研究代表者が所属する大学の研究倫理審査委員会での承認を得た上で，研究協力の同意を得た。研究協力者として同意を得た小児看護CNSにこれまでの実践事例をこどもモデル（案）に沿って想起しながら，実践事例を活用シートに記入するよう依頼を進めた。活用シートに記載された内容と共に，こどもモデル（案）の修正すべき内容についての意見をデータとし検討を行った。

　課題として，以下が挙げられた。

・こどもの力をどう理解するか。

・セルフケアおよびセルフケア不足という概念。

・全体的に読み込めば理解できるが，言葉が抽象的で，読み込んでいない
　と，事例に応用しようとする時にもう一度読み返すことになり，活用に課
　題がある。

・オレムの看護理論そのものが用語の解説が難しく，本モデルも理解がな
　かなか難しく，看護実践で応用していくために，臨床の看護者が読んで
　理解できるような平易な表現が必要である。

・「能力」「行為」と「行動」の使い分けや「意図的行為」の解釈が難しい。

・治療的セルフケアデマンドの説明。

・家族の位置付けを基本的条件付け要因として説明すること。

　これらの意見を受け，各研究班にて担当部分に再度検討を加え，2017年
5月に統合したモデル案をこどもセルフケアモデル（案）Ver. 3とした。さらに全
体会議で検討を重ね，同年12月にこどもセルフケアモデル（案）Ver. 4の作成
に至った。

5）ケアプロセスの異なるポイントで，異なる患者と家族のグループに提供される臨床観察とより多くの臨床観察，研究とその統合

①こどもセルフケアモデルの精錬と活用性の検討（2017年度〜）

　こどもセルフケア看護理論は，臨床で広く活用されることを目的とした。そ
のため，理論と実践をつなぐモデル案をまずは小児看護CNSに活用してもら
い，意見を求めることとした。依頼した小児看護CNSは，中心となる大学で
の修士課程においてオレムをはじめとする看護理論について学び，その後の
演習・実習等で理論の活用を行った経験があることを考慮した上で，2015
年度よりこどもセルフケア看護理論の構築の研究に参加してきた。

　モデル案の導入準備としては，研究に参加する小児看護CNSが各施設で
必要な倫理審査の承認を得た後，こどもと親または養育者に依頼して双方
の同意または意見を確認する必要があった。こどもの体調，入院や通院の
状況，適切な介入のタイミングを慎重に選択することが重要であったため，
介入開始時期や介入期間については，小児看護CNS自身で調整してもらっ
た。

　また，理論構築に必要なさまざまな事例を検討するため，疾患群・こどもの
年齢・こどものさまざまな状況を検討し，これらの事例を通した実践可能な
10名程度の小児看護CNSへ協力依頼を進めた。研究協力施設は，各小
児看護CNSが所属し，研究分担者が連携している10〜12施設とした。研
究協力者は，小児看護CNS 10名程度と各小児看護CNSが対象とするこ

もと親は1〜2組で，全体対象数は10組程度とした。

以下に研究依頼の概略を示す。

［1］研究目的

こどもセルフケア看護理論の構築に向けて，小児看護CNSによる事例介入を通し，こどもセルフケアモデル案の実践での実用可能性について検討し，こどもセルフケア看護理論の構築を目指す。

［2］研究概要

こどもセルフケアモデル（案）Ver. 4を活用して，同意を得たこどもと親または養育者に小児看護CNSが介入する。実践の経過とモデル案を活用した結果について，事例介入シート（p.172［資料6-3］），課題記入シート（p.173［資料6-4］）に記入する。資料6-3・資料6-4を検討した上で，小児看護CNSの活用後の評価として，①こどもセルフケア看護理論として活用可能か，②セルフケアに関するこどもと家族の変化，③小児看護CNS自身の変化およびスタッフへの影響，についてフォーカスグループインタビューを実施した。

［3］介入およびデータ収集期間

大学および各施設での倫理審査承認後，こどもと親または養育者の状況に合わせて約1か月の介入期間とした。

［4］分析

・1事例ずつの看護実践のデザイン（事例介入シート）（p.172［資料6-3］）とこどもセルフケアモデル案に沿った記述データを，事例に共通する内容，個別性，モデル案を活用したことによる結果（p.173［資料6-4］）について内容分析を行った。

・実践介入した小児看護CNSへのフォーカスグループインタビューの実施

インタビューの視点は，「モデル案を活用してどのような介入を行ったか」「セルフケアに関するこどもと家族の変化」「モデル案を活用したことによる看護師の変化」「こどもセルフケア看護理論の活用可能性」についてとした。インタビュー内容は録音後，逐語録として活字にし，「こどもセルフケア看護理論として活用可能か」「セルフケアに関するこどもと家族の変化」「小児看護CNS自身の変化およびスタッフへの影響」についての語りを抽出して内容分析を行った。

［5］小児看護CNSによる介入の実際

11名の小児看護CNSが所属する10施設から得た事例の概要を表2に示す。

表2の通り，こどもの発達段階や健康レベル，こどもの生活場所など，さまざまな状況における介入事例について検討することができた。しかしながら，実践のプロセスにおいて，各小児看護CNSがどのようなアセスメントや意図

[表2]介入事例一覧表

	慢性期	回復期	急性期	在宅移行	外来
新生児期			（NICU急性期・終末期）家族がこどもの状態が急変するリスクを受容し在宅移行		
乳児期				6M（慢性期）低酸素脳症，在宅移行	7M（外来）呼吸状態を整え再度在宅移行，家族機能の調整
乳児期				5M（慢性期）HOT導入して在宅移行	
乳児期				3M（慢性期）脳性麻痺，在宅移行	
幼児期	5Y（慢性期）排泄障害に対する排便コントロール，訪問看護の導入	（回復期）先天性心疾患で経口哺乳を拒否したこどもへの支援	3Y（急性期）脳症による運動機能低下，こどもの運動機能向上と家族システムに介入		4Y（外来）胆道閉鎖フォロー中，食事・栄養摂取への介入
幼児期	4Y（慢性期）経管栄養と経口摂取に向けた介入		5Y（周術期）こどもの苦痛緩和を目的にした母親への介入		6Y（外来）胃瘻管理中，経口摂取への支援
学童期	9Y（慢性期）自己導尿の獲得と母親の介入を調整				
学童期	10Y（慢性期）先天性心疾患による長期療養，胸骨骨折など，こども自身の疾患理解とコントロール				
思春期	14Y（慢性期）人工肛門自己管理と家族の調整		（周術期）手術を受ける意思決定支援		
思春期	14Y（慢性期）視覚障害がありながらもこども自身での不整脈管理				
思春期	15Y（慢性期）胸部腫瘍による今後の治療に対する意思決定支援				
思春期	（慢性期）気管切開管理，自己吸引の導入				
思春期	（慢性期）先天性心疾患手術後の運動機能障害，リハビリの支援				

Y：歳，M：月

の基でこどもの能力や養育者との関係性を判断し介入を進めたのか等, 記述されている内容だけでは十分理解することは困難であり, 研究協力者の小児看護CNSに追加インタビューを行ってデータ化した。研究者の判断で読み取ることは, 信頼性に欠けるのではないかと判断した。

6) パターン, テーマ, 相違点の発見

①データの追加に向けた研究方法の変更

当初の計画では, 小児看護CNSから提示された実践記録からそれぞれの実践の意図を読み取りながら分析を進めていくように考えていた。しかしながら, こどもへの実践は刻々と変化し続けるものであり, その都度, どのようにこどもの力を判断し, 意図的に実践を進めていったのかを記載することは困難であることが判明した。

理論構築において, 「こどもの力をどのように捉えて必要な看護の判断を行ったのか」また, 「こどもへの実践においてどのようなことを意図して関わったのか」など, 実際に行われた実践の背後にある各々の看護の詳細な聞き取りを行う個別のインタビューと, 理論の活用に向けた課題についてフォーカスグループインタビューを実施できるよう, 倫理審査委員会への報告と調整を行った。

②モデル案の活用後に見えてきた理論構築に向けた課題

[1] 個別インタビューの結果

各研究班において事例を提示した小児看護CNSへの個別インタビューを実施し, 行われた実践の詳細な聞き取りを行い, 理論構築に向けた課題を検討した。具体的な内容の例示は以下の通りである。

・思春期ならではの心理的な不安定さ, 情緒面を安定させるための介入が必要な場合, モデル案のどの部分に不足が生じているのかを記述するのが難しかった。発達的セルフケアの部分かと考えたが, 心理的発達という部分では, こどもが成長していく中で, こども自身が行動する「動機付け」の大切な部分であり, セルフケアに向かうまでの内的要因があると感じた。自分の体験付けや行動の評定を行いながら, 次の行動へとさらに動機付けられる過程がある。しかし, モデル案の中には, その部分が明確に記述されていなかった。

・その子らしい生活というのは, まずこどもの「その子像」を捉えることから始まっている。初対面の場合, その子像を探りながら関わっている。関わりのプロセスの中で, その子らしさやこの子の普段の生活のあり様が見え, 好きなことや目標にしていること, 治療への思いや考え方などから捉えていく。その子像が見えたときには, 実践的介入しやすくなる。

・思春期はセルフケア行動が進みにくい特徴がある。本来はセルフケア能力として発揮できる力があるのに，心理的な不安定さからその力が小さくなっている。

・親子関係も不安定になりやすい。親子をセットで見ているが，こどもが心理的に不安定になることで，それまでバランスが取れていた母親との距離，セルフケアのバランスが崩れやすい。その際に，モデルで示された不足の図では説明しきれない。

・上記に加え，こどもの力があると予測されても親が介入しすぎている場合，セルフケアの和で見ると不足ではない?と考えるため記載に戸惑った。

・自分が実践を行う中で何を考えて行動を起こしたのだろう……と改めて考えていた。振り返りの中で意味付けるのではなく，意図的に介入することは難しい。

・こどものセルフケアを考える時，できる力を持っているか／いないか(こどもの持つ力)に着目した。

・普遍的セルフケア要件の中でも，呼吸や水分摂取，食物(栄養)摂取の項目は，生理的機能をこどもが持つ力として意識し，判断できるかがポイントになると思う。排泄以降の項目は前半に比べてイメージしやすいと感じる。

・事例がモデル案に沿ったものではないので参考にしにくかった。

[2] フォーカスグループインタビューの結果

各研究班を中心に事例を活用した小児看護CNS複数名から成るグループを作成し，A.どのような介入を行ったのか，B.こどもと家族の変化について，C.小児看護CNS自身の変化およびスタッフへの影響，D.こどもセルフケア看護理論の活用について，フォーカスグループインタビューを実施した。

A.どのような介入を行ったのか

「こどもは何もできないのが当たり前」という見方から「生きる力」に着目するとこどもが持つ力を見やすくなったことや，こども自身の力と必要とする支援を考えて適切な支援方法を検討できるのでアセスメントも詳細になり課題がわかりやすくなった，こどもの将来を見据えて必要なケアを考えられるようになり，他者との共有も進めやすいなどの意見が聞かれた。

B. こどもと家族の変化について

①こどもの変化

こどもの力が見えるようになり「できたね」と伝えることができ，次の課題に取り組めるようになったことや目標を共有して取り組めた，こども自身でできることを判断し，ケアの必要度が下がったという経験をしていた。

②家族の変化

こどもの力を見て母親自身の行動も変化した，両親が落ち着いた等の変化を感じていた。

C．小児看護CNS自身の変化およびスタッフへの影響

成長発達に合わせたケアを共有できた，家族が状況によってできなかったり，行きつ戻りつすることが理解できた，先を見越した介入ができるようになった等の変化が聞かれた。

D．こどもセルフケア看護理論の活用について

こどものゴールの設定が難しい，卵のモデル図を用いることで理解しやすかったがセルフケア能力の構成要素の活用は難しかった，こどもや家族の状況が変化する中でその都度，家族の調整が必要になる等の意見が上がった。

［3］検討課題の概要

①こどもの力を査定する難しさ

これまでも理論で用いられる用語がわかりづらいという意見が多く聞かれた。こどものセルフケアの発達やセルフケア要件のアセスメント，セルフケア不足の査定等についての記載を検討する必要が示された。

②セルフケア理論を活用する難しさ

オレム看護理論の学習・活用経験はスタッフによって異なるため，考え方は理解できてもそれぞれのスタッフが活用できるようになるまでには個人差があるのではないか，モデル案だけで理解することは難しい，家族システムを理解することが難しいなどの課題が提示された。

7）さまざまなステージにおける研究結果の伝達

こどもセルフケア看護理論の構築のプロセスにおいて，研究成果と研究の進捗状況について公表し，多くの研究者・実践者との意見交換を行って進めてきた。

【論文】

・河俣あゆみ，片田範子，三宅一代，原 朱美．（2016）．小児のセルフケア看護理論の構築に向けた必要要素の抽出．日本小児看護学会誌，25（2），38-44．

【学会発表】

①17th East Asian Forum of Nursing Scholars（EAFONS）（2014）

EAFONSにおいて，こどものセルフケアやオレム看護理論の基礎教育での活用状況についての情報収集を行った。オレム看護理論は看護理論の1つとして学習しているが，こどもの実践を導くために活用している状況はなかった。

②日本小児看護学会第25回学術集会(2015)後のセミナー開催

開催テーマを「こどもセルフケアカンファレンス―こどものセルフケアについて考えてみませんか：こどもの力を引き出す看護について，あなたの声を聞かせてください」として，本研究の主旨を説明し，教育・臨床での実践活動について報告した。参加者と共に実践に理論を活用する必要性やその課題について検討した。会場の収容人数を上回る参加者と意見交換を実施し，研究を臨床につなぐ理論構築の必要性を痛感した。

③日本小児看護学会第26回学術集会(2016)にてテーマセッション開催

臨床で活躍する看護職や小児看護の教育研究者等が多く参加する小児看護学会の学術集会において，テーマセッション「2016こどもセルフケアカンファレンス―こどもの力を引き出す看護を創り出そう」を開催した。こどもにとってなぜ今セルフケアが必要なのか，という問いを提示した上で，本研究において「こども」をどう捉えるか，「こどものセルフケア」とは何か，「こどものセルフケアの支援」とは，「こどもと親」をどう考えるのかについて概説した後，事例を用いた話題提供を行った。

④日本小児看護学会第27回学術集会(2017)にてテーマセッション開催

2016年に引き続き，テーマセッション「2017こどもセルフケアカンファレンス―こどもの力を引き出す看護を創り出そう」を開催した。本理論の概要について説明した後に事例提供を行い，小児看護においてセルフケアの考え方を導入することの効果と課題について参加者と意見交換を行った。

⑤日本小児看護学会第28回学術集会(2018)にてテーマセッション開催

テーマセッション「2018こどもセルフケアカンファレンス―こどもの力を引き出す看護を創り出そう」を開催した。理論構築の進捗状況と共に，臨床で理論を活用した事例の話題提供を行った。

文献
・Meleis, A. I. (2017). Theoretical Nursing : Development and Progress. LWW.
・Orem, D. E. (2001). Nursing-Concepts of Practice (6th ed.). Mosby.
・Orem, D. E. (2001/2005). 小野寺杜紀(訳), オレム看護論―看護実践における基本概念 (第4版). 医学書院.

用語解（五十音順）

*こどもセルフケア看護理論において使用した用語と定義付けを行った用語

生きていく力* ｜認知能力や自我機能を生活の中で発達させ，今はできなくても「生きている力」につながる力。

生きている力* ｜こども自身が持つ今ここに存在する力。

生きる力* ｜成長発達途上にあるこどもがもつ「生きている力」と「生きていく力」を合わせた力。

移行的操作 ｜セルフケア上の事柄に関して内省し，何が望ましいか判断し，意思決定すること。

一部代償システム ｜こどもがセルフケア行動の一部しか遂行できない場合の看護システム。看護者はこどもの状況により「こどもに必要なセルフケア」の一部を補う。

意図性のある行動* ｜こどもが目的を達成するために行う意思があるように受け取られる意図的行為に発展しうる反応や行動。

意図的行為 ｜行動を通じて，現時点では存在しない状況・状態をもたらそうとする意図をもち，またそのことを自覚している個々の人間が遂行する行為。

親または養育者* ｜こどもにとって必要なケアを行う能力を持ち，積極的に関与する意思と責任を持って補完する存在。

家族 ｜絆を共有し，情緒的な親密さによって互いに結びついた，家族であると自覚している，2人以上の成員からなる。

家族システム ｜家族は，何人かの個人が相互に関連し合って形成されている1つのシステムであり，全体性・非累積性・循環的因果関係・組織性・恒常性の5つの特性を持つ。

看護システム ｜こどもに必要なセルフケア，こどものセルフケア行動・セルフケア能力，こどものセルフケアを補完する親または養育者のケア行為とその能力と状態を意図的に変化させるために，看護師が策定した計画や一連の意図的行為。

看護者* ｜こどもを看護する専門職として，看護師・保健師・助産師，学校に勤務する看護師も考えられるため，本書ではそれらを総称して看護者とした。

看護者の能力 ｜看護という意図的行為のために訓練され習得された複合的な能力。

基本的条件付け要因 ｜セルフケア実施能力に影響を及ぼす，もしくは必要なセルフケアの種類と量に影響を及ぼす，ケアの受け手の内的・外的要因。要件は変化するものであり，変化はケアの受け手のみに影響するだけではなく，ケアを提供する側の手段やケアの内容にも影響を及ぼす。

基本となる人間の能力と資質 ｜セルフケア能力に限らず，人のあらゆる種類の意図的な行為に

携わるために必要とされる基本的な潜在能力。

ケア提供者＊｜親の責任に基づいてこどもに必要なケアを提供する者。例えば，祖父母や友人，教師など。

健康｜身体的，心理的，人間関係的，社会的な側面を含み，人間の総合された状態，全体としての状態を表現するもの。

健康逸脱に対するセルフケア要件｜病気・障害・検査・治療などにより，身体的・精神的な構造や機能，健康状態に変化が生じた時，生命や安心を維持しニードを充足し，正常性を回復するためのニードとニードを満たすセルフケア行動。

行為＊｜明らかな目的観念または動機を有し，思慮・選択・決心を経て意識的に行われる意思的動作。

行動＊｜こどもの反応やサイン反射を含む意図が明確ではない行い。

個人｜生物的，心理的，社会的な存在であり，自分自身の健康を維持するための活動に責任を持っているもの。

こども＊｜誕生から18歳未満の人。

こどもに必要なセルフケア＊｜こどもの現在および将来も含めた生命過程と正常な機能を支え，成長発達に役立ち，傷害や病気を予防し，傷害や病気の影響を調整・コントロールする，病気の治癒に貢献し安心感を増すための，ニードとセルフケア行動／ケア行為，すべての和。

こどものセルフケア＊｜生きていくためにこども自身が自分のために意図的に遂行しなければならない，人間の調整機能を発達させる中で身に付ける能力と行動を含めた行為である。

こどものセルフケア不足＊｜こどもの年齢や発達に応じた能力や機能に満たない状態であり，またこどもを取り巻くさまざまな環境要因（親・家族・物理的要因など）によりこどもが十分に力を発揮できない状態。

こどものセルフケアを補完する親または養育者のケア能力＊｜自分のケア能力が十分に行うことができず，他者にケアを依存することが必要な人に対してケアを行う人の力。オレムは，依存的ケア・エージェンシーと表現している。

支持・教育的（発達的）看護システム｜こどもが，セルフケア行動すべてを遂行できる場合のシステム。こどもの自己管理のためのセルフケア能力の行使と開発，親のケア能力の行使と開発のために，看護者による方向付けと支持が必要となる。また，こども，親または養育者への教育が必要な場合，こどもに発達を促進する環境を提供することも含まれる。

自立＊｜こどもが他人や社会など周囲からの手助けを受けながらも，その成長発達に伴って徐々に自分の能力（「生きている力」と「生きていく力」）を拡大させ，自分の生活を営んでいくことができるようになること。

自律*｜こども自身が自分の行動について，成長発達に従って徐々に，規則や基準などを基にして考えて行えるようになること。

生産的操作｜セルフケア方策を準備し遂行することによって，実際的な結果を達成する操作である。また，その遂行や効果と結果を継続的に分析し，継続や変更の判断を下し，決定することである。

成熟｜身体や心の成長とともに，持っている能力を広げていくこと。

セルフケア・エージェント｜セルフケア能力を持つ対象。

セルフケア操作能力｜セルフケアの意図的行為に不可欠な能力であり，セルフケアを継続的に実行するために，評価的操作，移行的操作，生産的操作の3つの能力が含まれる。

セルフケア能力｜生命過程を調整し人間の構造と機能の統合性および人間的発達を維持・増進し，安寧を促進するセルフケアに対する個人の継続的な要求を充足するための複合的・後天的な能力。こどものセルフケア能力は，親または養育者から補完されるケアを得て，成長発達とともに学習を通して発達する。

セルフケア能力の形式｜「セルフケアを行う力」を見よ。

セルフケア能力の内容｜「セルフケア要件を満たす力」を見よ。

セルフケアの限界｜本来こどもの持っているセルフケア能力が，こどもの受けている治療，病気や障害，環境などの条件により制限されセルフケア行動ができないこと。

セルフケア要件を満たす力*｜こどもに必要なセルフケアを満たすため，セルフケア要件の各カテゴリーに示される特定のセルフケア要件を満たす行動をする能力。

セルフケアを行う力*｜セルフケアの意図的行為に不可欠な能力であり，セルフケアを継続的に実行するため，必要な知識を獲得し（評価的操作），それを行うかどうか意思決定し（移行的操作），継続して実行する（生産的操作）能力。

全代償的システム｜こどものセルフケア行動を全面的に看護者が補う看護システム。

力（パワー）構成要素｜人が具体的状況の中でセルフケアを行う際に，セルフケア操作の遂行を可能にしている人間の力で，10の力（パワー）構成要素がある。

治療的セルフケア・デマンド｜現在の条件と状況のもとで明らかになった個人のセルフケア要件のすべてを，特定の時点であるいは特定の期間にわたって充足するために必要とされる方策の総和。

デマンド｜ある条件や状態において必要とされる要件。

発達的セルフケア要件｜人間発達の諸側面（形態・機能などの身体的側面，認知・情緒的発達を含む心理的側面，精神的健康に関する個人的側面など）の維持，ライフサイクルの諸段階における成長発達の促進へのニードを充足するセルフケアである。

評価的操作｜自らのケアによって現在の状況がどうであるか，望ましい状況はどうあるべきか，また，どうすべきか，そのためにできることやどのように達成するのかを知り，理解すること。

普遍的セルフケア要件｜生命過程，人間の構造・機能の統合性の維持，一般的な安寧（こどもの健やかな育ち）に関連し，こどもの形態的・機能的発達に応じたニードを充足するセルフケアである。

引用・参考文献
・Orem, D. E.（2001/2005）．小野寺杜紀（訳），オレム看護論―看護実践における基本概念（第4版）．医学書院．
・Underwood, P. R.（2003）．P. R.アンダーウッド論文集/南 裕子（監），野嶋佐由美，勝原裕美子（編），看護理論の臨床活用看護理論の臨床活用―パトリシア・R・アンダーウッド論文集．日本看護協会出版会．

索引

欧文

Backscheider, Joan E.……50, 52

Bandura, Albert……9

Barnard, Kathryn E.……6

Bowlby, John……4, 6

Bronfenbrenner, Urie……43

deliberate action（意図的行為）……26

dependent care（依存的ケア）……76

dependent-care agent
（依存的ケア・エージェント）……76

Erikson, Erik……5, 6, 40

Friedman, Marilyn M.……132

Lazarus, Richard S.……8

Mahler, Margaret S……4, 7

Meleis, Afaf I.……8

Nightingale, Florence……18

Orem, Dorothea E.……18, 76

Piaget, Jean……6, 7, 94, 96

Portmann, Adolf……24

self-care requisites
（セルフケア要件）……20, 49, 86, 89

therapeutic self-care demand
（治療的セルフケア・デマンド）……21, 22, 77

あ・い・え

愛着理論……4, 6

アセスメント
—— , 親または養育者の
ケアの限界の……101, 104
—— , 親または養育者の
ケアの限界を合わせた……107
—— , 親または養育者の
こどものケアを行う力の……101, 104, 107
—— , 親または養育者のこどもの
セルフケア要件を満たす力と
可能な行為の……101, 107
—— , 親または養育者のこどもの
セルフケアを補完する
ケア能力の……109
—— , 家族システム要因の……134
—— , 家族の多面的な……138
—— , こどものセルフケア能力と
セルフケアの限界を合わせた……100

—— , こどものセルフケアの
限界の……97, 100
—— , こどものセルフケア要件を
満たす力の……88, 89, 91, 100
—— , こどものセルフケアを
行う力の……94, 96, 100
—— と看護として行うケアの確定……86
—— と計画策定,
こどもセルフケア看護の……84
—— の概要, こどもセルフケア看護の……84
—— の実施……85

甘え……4

生きていく力……25, 26

生きている力……25, 26

生きる力……25

移行的操作……49, 52, 54, 92, 102, 111

移行理論……8

依存……68

「依存」から「補完される」とする考え方……68

依存的ケア（dependent care）……76

依存的ケア・エージェンシー……21

依存的ケア・エージェント
（dependent-care agent）……76

依存的セルフケア・エージェント……21

一部代償的看護システム
……22, 80, 114, 117, 132, 145

意図性のある行動……26, 27

意図的行為（deliberate action）……26

エリクソン（Erik Erikson）……5, 6, 40

援助方法, こどもセルフケア
看護理論における……113

お

親子関係の理論……4

親子サブシステム……161

親または養育者……132
—— がこどものセルフケアを行う
力の構成要素と構造……102
—— がこどものセルフケアを補完する
ケア能力と可能な行為の確定……100
—— が補完するこどもに必要な
セルフケア……70
—— に必要な力, 実践から見る……167
—— の, こどものセルフケアを補完する
ケア能力と可能な行為の確定……83
—— のケア能力, こどものセルフケア
を補完する……77

—— のこどものケアを行う力の
アセスメント……101, 104, 107

—— のこどものセルフケア要件を満たす力と
可能な行為のアセスメント……101, 107

—— のこどものセルフケアを補完する
ケア能力のアセスメント……109

親または養育者のケアの限界……104

—— のアセスメント……101, 104

—— の要因……105

—— を合わせたアセスメント……107

オレム（Dorothea E. Orem）……18, 76

—— の看護システム理論……11

—— の基本的条件付け要因……39

—— の健康逸脱に関する
セルフケア要件……65

—— のセルフケア不足看護理論……9, 10, 23

—— のセルフケア不足理論導入の効果，
実践現場における……14

—— の発達的セルフケア要件……63

—— の普遍的セルフケア要件……59, 60

オレム看護理論……19

—— の基本的な考え方……18

か

階層性，家族の……137

カウプ指数……6

家族

—— ，こどもセルフケア看護理論
における……131

—— の位置付け，こどもセルフケア看護理論
における……132

—— の階層性……137

—— の恒常性……134, 138, 139

—— の循環的因果関係……134, 136, 137

—— の全体性……134, 135

—— の組織性……134, 137, 138

—— の多面的なアセスメント……138

—— の多面的なアセスメントの事例……141

—— の発達段階と発達課題……162, 163

—— の非累積性……134–136

—— のみかた，こどもセルフケア看護理論
における……131

—— へのケア，こどもセルフケア看護理論
における……130, 134, 145

—— を多面的に
アセスメントする視点……139, 140

家族エンパワーメント理論……9

家族サブシステムの特徴……161

家族システム……130, 161

—— が健康である4つの要件……139

—— に焦点を当てたケア……145

—— の5つの特性……134

—— の健康を維持することが
できるように家族発達の視点から
検討した事例……147

—— を調整するケア……145, 146, 149, 152

—— を調整するケアの事例……160

家族システム図……134

家族システム要因……33, 85, 103, 132

—— ，基本的条件付け要因としての……45

—— のアセスメント……134

—— を調整するケア……136

家族発達理論……162

環境要因，基本的条件付け要因としての……43

看護

—— として行うケアの確定……83, 111

—— の役割，こどもの
セルフケア能力を引き出す……79

看護システム

—— ，こどもセルフケア看護理論
における……76

—— ，こどもへの……115

—— の基本構造，こどもセルフケア看護理論
における……80

—— のタイプ……112, 113

—— の目標，こどもセルフケア看護理論
における……80

看護システム理論……19, 21, 76

看護師の能力の構成要素，オレムによる……78

看護者……3

—— に必要な力，実践から見る……166

—— の能力……78

看護範囲の決定と
看護することについての合意……81

き

危機理論……8

規則的な活動を含む生活パターン，
基本的条件付け要因としての……45

基本的条件付け要因……33, 39, 77, 85

—— ，オレムの……39

—— ，こどもセルフケア看護理論
における……39, 40

基本的なこどもの捉え方……24

237

基本となる人間の能力と資質……20, 49, 50
きょうだいサブシステム……161

け

ケア提供者……69
ケア能力の基本となる能力と資質……101
ケアの限界……111
　　――の要因，親または養育者の……105
ケアを行うことの限界，
　親または養育者の……104, 106
継続的に評価しながら実際に行う力
　（生産的操作）……102, 111
契約……11, 81
契約的関係……22
結果達成行動の限界……97, 98
健康逸脱に対するセルフケア要件
　　――，オレムの……20, 58, 65, 87
　　――，こどもの……65, 66
健康状態，基本的条件付け要因としての……41

こ

行為……26
恒常性，家族の……134, 138, 139
行動……26
こども……2
　　――と養育者……3
　　――におけるセルフケア不足……68, 69
　　――にとって補完されるケア……68
　　――にとって補完される必要
　　　があるセルフケア……47
　　――のケアを意図的に行う力……101
　　――のケアを実行する力
　　　（ケア操作能力）……102, 104
　　――の健康逸脱に対する
　　　セルフケア要件……65, 66
　　――の自己発達……64
　　――の発達的セルフケア要件……62
　　――の発達の阻害……65
　　――の発達を促進する条件……63, 64
　　――の普遍的セルフケア要件……59, 60
　　――への看護システム……115
　　――へのケアの実行を可能にする
　　　力（パワー）の構成要素……101-104
　　――を理解するために必要な理論……5

こどもセルフケア看護
　　――の計画策定……83, 112
　　――の実践……119
　　――の設計の例……121
　　――の評価……120
　　――を構成する要素……81
こどもセルフケア看護のアセスメント
　　――と計画策定……84
　　――と計画策定の枠組み……90
　　――の概要……84
こどもセルフケア看護理論……9, 18, 131
　　――における援助方法……113
　　――における家族の位置付け……132
　　――における家族のみかた……131
　　――における家族へのケア……130, 134, 145
　　――における看護……77
　　――における基本的条件付け要因
　　　……39, 40
　　――の研究の全体像……220
　　――の構成……28
　　――の構築に向けた研究ステップ……220
　　――の目的……28
　　――の理論構築のプロセス……220
　　――を活用する意義……29
こどもセルフケア看護理論における
　看護システム……76
　　――の基本構造……80
こどもと親または養育者
　　――の関係……70
　　――のセルフケアの補完関係……29
こどもに必要なセルフケア……47, 76, 77, 86, 111
　　――の確定……82, 86
こどもの成長発達……32, 35
　　――と生活……33
　　――とセルフケア能力の発達……35
こどものセルフケア
　　――（概略図）……33
　　――（定義）……32
　　――とこどもにとって補完される必要が
　　　あるセルフケアとの関係……48
　　――と卵の図の関係……47
　　――の実行を可能にする力（パワー）の
　　　構成要素……93
　　――の発達に必要なこと……36
こどものセルフケア能力……47, 77
　　――と可能な行動の確定……82, 88

—— とセルフケアの限界
　を合わせたアセスメント……100

—— とその発達……47

—— の基本となる人間の能力と資質……53

—— の発達とセルフケア……35, 48

—— を引き出す看護の役割……79

こどものセルフケアの限界……88, 97

—— のアセスメント……97, 100

—— の要因……97

こどものセルフケア不足を補完する力……71

こどものセルフケア要件……58, 78

—— を満たす力……88

—— を満たす力のアセスメント
　　　……88, 89, 91, 100

—— を満たす力の発達……89

こどものセルフケアを行う力……88, 92

—— のアセスメント……94, 96, 100

—— のアセスメントの視点……95

—— の学習・獲得……93

—— の構成要素と構造……93

こどものセルフケアを補完する親または養育者

—— のケア……76, 152

—— へのケア……145

こどものセルフケアを補完する
　親または養育者のケア能力……77, 78

—— , ケアの限界を合わせた
　アセスメント……101, 107

さ・し・す

サブタイプ1, 全代償的看護システムの……114

サブタイプ2, 全代償的看護システムの……116

サブタイプ3, 全代償的看護システムの……116

シェマ, 認知発達理論の……7

自我発達理論……7

資源の利用可能性と適切性,
　基本的条件付け要因としての……44

思考し実行する能力……51

支持・教育的（発達的）
　看護システム……22, 80, 114, 117, 132, 145

システムとしての家族……161

実践から見る

—— 親または養育者に必要な力……167

—— 看護者に必要な力……166

実践記録シート……170

児童の権利に関する条約……24, 131

社会システム……161

社会的学習理論……9

社会文化的指向,
　基本的条件付け要因としての……43

重要な方向付け能力と資質……51

循環的因果関係, 家族の……134, 136, 137

条件付け要因……51

小児看護CNSの実践から
　抽出した家族ケアの実際……149

自立……27

自律……27

知ることの限界

—— , 親または養育者の……104, 105

—— , こどもの……97

心理社会的発達段階……5

ステップファミリー……131, 133

ストレス‐コーピング理論……8

せ・そ

性, 基本的条件付け要因としての……41

生産的操作……49, 52, 54, 92, 102, 111

成熟……27

精神力動論……7

生態学的モデル……43

成長発達とともに変化する
　こどものセルフケア……47

セルフケア

—— , オレムの定義による……19

—— の基本となる人間の能力と資質……94

—— の実行を可能にする力（パワー）の
　構成要素……92, 94

—— を意図的に行う力
　（セルフケア操作能力）……92, 94

—— を行う力……49, 88

セルフケア・エージェント……20

セルフケア欠如の理論
　……21　→セルフケア不足理論も見よ

セルフケア行動を行うことの限界, こどもの
　……98

セルフケア操作……20, 49

セルフケア操作能力……49, 54

セルフケア能力

—— , オレムの定義による……20

—— とセルフケア要件……58

—— の2側面……49

—— の3つの構成要素……49

—— の基本となる人間の能力と資質……92

239

―― の形式
……49 →セルフケアを行う力も見よ

―― の構成要素と構造……50

―― の内容
……49 →セルフケア要件を満たす
力も見よ

―― の発達……32, 35

セルフケアの限界……97, 111

―― の要因……97

セルフケア不足……68, 111

セルフケア不足理論……19, 21

セルフケア要件
（self-care requisites）……20, 49, 86, 89

―― の充足……59

―― を満たす力……49, 88

セルフケア理論……19

全代償的看護システム……22, 80, 114, 132, 145

―― のサブタイプ 1……114

―― のサブタイプ 2……116

―― のサブタイプ 3……116

全体性, 家族の……134, 135

選定された基本的能力……51

組織性, 家族の……134, 137, 138

ち・て

力（パワー）の構成要素……20, 49, 52, 54, 92

知識を獲得する力（評価的操作）……102, 111

治療的セルフケア・デマンド
（therapeutic self-care demand）……21, 22, 77

デマンド……10

デンバー発達評価法……6

な・に・ね

ナイチンゲール（Florence Nightingale）……18

日本における子育て……4

人間の基本となる能力と資質……104

認知発達理論……7

年齢, 基本的条件付け要因としての……40

年齢にみるこども……23

は

バーナード（Kathryn E. Barnard）……6

バックシャイダー（Joan E. Backscheider）……50, 52

発達状態, 基本的条件付け要因としての……40

発達的セルフケア要件

――, オレムの……20, 58, 63, 86

――, こどもの……62

判断し意思決定する力（移行的操作）……102, 111

判断と意思決定の限界

――, 親または養育者の……104, 105

――, こどもの……97, 98

バンデューラ（Albert Bandura）……9

ひ・ふ

ピアジェ（Jean Piaget）……6, 7, 94, 96

評価的操作……49, 52, 54, 92, 102, 111

非累積性, 家族の……134–136

夫婦サブシステム……161

父子サブシステム……161

不足……68

普遍的セルフケア要件

――, オレムの……20, 58, 59, 86

――, こどもの……59

フリードマン（Marilyn M. Friedman）……132

ブロンフェンブレンナー
（Urie Bronfenbrenner）……43

分離 - 個体化理論……4, 7

へ・ほ

ヘルスケアシステム要因,
基本的条件付け要因としての……44

防衛機制……7

ボウルビィ（John Bowlby）……4, 6

補完……68

母子サブシステム……161

母子相互作用論……6

ポルトマン（Adolf Portmann）……24

ま・め・も

マーラー（Margaret S. Mahler）……4, 7

メレイス（Afaf I. Meleis）……8

目標追求に影響を及ぼす資質……51

や・ら・ろ

役割移行……8

ラザルス（Richard S. Lazarus）……8

ローレル指数……6